Imaging nelle urgenze vascolari - Body

Casi clinici

Mariano Scaglione • Luigia Romano • Antonio Rotondo

Imaging nelle urgenze vascolari - Body
Casi clinici

Presentazione a cura di
Roberto Grassi

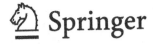 Springer

MARIANO SCAGLIONE
U.O.S. TC Body in Emergenza
U.O.C. di Radiologia Generale e Pronto Soccorso
Dipartimento di Diagnostica per Immagini
A.O.R.N. "A. Cardarelli"
Napoli

LUIGIA ROMANO
U.O.C. di Radiologia Generale e Pronto Soccorso
Dipartimento di Diagnostica per Immagini
A.O.R.N. "A. Cardarelli"
Napoli

ANTONIO ROTONDO
Dipartimento Clinico-chirurgico di Internistica Clinica
e Sperimentale "Magrassi - Lanzara"
Facoltà di Medicina e Chirurgia
Seconda Università degli Studi di Napoli
Napoli

ISBN   978-88-470-1065-9   e-ISBN   978-88-470-1072-7

Springer fa parte di Springer Science+Business Media
springer.com
© Springer-Verlag Italia 2008

Impaginazione: Compostudio, Cernusco S/N (Milano)
Stampa: Printer Trento S.r.l., Trento

Stampato in Italia
Springer-Verlag Italia S.r.l., Via Decembrio 28, I-20137 Milano

Questo libro è dedicato a tutti coloro che nella vita hanno cercato di *guardare oltre* e, chiudendo gli occhi, hanno saputo trovare il *filo* della propria esistenza

ms

Presentazione

L'urgenza vascolare rimane l'insidia diagnostica per antonomasia. La sua espressività sul piano clinico la fa confondere spesso con condizioni apparentemente banali, fino a quando i quadri clinico-sintomatologici non diventano drammatici e le situazioni irreversibili. Organizzare un testo per casistica clinica può costituire, quindi, un mezzo efficace per riflettere sui contenuti della malattia, piuttosto che sui quadri strettamente radiologici. Gli Autori sono veterani dell'urgenza: la competenza e l'entusiasmo del Dott. Mariano Scaglione ha fatto da collante tra il Prof. Antonio Rotondo, promotore e primo presidente della Sezione di Urgenza della SIRM, e la Dott.ssa Luigia Romano, past-president della citata sezione SIRM. I contributi, provenienti da diverse scuole radiologiche, rendono il libro, nel complesso, vivace.

Auspico che iniziative di tale genere siano sempre più numerose, perché sottolineano che il ruolo del radiologo non deve essere relegato alla pura, semplice, sterile fase diagnostica, ma deve necessariamente allargarsi alle competenze in campo clinico-gestionale. Infatti, proprio nell'emergenza, quando il tempo è l'unica crudele variabile, la competenza del radiologo-clinico costituisce la vera, unica, chiave di volta per la risoluzione del caso.

Maggio 2008

Prof. Roberto Grassi
Presidente
Sezione di Radiologia di Urgenza
ed Emergenza della SIRM

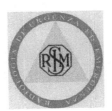

Prefazione

L'urgenza vascolare rappresenta, come è noto, un capitolo vastissimo della patologia umana e si caratterizza per l'elevata frequenza, l'elevata mortalità e per la mancanza, nella maggioranza dei casi, di significativi elementi sul piano clinico. Se, ad esempio, rivolgiamo la nostra attenzione a grossi capitoli quali l'embolia polmonare o le dissezioni aortiche, ci rendiamo conto che, nonostante gli avanzamenti della medicina in questi ultimi decenni, la storia naturale e la mortalità di tali malattie non è cambiata affatto. Se poi ampliamo il nostro punto di osservazione alle possibili complicanze vascolari di ogni malattia, comprendiamo facilmente quanto vasto, infido e "sdrucciolevole" sia tale argomento.

Al giorno d'oggi, grazie ai progressi tecnologici compiuti proprio nell'ambito della diagnostica per immagini, questo "mondo" è diventato a noi più vicino: in particolare, il largo utilizzo delle metodiche di imaging nella pratica clinica ci ha resi consapevoli delle molteplici, e spesso ingannevoli, situazioni cliniche che possono sottendere un'urgenza vascolare. A dispetto di una semeiotica relativamente semplice che, nella sostanza, non è cambiata negli ultimi anni, l'identificazione della malattia rimane, tuttora, l'unico vero problema. Il polimorfismo, la diversificazione, la "inafferrabilità" clinica attraverso cui l'urgenza vascolare si esprime ci hanno spinti verso la concezione di un testo costituito da casi clinici. Questo progetto si presenta come uno "spaccato della realtà" e, come tale, ha il limite di non offrire un'omogenea e sistematica trattazione dell'argomento; in realtà, tale libro non è e non vuole essere uno strumento didattico, ma solo un mezzo semplice, veloce e, speriamo, stimolante, attraverso cui il lettore possa confrontarsi e riflettere non soltanto in termini di tecnica e semeiotica pura, quanto di malattia. Alcuni casi illustrati hanno il medesimo titolo; tuttavia, nelle note degli Autori si scorgono la costruzione, il percorso logico individuale che ha portato alla diagnosi, le riflessioni, i commenti, il pathos che li hanno resi sostanzialmente diversi.

Un doveroso ringraziamento va ad Antonella Cerri, Alessandra Born e Barbara Ferrario della Casa Editrice Springer, la cui professionalità, gentilezza e vicinanza sono stati, come di consueto, "fuori misura".

Ancora, siamo riconoscenti ad Antonio Pinto e a Nicola Bellucci per le rifiniture formali e stilistiche dei testi e per aver ottimizzato e uniformato le figure agli standard richiesti dalla Casa Editrice.

Infine, ma non ultimo, sentiamo l'obbligo di ringraziare tutti gli Autori per lo sforzo compiuto e per l'entusiasmo nell'aver aderito a questo progetto, e ci auguriamo che il lettore possa essere coinvolto nella stessa misura in cui noi stessi ci siamo sentiti coinvolti nel leggere i contributi presentati.

Maggio 2008

Mariano Scaglione
Luigia Romano
Antonio Rotondo

Indice

Patologia aortica

Patologia delle branche dell'aorta

Patologia dell'arteria polmonare

Patologia venosa

Patologia d'organo

Patologia gastro-intestinale

Miscellanea

Autori

Ciro Acampora, Roberto Farina, Silvana Nicotra, Amelia Sparano
Dipartimento di Diagnostica per Immagini, U.O.S. Eco-color Doppler, U.O.C. di Radiologia Generale e Pronto Soccorso, A.O.R.N. "A. Cardarelli", Napoli

Casi 72, 108, 127, 132, 133, 190, 191

Bruno Balbi, Greta Gardelli, Maurizio Mughetti
Dipartimento di Radiologia, Ospedale "M. Bufalini", Cesena

Casi 26, 48, 63

Filippo Cademartiri, Erica Maffei, Alessandro Palumbo, Michele Fusaro
Dipartimento di Radiologia e Dipartimento Cuore, Imaging Cardiovascolare Non Invasivo, Azienda Ospedaliero-Universitaria di Parma, Parma

Casi 11, 114, 179

Salvatore Cappabianca, Annamaria Porto, Luca Brunese[*], Roberto Grassi, Antonio Rotondo
Dipartimento di Internistica Clinica e Sperimentale "Magrassi" Lanzara, Istituto di Radiologia,
Facoltà di Medicina e Chirurgia, II Università di Napoli, Napoli, [*]Dipartimento Scienze della Salute, U.O. Diagnostica per Immagini e Radioterapia, Università del Molise

Caso 186

Orlando Catalano, Alfredo Siani
U.O.C. di Radiodiagnostica, IRCCS Istituto Nazionale Tumori, Fondazione "G. Pascale", Napoli

Casi 39, 40, 59, 60, 61, 62, 77, 86, 120, 139, 140, 141, 142, 144, 145, 150, 151, 155, 184, 189, 192

Maurizio Centonze, Roberto Bonmassari[*], Daniela Coser, Mauro Ferrari, Luisa Manes, Angela Mattiuzzi, Salvatore Sammartano
Dipartimento di Radiodiagnostica, U.O. di Radiologia, Ospedale "S. Chiara", APSS di Trento, Trento.
[*]U.O. di Cardiologia, Ospedale "S. Chiara", APSS di Trento, Trento

Casi 25, 57, 58, 84

Rosaria De Ritis, Luigi D'Anna, Francesco Di Pietto
Dipartimento di Diagnostica per Immagini, U.O.S. RM Body, U.O.C. di Radiologia Vascolare e Interventistica, A.O.R.N. "A. Cardarelli", Napoli

Casi 47, 49, 68, 109, 131, 134, 135, 143, 146

Ernesto Di Cesare, Claudia Bultrini, Laura Cialfi, Carlo Masciocchi
Dipartimento di Diagnostica per Immagini, Università degli Studi di L'Aquila, L'Aquila

Casi 1, 6, 36, 193

Roberto Di Mizio, *Veronica Di Mizio
*Servizio di Radiologia, Ospedale "San Massimo", Penne, Pescara. *Dipartimento di Scienze Cliniche e Bioimmagini, Sezione di Scienze Radiologiche, Università degli Studi "G. d'Annunzio", Chieti*

Casi 163, 167, 168

Rossella Fattori, Vincenzo Russo
Dipartimento Cardio-toraco-vascolare, Policlinico Universitario "S. Orsola", Bologna

Casi 16, 24, 102

Antonella Filippone, Roberta Cianci, Antonio R. Cotroneo, Daniela Gabrielli, Roberto Iezzi, Manuela Mereu, Maria L. Storto
Dipartimento di Scienze Cliniche e Bioimmagini, Sezione di Scienze Radiologiche, Università degli Studi "G. d'Annunzio", Chieti

Casi 2, 3, 18, 27, 83, 87, 115, 116, 119, 157, 158, 176

Nicola Gagliardi, Giuseppe Apolito, Gennaro Barbato, Crescenzo Cacciutto, Stefania Daniele
Dipartimento di Diagnostica per Immagini, U.O.S. TC Body di Elezione e Interventistica, U.O.C. di Radiologia Generale e Pronto Soccorso, A.O.R.N. "A. Cardarelli", Napoli

Casi 14, 15, 21, 30, 90, 110, 123, 180

Nicola Gandolfo, Paolo Gazzo, Giacomo Garlaschi*
*U.O. Radiologia, A.O. "Ospedale Santa Corona", Pietra Ligure, Savona, *Dipartimento di Radiologia, Università degli Studi di Genova, Genova*

Casi 101, 147

Gianfranco Gualdi, Luca Bertini, Emanuele Casciani, Silvia Lanciotti, Giulia Marcelli, Valentina Martinez, Elisabetta Polettini, Mario Rojas, Alessandra Tortora
Dipartimento di Radiologia, Policlinico "Umberto I", Roma

Casi 10, 12, 35, 46, 66, 67, 85, 92, 103, 138, 159, 162, 172

Maria L. Mandalà, Antonio Garufi, Domenico Patanè, Gian D. Priolo
Dipartimento di Diagnostica per Immagini, A.O. "Cannizzaro", Catania

Casi 33, 34, 93, 96, 121

Stefanella Merola, Teresa Cinque, Patrizia Lombardo
Dipartimento di Diagnostica per Immagini, U.O.C. di Radiologia Generale e Pronto Soccorso, A.O.R.N. "A. Cardarelli", Napoli

Casi 122, 137, 152

Massimo Midiri, Giuseppe Lo Re, Massimo Galia, Ludovico La Grutta, Emanuele Grassedonio, Giuseppe La Tona
Dipartimento di Biotecnologie Mediche e Medicina Legale, Sezione di Scienze Radiologiche, Palermo

Caso 37

Vittorio Miele, Vitaliano Buffa, Michele Galluzzo, Alessandro Roncacci, Alessandro Stasolla
Dipartimento di Emergenza e Accettazione, U.O. Diagnostica per Immagini nel DEA e per le Urgenze, Azienda Ospedaliera "S. Camillo - Forlanini", Roma

Casi 53, 105

Raffaella Niola, Franco Maglione
Dipartimento di Diagnostica per Immagini, U.O.S. di Interventistica Endovascolare, U.O.C. di Radiologia Vascolare e Interventistica, A.O.R.N. "A. Cardarelli", Napoli

Casi 69, 73, 74, 80, 82, 88, 97, 98, 99, 100, 112, 154, 156, 169, 171, 173, 182

Antonio Pinto, Carlo Muzj, Mariano Pepe, Fabio Pinto, Angelo Rizzo, Francesca Scarpati
Dipartimento di Diagnostica per Immagini, U.O.C. di Radiologia Generale e Pronto Soccorso, A.O.R.N. "A. Cardarelli", Napoli

Casi 175, 177

Fabio Pozzi Mucelli, Giacomo Cester, Maria A. Cova
Struttura Complessa di Radiologia, Azienda Ospedaliero-Universitaria "Ospedali Riuniti", Trieste

Casi 5

Roberto Pozzi Mucelli, Giovanni Foti, Alberto Contro
Istituto di Radiologia, Policlinico "G.B. Rossi", Università degli Studi di Verona, Verona

Casi 166, 174

Alfonso Ragozzino, Ilaria Bonifacio, Bianca Cusati, Michele De Sero, Giuseppe Di Costanzo, Ilaria Ferrara, Tiziana Lembo, Francesco Palmieri, Daniela Vecchione, Renato Regine, Giovanni Rossi*, Ernesto Soscia**
*U.O.C. di Radiologia e Diagnostica per Immagini, P.O. "S. Maria delle Grazie", ASL NA2, Pozzuoli, Napoli, *U.O.C. di Radiologia A.O.R.N. "Monadi", Napoli. **Dipartimento Assistenziale di Radiologia e Radioterapia, Istituto di Biostrutture e Bioimmagini, CNR, Università degli Studi di Napoli "Federico II", Napoli*

Casi 9, 17, 54, 56, 104, 113, 124, 126, 128, 185

Luigia Romano, Nicola Bellucci, Loredana Di Nuzzo, Antonio Fusco, Rosa Ignarra, Stefania Romano, Giuseppe Ruggiero, Giovanna Russo, Massimo Silva, Ciro Stavolo, Giovanni Tortora
Dipartimento di Diagnostica per Immagini, U.O.C. di Radiologia Generale e Pronto Soccorso, A.O.R.N. "A. Cardarelli", Napoli

Casi 4, 7, 8, 13, 23, 28, 29, 38, 42, 43, 44, 45, 50, 55, 70, 71, 79, 81, 95, 106, 107, 117, 122, 125, 129, 136, 149, 178, 181, 187, 188

Luca Salvolini, Andrea Giovagnoni
Dipartimento di Scienze Radiologiche, Radiologia Clinica, Università Politecnica delle Marche, Ancona

Casi 20, 22, 118

Mariano Scaglione, Giuseppe De Magistris, Giovanni C. Ettorre*, Rosario Galasso, Sonia Fulciniti, Raffaella Marino, Stefanella Merola, Gianluca Ponticiello, Giovanna Russo, Maria G. Scuderi
*Dipartimento di Diagnostica per Immagini, U.O.S. TC Body in Emergenza, U.O.C. di Radiologia Generale e Pronto Soccorso, A.O.R.N. "A. Cardarelli", Napoli, *U.O. di Radiodiagnostica e Radioterapia, Azienda Policlinico, Università degli Studi, Catania*

Casi 13, 31, 32, 42, 43, 44, 45, 51, 52, 78, 81, 106, 130, 137, 153, 178, 183, 187

Michele Scialpi, Giovanni B. Scalera*, Luciano Lupattelli
*Dipartimento di Scienze Radiologiche, Chirurgiche e Odontostomatologiche. Sezione di Radiologia Diagnostica e Interventistica, Università degli Studi di Perugia, Perugia. *Dipartimento di Diagnostica per Immagini, Azienda Ospedaliera "S. Maria della Misericordia", Perugia*

Caso 111

Amato A. Stabile Ianora, Maurizio Memeo, Pasquale Pedote, Arnaldo Scardapane, Giuseppe Angelelli
Sezione di Diagnostica per Immagini, Policlinico, Università degli Studi di Bari, Bari

Casi 64, 94, 160, 164, 165, 170

Michele Tonerini, Chiara Bagnato*, Roberto Cioni, Piero Lippolis*, Christian Galatioto*, Luca Grassi, Barbara Mori*, Bruno Viaggi***, Eugenio Orsitto**
*U.O.C. Radiologia Pronto Soccorso, A.O. Università Pisana, Pisa. *U.O.C. Chirurgia d'Urgenza, A.O. Universitaria Pisana, Pisa. **U.O.C. Radiologia Diagnostica e Interventistica, A.O. Universitaria Pisana, Pisa. ***U.O.C. Anestesia e Rianimazione del Pronto Soccorso, A.O. Universitaria Pisana, Pisa*

Casi 65, 148, 161

Giovanni Tortora, Teresa Cinque, Ferdinando Flagiello, Raffaele Mazzeo, Maria G. Scuderi
Dipartimento di Diagnostica per Immagini, U.O.C. di Radiologia Generale e Pronto Soccorso, A.O.R.N. "A. Cardarelli", Napoli

Casi 55, 107, 122, 136, 137

Angelo Vanzulli, Diana Artioli
Dipartimento di Radiodiagnostica, Ospedale Niguarda "Ca' Granda", Milano

Casi 19, 41, 75, 76, 91

Luca Volterrani, Maria A. Mazzei*
*Dipartimento di Scienze Ortopedico-Riabilitative, Radiologiche e Otorinolaringolatriche, Università degli Studi di Siena, Siena, *Radiologia Universitaria, Azienda Ospedaliera Universitaria Senese, Siena*

Caso 89

CASO 1

Ernesto Di Cesare, Claudia Bultrini, Laura Cialfi, Carlo Masciocchi
Dipartimento di Diagnostica per Immagini, Università degli Studi di L'Aquila, L'Aquila

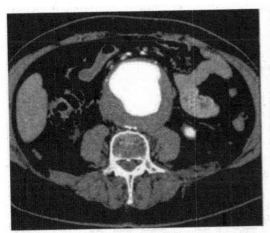

Figura 1

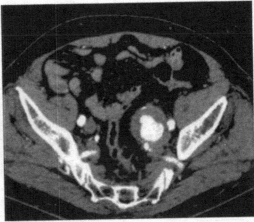

Figura 2

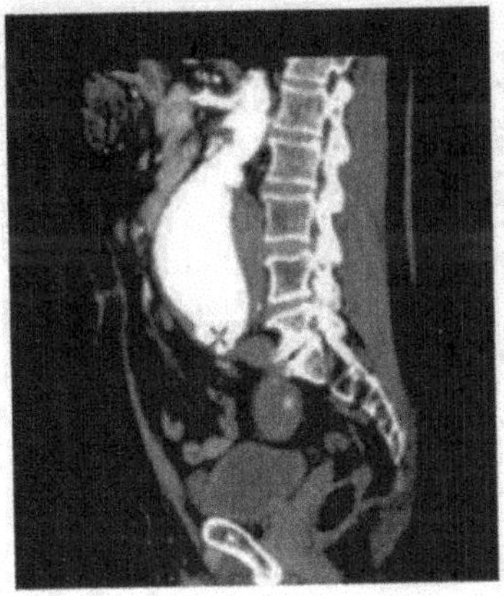

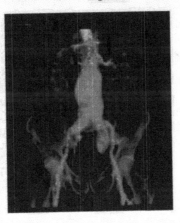

Figura 3

Figura 4

M, 65 anni. Dolore addominale e massa pulsante; nel sospetto clinico di aneurisma dell'aorta viene praticata una TC.

DOMANDE

1. Qual è l'iter diagnostico più appropriato in caso di sospetto aneurisma dell'aorta addominale?
2. Quando e perché utilizzare la TC con somministrazione di mdc?
3. Come possiamo escludere la presenza di un'eventuale rottura?
4. È importante segnalare la presenza di eventuali trombi e calcificazioni parietali della sacca aneurismatica?

CASO 1: Aneurisma dell'aorta addominale stabile

RISPOSTE

1. Eco-color Doppler, TC spirale o angio-RM.
2. La TC è l'esame di scelta: il mdc consente l'opacizzazione del lume e la corretta valutazione della sede del trombo e di eventuali rotture.
3. Possiamo escludere la rottura perché non è presente versamento libero perivasale e nei recessi peritoneali addominali.
4. Sì, per la valutazione dell'eventuale stabilità o instabilità di parete.

COMMENTO

Il 90% degli aneurismi dell'aorta addominale (AAA) ha origine al di sotto delle arterie renali e può interessare distalmente una o entrambe le arterie iliache. Gli AAA possono causare un dolore tipicamente profondo, lancinante e viscerale, avvertito principalmente nella regione lombosacrale, ma spesso sono asintomatici sino alla rottura. Il paziente può percepire una pulsazione addominale anormalmente prominente. Gli aneurismi che si accrescono rapidamente e/o a rischio imminente di rottura sono frequentemente dolenti alla palpazione e necessitano di una diagnosi tempestiva con un'accurata valutazione della sacca aneurismatica per poi effettuare il trattamento terapeutico più adeguato.

L'ecografia è il metodo di valutazione non invasivo che ha il miglior rapporto costo/beneficio. Abitualmente fornisce un quadro chiaro delle dimensioni dell'aneurisma. È una metodica abbastanza riproducibile e consente il follow-up dei pazienti stabili.

La TC dell'addome con mdc e.v. fornisce elementi diagnostici di grande utilità per la pianificazione dell'iter terapeutico: consente infatti la valutazione delle dimensioni, dell'estensione e del colletto prossimale e distale, oltre che lo studio della parete della sacca aneurismatica e l'eventuale presenza di apposizioni trombotiche. La RM è raramente necessaria in urgenza, poiché presenta tempi diagnostici più lunghi ed è meno disponibile nel territorio.

In urgenza è estremamente importante illustrare non solo le caratteristiche morfologiche ed i rapporti dell'aneurisma con le strutture ad esso connesse, ma soprattutto indicare gli elementi di criticità (irregolarità, bozzatura eccentrica delle pareti aneurismatiche, ecc.) propedeutici ad un trattamento sollecito dell'aneurisma e, non ultimi, gli eventuali segni di rottura che impongono l'immediato intervento terapeutico.

BIBLIOGRAFIA ESSENZIALE

Badger SA, O'Donnell ME, Makar RR et al (2006) Aortic necks of ruptured abdominal aneurysms dilate more than asymptomatic aneurysms after endovascular repair. J Vasc Surg 44:244-249

Cohan RH, Siegel CL, Korobkin M et al (1995) Abdominal aortic aneurysms: CT evaluation of renal artery involvement. Radiology 194:751-756

Dal Pozzo G (2006) Compendio di tomografia computerizzata e TC multistrato (II tomo). UTET

Prokop M, Galanski M (2006) Tomografia computerizzata - Spirale e multistrato. Elsevier Masson

CASO 2

Roberto Iezzi, Daniela Gabrielli, Antonio R. Cotroneo

Dipartimento di Scienze Cliniche e Bioimmagini - Sezione di Scienze Radiologiche, Università degli Studi "G. d'Annunzio", Chieti

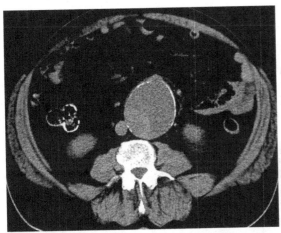

Figura 1

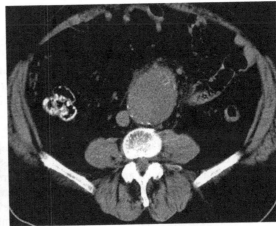

Figura 2

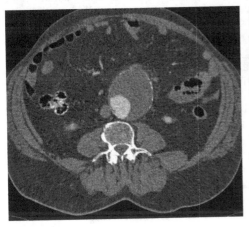

Figura 3

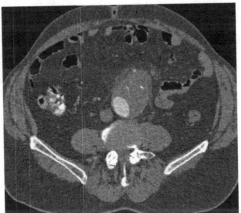

Figura 4

M, 69 anni. Cardiopatico fibrillante, si ricovera per intenso dolore lombare irradiato all'addome; nel sospetto di occlusione vascolare splancnica viene richiesto un esame TC.

DOMANDE

1. Qual è la patologia di cui il paziente è portatore?
2. Ci sono segni TC indicativi della rottura dell'aneurisma?
3. Sulla base dell'immagine TC senza mdc, come può essere classificato l'aneurisma?
4. Sulla base dell'integrazione della clinica del paziente e della semeiotica TC, senza e con mdc, qual è la diagnosi?

CASO 2: Aneurisma dell'aorta addominale con fissurazione del trombo

RISPOSTE

1. Aneurisma dell'aorta addominale sottorenale.
2. No. Non si evidenziano né imbibizione del tessuto adiposo retroperitoneale né segni di versamento retroperitoneale iperdenso all'esame di base.
3. L'esame di base documenta un'area tenuemente e disomogeneamente iperdensa nel contesto della sacca aneurismatica, a morfologia semilunare, indicativa di trombo instabile. Un aneurisma con un trombo instabile può essere classificato come aneurisma ad elevato rischio di rottura.
4. Aneurisma dell'aorta addominale sottorenale fissurato.

COMMENTO

L'angio-TC rappresenta la metodica di riferimento nella valutazione della patologia aneurismatica e nella selezione dei pazienti che, seppur asintomatici, necessitano un intervento chirurgico in urgenza differibile, in quanto portatori di aneurismi ad elevato rischio di rottura.

I criteri di selezione dei pazienti da sottoporre ad intervento chirurgico si basano sulle dimensioni della sacca aneurismatica (diametro assiale >5 cm), sulla sua evoluzione temporale (accrescimento annuo >5 mm), sulle caratteristiche dell'apposizione trombotica (trombo stabile/instabile) e sul riconoscimento precoce di segni di fissurazione/pre-rottura.

I segni TC indicativi di sospetta fissurazione/pre-rottura dell'aneurisma dell'aorta addominale sono:

- *crescent sign*: estroflessione focale nel contesto della sacca aneurismatica, iperdensa all'esame di base, in assenza di *contrast-enhancement*;
- *discontinuità delle calcificazioni*: interruzione focale delle calcificazioni parietali della sacca aneurismatica;
- *tangential calcium*: l'intersezione di due rette tangenziali alla parete aortica, nel punto di sospetta fissurazione, appare posizionata all'esterno della sacca aneurismatica stessa (spesso associata al *crescent sign*);
- *iperdensità del tessuto adiposo periaortico*: iperdensità nastriformi o a morfologia pseudonodulare nel contesto del tessuto adiposo periaortico, altamente aspecifico se unico segno presente in quanto può essere secondario ad altre patologie addominali.

Il segno più specifico è rappresentato dal *crescent sign*: tale reperto risulta essere il corrispettivo dell'ematoma intramurale dell'aorta toracica, anche se basato su fondamenti anatomopatologici differenti, data l'assenza dei vasa vasorum nell'aorta addominale. La presenza di più segni concomitanti, associata alla clinica del paziente, aumenta la probabilità di porre diagnosi di aneurisma dell'aorta addominale fissurato, come nel caso in questione. Il quadro TC è stato confermato all'intervento chirurgico eseguito in regime d'urgenza.

BIBLIOGRAFIA ESSENZIALE

Bergan JJ, Thompson JE (1987) The ruptured abdominal aortic aneurysm. In: Bergan JJ, Yao JT (eds) Vascular surgical emergencies. Orlando, Grune & Stratton 285-297

Mehard WB, Heiken JP, Sicard GA (1984) High-attenuating crescent in abdominal aortic aneurysm wall at CT: a sign of acute or impending rupture. Radiology 192:359-362

CASO 3

Roberto Iezzi, Daniela Gabrielli, Antonio R. Cotroneo

Dipartimento di Scienze Cliniche e Bioimmagini - Sezione di Scienze Radiologiche, Università degli Studi "G. d'Annunzio", Chieti

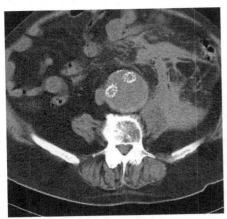

Figura 1

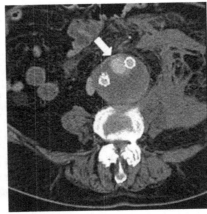

Figura 2

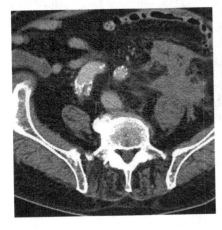

Figura 3

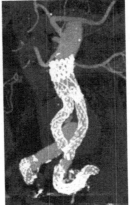

Figura 4

M, 74 anni. Giunge in Pronto Soccorso per dolore lombare acuto con anemia ingravescente per il quale esegue una TC.

DOMANDE

1. Sulla base delle immagini, il paziente è stato sottoposto a pregresso trattamento: quale?
2. Quali informazioni possono essere ricavate dall'immagine eseguita senza perfusione di mdc?
3. Qual è il nome della lesione indicata dalla freccia?
4. Qual è la causa del dolore lombare?

CASO 3: Aneurisma dell'aorta addominale rotto in paziente sottoposto ad EVAR (*Endovascular Aneurysm Repair*)

RISPOSTE

1. Trattamento endovascolare di aneurisma dell'aorta addominale (AAA) mediante posizionamento di *stent-graft* aortico biforcato.
2. L'immagine TC, eseguita senza mdc, consente di evidenziare il versamento retroperitoneale iperdenso, distribuito prevalentemente in sede pararenale posteriore sinistra, indicativo di sanguinamento in atto.
3. *Endoleak*, ossia riperfusione della sacca aneurismatica esclusa.
4. La causa del dolore lombare acuto e dell'anemia ingravescente è rappresentata dalla rottura dell'aorta addominale in pregresso posizionamento di *stent-graft* aorto-bisiliaco secondario ad *endoleak* di tipo III, da migrazione delle branche iliache.

COMMENTO

Il trattamento endovascolare degli AAA è gravato da un tasso di re-intervento a distanza più elevato rispetto alla chirurgia tradizionale (8-35% ad 1 anno e 20-35% a 2 anni).

La complicanza più frequente post-EVAR è rappresentata dall'*endoleak*, ossia dalla persistenza di flusso all'interno della sacca aneurismatica esclusa dall'endoprotesi, con una percentuale variabile nelle diverse casistiche dal 2 al 45%. La semeiotica TC dell'*endoleak* è rappresentata dalla presenza di un'area di iperdensità (*contrast-enhancement*) nel contesto della sacca aneurismatica, ma all'esterno della protesi, evidente nelle fasi arteriosa e/o tardiva, non apprezzabile nella fase senza mdc (diagnosi differenziale con calcificazioni parietali e/o intrasacca).

La presenza di *endoleak* è sinonimo di fallimento del tentativo di esclusione della sacca aneurismatica, ma non implica necessariamente un fallimento della procedura. Infatti, nonostante la presenza di endoleak possa causare l'aumento delle dimensioni della sacca aneurismatica, con possibilità di migrazione caudale della protesi o rottura dell'aneurisma nel 12-44% dei pazienti, si può assistere anche alla loro spontanea risoluzione. L'*endoleak* è la causa più frequente di indicazione alla conversione chirurgica, che ha una percentuale di mortalità pari a circa il 24%, 6 volte superiore all'intervento chirurgico eseguito in prima istanza. Risulta pertanto fondamentale classificare gli *endoleak* al fine di riconoscere quali necessitano di trattamento in urgenza e quali di stretto monitoraggio temporale.

Gli *endoleak* che necessitano un trattamento in urgenza sono quelli di tipo I e III, in quanto responsabili di un elevato rischio di rottura della sacca aneurismatica esclusa, come nel caso descritto.

BIBLIOGRAFIA ESSENZIALE

Bonomo L, Iezzi R, Merlino B (2005) Abdominal Aorta. In: Baert AL, Sartor K, Catalano C, Passariello R (eds) Multidetector-row CT angiography. Springer Berlin, Heidelberg, pp 137-154

Gorich J, Rilinger N, Sokiranski R et al (1999) Leakages after endovascular repair of aortic aneurysm: classification based on findings at CT, angiography, and radiography. Radiology 213:767-772

Iezzi R, Cotroneo AR, Filippone A et al (2006) Multidetector-row CT in abdominal aortic aneurysm treated with Endovascular Repair: are unenhanced and delayed phase enhanced images really effective for endoleak detection? Radiology 241:915-921

CASO 4

Luigia Romano, Rosa Ignarra, Antonio Fusco
Dipartimento di Diagnostica per Immagini, U.O.C. di Radiologia Generale e Pronto Soccorso, A.O.R.N. "A. Cardarelli", Napoli

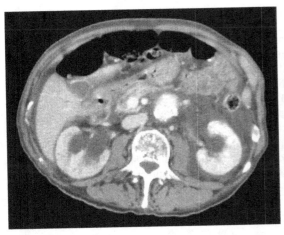

Figura 1

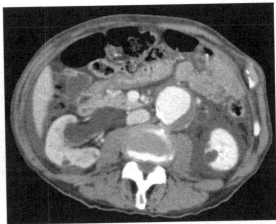

Figura 2

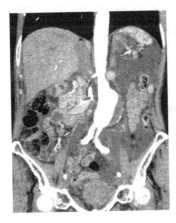

Figura 3

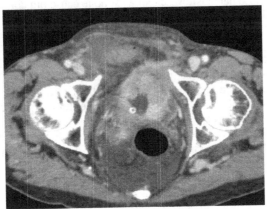

Figura 4

M, 76 anni. Neoplasia vescicale trattata per via endoscopica, recidivante e con pregressi episodi di microematuria. Si ricovera per un diffuso dolore lombare ed addome acuto.

DOMANDE

1. Qual è la diagnosi più ovvia?
2. Quali sono gli elementi semeiologici che possono far riflettere su un'ipotesi diagnostica differente?
3. Qual è il dato più specifico che conduce alla diagnosi definitiva?
4. In che modo si è inciso sul trattamento terapeutico?

CASO 4: Uropatia ostruttiva acuta bilaterale da neoplasia vescicale con stravaso di urina nel retroperitoneo ed ascite urinosa in presenza di aneurisma dell'aorta addominale

RISPOSTE

1. La diagnosi più ovvia è quella di una rottura di un aneurisma dell'aorta addominale (AAA) con emo-retroperitoneo e filtrazione ematica in cavità peritoneale.
2. La parete della sacca aneurismatica non presenta interruzioni ed il trombo è omogeneamente ipodenso senza evidenza di sangue fresco nel contesto, da filtrazione ematica. È presente una idroureteronefrosi bilaterale non giustificata dall'eventuale compressione ureterale del versamento retroperitoneale, perché riguarda anche la sede pelvica degli ureteri, ma dall'ispessimento concentrico delle pareti della vescica.
3. Il dato più specifico è la densità del fluido retroperitoneale, che risulta essere equivalente a quella dell'acqua e non del sangue. Nell'ambito della raccolta, inoltre, non si osservano coaguli ematici.
4. In caso di diagnosi di rottura di aneurisma dell'aorta addominale il paziente va immediatamente sottoposto ad un intervento chirurgico. Nel caso di trasudazione di urina, determinata da una uropatia ostruttiva acuta con idronefrosi, il trattamento è conservativo e rappresentato dall'applicazione di un catetere pielostomico bilaterale.

COMMENTO

Le uropatie ostruttive sono entità estremamente comuni in tutte le età e sono classificate in relazione al grado ed alla sede di ostruzione. Le neoplasie vescicali ne sono le cause più comuni in età senile. Se l'ostruzione avviene rapidamente, l'incremento della pressione urinaria nel lume delle vie escretrici può causare uno stravaso urinoso negli spazi retroperitoneali che può filtrare, come qualsiasi fluido di tipo "acquoso", nella cavità peritoneale, dando luogo ad ascite urinosa.

Nel caso illustrato, la presenza di un voluminoso aneurisma dell'aorta addominale sottorenale con versamento retroperitoneale avrebbe potuto dar luogo ad una diagnosi di rottura dello stesso, con un conseguente erroneo trattamento chirurgico in urgenza, che non avrebbe risolto la causa dell'addome acuto.

La misurazione in più sedi della densità del fluido retroperitoneale non compatibile con un versamento ematico, l'assenza di coaguli nel contesto, la mancanza di segni di interruzione della parete della sacca e l'omogenea ipodensità del trombo hanno posto una maggiore attenzione su segni forse meno eclatanti dell'aneurisma aortico, quali l'ispessimento delle pareti della vescica e l'idronefrosi bilaterale, lasciando ipotizzare che il fluido fosse dovuto ad uno stravaso urinoso. Il dolore lombare sarebbe stato pertanto causato dall'uropatia ostruttiva, mentre quello addominale dall'ascite urinosa.

Il paziente è stato sottoposto in urgenza a trattamento medico ed a pielostomia percutanea bilaterale, che ha risolto rapidamente la sintomatologia dolorosa. Solo successivamente è stato sottoposto al trattamento dell'aneurisma con endoprotesi aortica.

BIBLIOGRAFIA ESSENZIALE

Caruso Lombardi A, Rinaldi MF, Bartalena T et al (2007) Urinary ascites due to retroperitoneal fibrosis: a case report. Acta Radiol 48:119-121

Cass AS, Khan AU, Smith S et al (1981) Neonatal perirenal urinary extravasation with posterior urethral valves. Urology 18:258-261

CASO 5

Fabio Pozzi Mucelli, Giacomo Cester, Maria A. Cova

Struttura Complessa di Radiologia, Azienda Ospedaliero-Universitaria "Ospedali Riuniti", Trieste

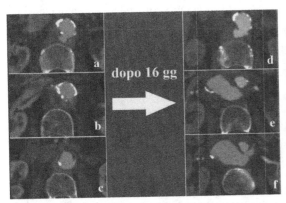

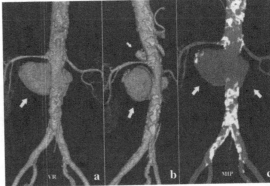

Figura 1a-f

Figura 2a-c

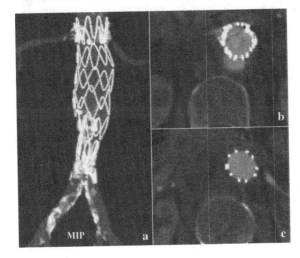

Figura 3a-c

F, 83 anni. Dolore addominale, febbre persistente e leucocitosi (14.200 neutrofili/µL) dopo recente intervento chirurgico di resezione colica per stenosi infiammatoria.

DOMANDE

1. Nella Figura 1 sono presentate 2 colonne di immagini TC eseguite a 16 giorni di distanza. Qual è il nome della lesione presentata?
2. Sulla base della sola TC è possibile formulare un'ipotesi eziopatogenetica?
3. Qual è la prognosi della lesione identificata?
4. Quali sono le opzioni terapeutiche attuali?

CASO 5: Aneurismi micotici dell'aorta addominale

RISPOSTE

1. Aneurismi micotici dell'aorta addominale di diverse dimensioni.
2. Non con certezza. La TC eseguita 16 giorni prima dimostrava l'iniziale dilatazione dell'aorta e una modesta soffusione del grasso periaortico. La sua rapida espansione ha fatto propendere per la diagnosi di aneurisma micotico (Fig. 2a-c).
3. Gli aneurismi micotici sono maggiormente soggetti a rottura rispetto a quelli degenerativi.
4. Terapia medica associata a trattamento chirurgico di aneurismectomia oppure trattamento endovascolare di esclusione della sacca aneurismatica mediante posizionamento di endoprotesi aortica.

COMMENTO

Il caso illustrato mostra la presenza di due aneurismi sacciformi, uno sottorenale di piccole dimensioni (Fig. 1b, c) che dopo 16 giorni va incontro a rottura tamponata (Fig. 1e, f), ed uno soprarenale più piccolo che pure presenta un incremento di dimensioni (Fig. 1a, d); pur in presenza di emocolture negative, è stata ipotizzata la natura infettiva in relazione al quadro anamnestico e clinico-laboratoristico. La presenza della precedente MDCT (*Multidetector Computed Tomography*) conferma la rapidissima evoluzione del quadro radiologico e sostiene tale ipotesi: l'aorta presentava un'iniziale dilatazione aneurismatica (27 mm) nel tratto subito al di sotto dell'emergenza delle arterie renali (Fig. 1b, c) e un piccolo aneurisma con ulcerazione del trombo a livello dell'aorta soprarenale (Fig. 1a). Era presente una modesta soffusione del tessuto adiposo periaortico; tuttavia in questa fase la paziente era asintomatica ed i reperti, essendo lo studio mirato alla valutazione della patologia stenotica infiammatoria di cui era portatrice, non erano stati adeguatamente valorizzati.

La MDCT con mdc è la metodica di riferimento per lo studio di queste lesioni per la possibilità di eseguire ricostruzioni multiplanari, VR (Fig. 2a, b) e MIP (Fig. 2c). Le caratteristiche TC che rendono elevato il sospetto di aneurisma micotico sono la presenza di lesioni multiple, a forma e sede atipica (sacciforme e iuxtarenale nel caso in esame), con contorni lobulati e prive di significative placche calcifiche (Fig. 2); i tessuti vicini sviluppano spesso una reazione infiammatoria e possono essere presenti raccolte più o meno liquide.

In questo caso si è deciso di trattare l'aneurisma sottorenale, più voluminoso e ad elevato rischio di rottura, mediante endoprotesi (Fig. 3a). Si è soprasseduto al trattamento dell'aneurisma più piccolo, soprarenale, in quanto tecnicamente complesso per via endovascolare, ad elevato rischio di compromissione sia delle arterie renali che della mesenterica superiore. Un successivo controllo a 2 mesi ha dimostrato la sostanziale stabilità di tale lesione (Fig. 3b) e la perfetta riuscita dell'intervento di esclusione della sacca aneurismatica sottorenale, che appare completamente trombizzata (Fig. 3c).

BIBLIOGRAFIA ESSENZIALE

Chuter TAM, Reilly LM (2006) Endovascular treatment of thoracoabdominal aortic aneurysm. J Cardiovasc Surg 47:619-628

Macedo MA, Stanson AW, Oderich GS et al (2004) Infected Aortic Aneurysms: Imaging Findings. Radiology 231:250-257

Mansour MA, Gorsu CH (2007) Diagnosis and management of pseudoaneurysms. Perspect Vasc Surg Endovasc Ther 19:58-64

CASO 6

Ernesto Di Cesare, Claudia Bultrini, Laura Cialfi, Carlo Masciocchi

Dipartimento di Diagnostica per Immagini, Università degli Studi di L'Aquila, L'Aquila

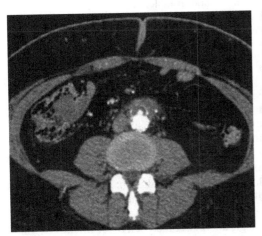

Figura 1

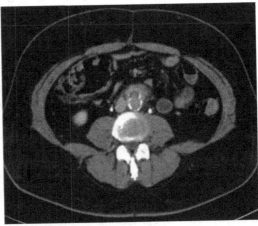

Figura 2

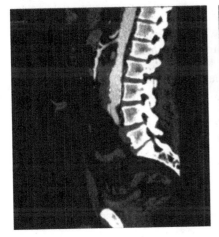

Figura 3

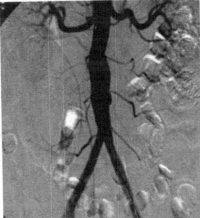

Figura 4

M, 46 anni. Lombalgia ingravescente ed astenia. Viene sottoposto ad esame TC e successiva angiografia.

DOMANDE

1. A cosa può essere ricondotta l'alterazione visualizzata alla TC?
2. Quali sono i segni TC caratteristici del quadro clinico riportato?
3. Quale ritieni sia la migliore metodica da utilizzare al fine di emettere una pronta e corretta diagnosi?
4. Che tipo di indagini supplementari ritieni utili al fine di confermare la diagnosi?

CASO 6: Aneurisma infiammatorio dell'aorta addominale con lombalgia ingravescente

RISPOSTE

1. Rottura cronica contenuta di aneurisma infiammatorio dell'aorta addominale.
2. Presenza di tessuto solido periaortico che subisce modesto *enhancement* dopo somministrazione di mdc.
3. L'esame di prima scelta è la TC, ma generalmente deve essere associata ad ulteriori esami diagnostici.
4. Scintigrafia con leucociti marcati o FDG-PET.

COMMENTO

L'aneurisma dell'aorta addominale ha evidenziato, alle scansioni di base, la presenza di un ispessimento a "manicotto" della parete del vaso. La fase contrastografica precoce confermava sia la presenza di tessuto solido modicamente vascolarizzato in sede periaortica, delimitato da una pseudocapsula, sia l'assenza di segni di stravaso del mdc in sede endoaddominale.

Tali reperti, caratteristici ma non specifici della patologia in questione, possono essere associati a fenomeni di ascessualizzazione interessanti il tessuto infiammatorio periaortico e, talvolta, anche le strutture adiacenti, quali ad esempio il muscolo psoas ed i somi vertebrali. In una discreta percentuale di casi il processo infiammatorio, che generalmente mostra una crescita sostenuta, coinvolge anche gli ureteri che vengono deviati medialmente (al contrario di quanto si verifica negli aneurismi aterosclerotici in cui vengono deviati lateralmente) e le anse intestinali (spesso è il duodeno ad essere inglobato). Possono inoltre essere presenti modesto edema periaortico, infarti renali e crolli vertebrali; rarissimi i casi in Letteratura in cui vengono descritti fenomeni di trombosi infiammatoria della vena cava inferiore, per estensione del tessuto infiammatorio dall'aorta alla vena cava con conseguente rischio di embolia polmonare, e le compromissioni del tronco della polmonare, per localizzazioni dell'aneurisma a livello dell'aorta ascendente.

In Letteratura viene descritta una bassa percentuale di casi (7%) in cui gli aneurismi infiammatori non sono associati a fenomeni di ateromasia calcifica.

La rottura dell'aneurisma infiammatorio è più rara rispetto a quella degli aneurismi ateromasici, ma comunque possibile; generalmente si presenta in sede posteriore (retroperitoneale) dove la parete aortica è più sottile.

Dopo l'esame TC abbiamo sottoposto il paziente ad esame angiografico che ha confermato la presenza di un'aorta ectasica in sede sottorenale con profili lobulati ed ha definitivamente escluso la possibilità di una perforazione aortica.

BIBLIOGRAFIA ESSENZIALE

Goddeeris K, Daenens K, Moulin Romsee G et al (2006) Chronic-contained rupture of an infected aneurysm of the abdominal aorta due to Listeria monocytogenes. Neth J Med 64:85-87

Yoshida M, Mukohara N, Honda T et al (2007) Inflammatory aneurysm of the ascending aorta: report of a case. Surg Today 37(9):794-797

Yoshizaki T, Tabuchi N, Makita S (2007) Inferior vena cava occlusion secondary to an inflammatory abdominal aortic aneurysm. Interact Cardiovasc Thorac Surg 6:128-129

CASO 7

Luigia Romano, Giuseppe Ruggiero, Massimo Silva
Dipartimento di Diagnostica per Immagini, U.O.C. di Radiologia Generale e Pronto Soccorso, A.O.R.N. "A. Cardarelli", Napoli

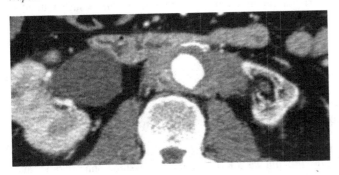

Figura 1

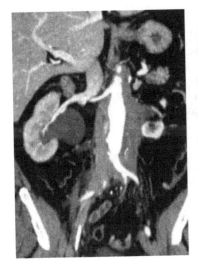

Figura 2

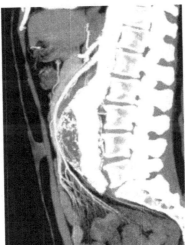

Figura 3

M, 55 anni. Febbre, leucocitosi e dolore in regione lombare destra con reperto ecografico di idronefrosi.

DOMANDE

1. Da quale condizione è stata causata l'idronefrosi destra?
2. Perché la patologia è risultata silente fino alla comparsa dell'idronefrosi?
3. Qual è la condizione predisponente più comune?
4. Qual è la procedura diagnostica più accurata ai fini della diagnosi?

CASO 7: Aneurisma infiammatorio dell'aorta addominale con coinvolgimento dell'uretere destro

RISPOSTE

1. L'idronefrosi destra è stata causata da un aneurisma micotico dell'aorta addominale. Il tessuto connettivo perivascolare, che si è sviluppato a seguito della reazione infiammatoria dell'avventizia, ha coinvolto l'uretere destro causandone l'ostruzione.
2. I batteri si fissano alla parete del vaso proliferando nei vasa vasorum, causando un processo infiammatorio ad evoluzione cronica della parete aortica e del tessuto adiposo periavventiziale. I sintomi si sviluppano per la comparsa di complicanze (idronefrosi, erosione della parete intestinale, osteomielite).
3. La condizione predisponente più comune è l'aterosclerosi, che altera lo strato intimale e consente alle colonie batteriche, contenute in emboli settici da focolai di endocardite, di attecchire alla parete del vaso e proliferare, generando un'infiammazione cronica della media e dell'avventizia con reazione connettivale del tessuto periavventiziale.
4. La procedura diagnostica più accurata per dimostrare un aneurisma micotico è la TC ed il segno più specifico è l'*enhancement* della parete del vaso, dovuto alla vascolarizzazione del tessuto connettivo periavventiziale.

COMMENTO

Gli aneurismi da infezione della parete aortica sono relativamente rari (2,6% di tutti gli aneurismi). Sono dovuti ad un'endoarterite infetta, seguita dalla formazione di un aneurisma comunemente definito micotico per la caratteristica morfologia a "fungo" assunta nei reperti autoptici, poiché la causa non è rappresentata da una contaminazione fungina bensì batterica. I batteri che ne sono più frequentemente responsabili sono lo stafilococco aureo, lo streptococco e la salmonella. L'eziopatogenesi è essenzialmente rappresentata da:
- aneurisma secondario ad emboli settici prodotti da un'endocardite e migrati nel contesto dei vasa vasorum;
- infezione della parete aortica secondaria a focolai settici contigui (osteomielite, linfoadenite);
- infezione dei depositi ateromasici dell'intima, secondaria ad una batteriemia da endocardite.

L'intima è in genere molto resistente alle infezioni, ma se è danneggiata da depositi trombotici ateromasici, con o senza aneurisma, può costituire una sede di crescita batterica che può causare una reazione immunitaria coinvolgente la tonaca media e l'avventizia con edema ed infiltrati leucocitari, seguita da una reazione immunologica diretta contro le componenti della parete aortica che genera l'endoarterite.

Nel caso illustrato il tessuto infiammatorio ha coinvolto l'uretere destro causandone l'ostruzione e l'idronefrosi, la cui sovrainfezione è stata responsabile della febbre e del dolore lombare.

BIBLIOGRAFIA ESSENZIALE

Bronze MS, Shirwany A, Corbett C et al (1999) Infectious aortitis: an uncommon manifestation of infection with Streptococcus Pneumoniae. Am J Med 107:627-630

Chiu CH, Ou JT (2003) Risk factors for endovascular infection due to nontyphoid salmonellae. Clin Infect Dis 36:835-836

Gomes MN, Choyke PL, Wallace RB (1992) Infected aortic aneurysm. A changing entity. Ann Surg 215:435-442

CASO 8

Luigia Romano, Loredana Di Nuzzo, Nicola Bellucci

Dipartimento di Diagnostica per Immagini, U.O.C. di Radiologia Generale e Pronto Soccorso, A.O.R.N. "A. Cardarelli", Napoli

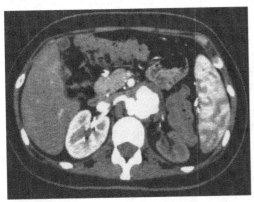

Figura 1

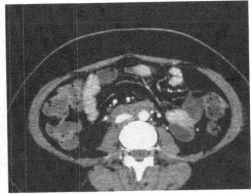

Figura 2

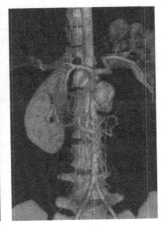

Figura 3

Figura 4

F, 24 anni. Si ricovera per febbricola, astenia, forte dolore alla schiena, ipertensione arteriosa; non diabetica né obesa. Gli esami di laboratorio mostrano un incremento di VES (velocità di eritrosedimentazione), proteina C reattiva, globuli bianchi e creatininemia. L'ecografia con eco-color Doppler documenta un'alterata perfusione del rene sinistro.

DOMANDE

1. Quali sono i reperti semeiologici evidenziati alla MDCT (*Multidetector Computed Tomography*)?
2. Come deve essere condotto tecnicamente tale studio?
3. A quale tipo di patologia sono riconducibili le alterazioni rilevate?
4. A quale distretto anatomico deve essere esteso lo studio MDCT?

CASO 8: Arterite di Takayasu in fase tardiva, con localizzazione all'aorta addominale e all'arteria renale sinistra

RISPOSTE

1. Alla MDCT si osservano multiple formazioni aneurismatiche di tipo sacciforme e fusiforme localizzate al tronco celiaco, all'aorta sovrarenale ed a quella infrarenale, con occlusione trombotica dell'arteria renale sinistra ed infarto del rene.
2. Il protocollo prevede uno studio di base e bifasico con mdc e.v.; parametri di iniezione del mdc: concentrazione 400 mg/mL; flusso: 4-5 mL/sec; volume 120 mL; soluzione fisiologica: flusso 2 mL/sec; volume 40 mL; fase arteriosa ottenuta con il *bolus tracking*; fase portale ottenuta con ritardo di 75 secondi. Lo studio va integrato con ricostruzioni MIP e VR per un'esatta valutazione del numero e della morfologia delle sacche aneurismatiche.
3. All'arterite di Takayasu complicata da infarto del rene sinistro, in considerazione della giovane età, del sesso femminile, della sintomatologia clinica, dell'alterazione dei parametri laboratoristici e degli indici di flogosi.
4. Lo studio di angio-MDCT va esteso all'aorta toracica, ai vasi sovraortici, alle carotidi, al circolo cerebrale ed alle arterie polmonari, frequentemente compromesse nell'arterite di Takayasu.

COMMENTO

L'arterite di Takayasu è una rara vasculite granulomatosa cronica di eziologia sconosciuta che generalmente coinvolge l'aorta toracica ed addominale. Oltre all'aorta, i vasi più frequentemente coinvolti sono l'arteria succlavia sinistra (50%), la carotide comune di sinistra (20%), l'arteria polmonare (50%), il tronco anonimo, le arterie renali, il tronco celiaco, l'arteria mesenterica superiore.

La MDCT ha una elevata sensibilità nel dimostrare le alterazioni parietali dell'aorta, colpita durante la fase tardiva della vasculite, e rappresentate da dilatazioni aneurismatiche di tipo sacciforme, stenosi, occlusioni sia del tronco aortico che delle sue principali branche e dalle conseguenti alterazioni ischemiche degli organi irrorati dalle branche coinvolte dall'occlusione. È altresì ben definita l'eventuale presenza di tessuto infiammatorio che circonda l'aorta ed oblitera i piani adiposi periavventiziali.

Nel caso presentato, un successivo studio MDCT delle branche epiaortiche, delle carotidi e del circolo cerebrale e polmonare non ha mostrato ulteriori localizzazioni della malattia. L'accurata diagnosi di natura nel caso presentato ha consentito l'instaurazione tempestiva di un regime terapeutico con alte dosi di cortisone che, pur non avendo influito sull'occlusione inveterata dell'arteria renale, ha contribuito alla remissione della sintomatologia clinica, in attesa di un successivo trattamento chirurgico degli aneurismi dell'aorta addominale.

BIBLIOGRAFIA ESSENZIALE

Kerr GS, Hallahan CW, Giordanoi J (1994) Takayasu's arteritis. Ann Intern Med 120:919-929

Matsunaga N, Hayashi K, Sakamoto I et al (1997) Takayasu arteritis: protean radiologic manifestations and diagnosis. Radio Graphics 17:579-594

Subramanyan R, Joy J, Balakrishnan KG (1989) Natural history of aortoarteritis (Takayasu's disease). Circulation 80:429-437

CASO 9

Alfonso Ragozzino, Francesco Palmieri, Tiziana Lembo

U.O.C. di Radiologia e Diagnostica per Immagini, P.O. "S. Maria delle Grazie", Pozzuoli, ASL NA2, Napoli

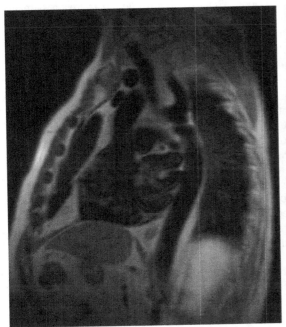 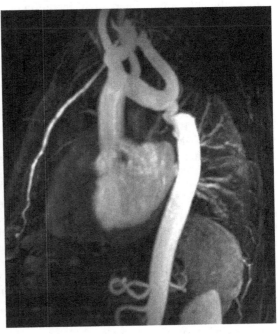

Figura 1   Figura 2

M, 62 anni. Episodio di ipertensione arteriosa. Esegue esame RM.

DOMANDE

1. Quale tratto dell'aorta presenta un'anomalia?
2. Quale anomalia è presente?
3. Quali segni accessori devono essere ricercati?
4. Con cosa deve essere posta in diagnosi differenziale?

CASO 9: Coartazione aortica

RISPOSTE

1. La porzione distale dell'arco corrispondente all'attacco del legamento arterioso.
2. Riduzione di calibro focale.
3. Ipertrofia delle arterie intercostali, ipertrofia del ventricolo sinistro, dilatazione del tratto prossimale dell'arteria succlavia sinistra.
4. Arterite di Takayasu, pseudo-coartazione aortica, pseudo-aneurisma traumatico cronico.

COMMENTO

La coartazione aortica è definita da un restringimento, focale o esteso, della porzione distale dell'arco aortico e/o della porzione prossimale dell'aorta discendente, che ostacola il flusso ematico. Ha un'incidenza di 2-6 persone per 10.000 nascite e corrisponde al 10% dei casi di malformazioni cardiache congenite; va sospettata nei pazienti giovani con ipertensione arteriosa.

Alla radiografia del torace i classici segni sono l'indentazione costale, dovuta all'ectasia ed alla tortuosità delle arterie intercostali, e l'aumento del ventricolo sinistro; all'esofagogramma il rilievo di compressione a forma di "E" dell'esofago. L'angio-TC e l'angio-RM, con ricostruzioni MIP ed MPR, permettono di individuare la sede e l'estensione del restringimento aortico, e di evidenziare elementi accessori della coartazione, quali l'ipertrofia delle arterie intercostali, l'ipertrofia del ventricolo sinistro e la dilatazione del tratto prossimale dell'arteria succlavia sinistra. La RM permette inoltre di valutare in un unico esame la funzione ventricolare sinistra e l'assenza di radiazioni ionizzanti la pone come indagine di prima scelta nei pazienti pediatrici.

La diagnosi differenziale va posta con altre patologie vascolari quali l'arterite di Takayasu, la pseudo-coartazione aortica e lo pseudo-aneurisma traumatico cronico.

Nell'arterite di Takayasu gli elementi di diagnosi differenziale si basano sulla presenza di:
- trombi parietali;
- tessuto infiammatorio pervasale;
- alternanza di multiple stenosi concentriche vascolari e di dilatazioni concentriche;
- ispessimento delle valvole aortiche;
- versamento pericardico.

Nella pseudo-coartazione aortica l'assenza di circoli collaterali e di alterazioni flussimetriche consente la diagnosi differenziale con la coartazione. Nello pseudo-aneurisma traumatico cronico, infine, il rilievo di alterazione di segnale nel contesto della parete vasale, secondaria alla lacerazione della tuniche intima e media, consente di differenziarlo dalla dilatazione post-stenotica della coartazione aortica.

BIBLIOGRAFIA ESSENZIALE

Braunwald E, Douglas P, Libby P (2007) Braunwald's Heart Disease: a Textbook of Cardiovascular Medicine. Saunders Elsevier, Philadelphia

De Bono JP (1999) Long term follow-up of patients with repaired aortic coarctation. Heart 91:537-538

Tung R, Siegel RJ (2007) Aortic pseudocoarctation associated with a stenotic congenitally bicuspid aortic valve. Am J Cardiol 100:157-158

CASO 10

Emanuele Casciani, Gianfranco Gualdi
Dipartimento di Radiologia, Policlinico "Umberto I", Roma

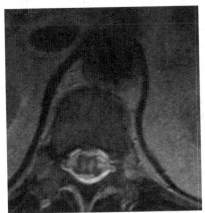

Figura 1

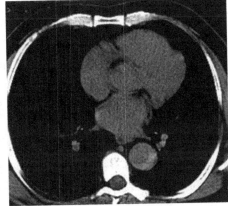

Figura 2

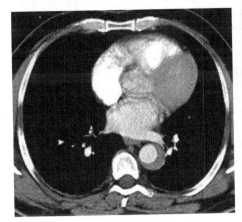

Figura 3

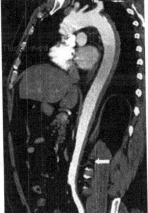

Figura 4

M, 52 anni. Diagnosi di paralisi degli arti inferiori e dorsalgia ingravescente: inviato da un altro ospedale per eseguire consulenza neurochirurgica e RM del midollo.

DOMANDE

1. Quali sono i reperti patologici rilevabili nella sequenza assiale T2-pesata (Fig. 1)?
2. Che cosa dimostrano le immagini di MDCT (*Multidetector Computed Tomography*)?
3 Qual è il motivo della paraplegia?
4. Che cosa indica la freccia nella Figura 4?

CASO 10: Dissezione aortica acuta di Tipo B con lume falso trombizzato da cui originano le arterie radicolari

RISPOSTE

1. Nella sequenza T2-pesata (Fig. 1) si rileva la presenza di un'area di iperintensità del segnale nel contesto della corda midollare, da riferirsi a mielopatia. A livello dell'aorta toracica discendente si rileva la presenza di un'immagine a semiluna, iperintensa in corrispondenza del versante posteriore e laterale, che è stata approfondita con esame di angio-MDCT di torace addome e pelvi.
2. Nell'immagine in condizioni di base (Fig. 2) si rileva iperdensità del trombo a livello della parete dell'aorta toracica discendente. La Figura 3 dimostra la presenza di un doppio lume a livello dell'aorta toracica discendente, quello falso completamente occupato da trombo "fresco". La ricostruzione MPR (Fig. 4) dimostra l'estensione della patologia aortica dall'emergenza dei vasi epiaortici sino a livello della biforcazione aortica. Il quadro TC è di dissezione di Tipo B secondo Stanford con lume falso trombizzato.
3. La paraplegia dipende dall'occlusione da parte del lume falso trombizzato delle arterie radicolari che irrorano il midollo.
4. La *freccia* indica un'arteria lombare ad origine dal lume falso trombizzato non opacizzata da mdc.

COMMENTO

La più importante arteria che nutre la corda midollare dorso-lombare è l'arteria radicolare magna (arteria di Adamkiewicz). Questa irrora il terzo inferiore della corda midollare, originando dalla intercostale o lombare sinistra nel 68-73% dei casi e tra la IX e la XII vertebra dorsale nel 62-75% dei casi. Nonostante la presenza di questa arteria di calibro maggiore, il flusso sanguigno misurato a livello dorsale è più basso che in altre sedi. A livello della regione dorsale bassa, l'arteria spinale anteriore possiede una scarsa ramificazione vasale arteriosa, rendendo la perfusione della corda midollare maggiormente dipendente e sensibile al flusso dell'arteria di Adamkiewicz. Il sistema spinale arterioso anteriore, cruciale per la vascolarizzazione del midollo, è vulnerabile all'ipoperfusione, come peraltro è stato riscontrato negli interventi di riparazione dell'aorta toraco-addominale in cui la mancata perfusione del tratto midollare D11-L1 può determinare paraplegia e paraparesi.

Può essere difficile visualizzare l'arteria di Adamkiewicz con l'angiografia convenzionale selettiva. Metodiche non invasive, quali la MDCT e la RM, sono state recentemente utilizzate a tal fine con buoni risultati. Nei pazienti con dissezione aortica può essere comunque estremamente difficile l'individuazione dell'arteria di Adamkiewicz, qualora le arterie intercostali e lombari originino dal lume falso trombizzato, come in questo caso.

BIBLIOGRAFIA ESSENZIALE

Ayrik C, Cece H, Aslan O et al (2006) Seeing the invisible: painless aortic dissection in the emergency setting. Emerg Med J 23:e24

Romano L, Pinto A, Gagliardi N et al (2007) Multidetector-row CT evaluation of nontraumatic acute thoracic aortic syndromes. Radiologia Medica 112:1-20

Yoshioka K, Niinuma H, Ehara S et al (2006) MR Angiography and CT angiography of the artery of Adamkiewicz: state of the art. RadioGraphics 26:S63-S73

CASO 11

Filippo Cademartiri, Erica Maffei, Alessandro Palumbo, Michele Fusaro
Dipartimento di Radiologia e Dipartimento Cuore, Imaging Cardiovascolare non invasivo, Azienda Ospedaliero-Universitaria di Parma, Parma

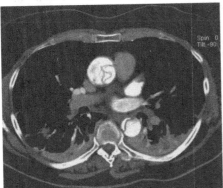

Figura 1

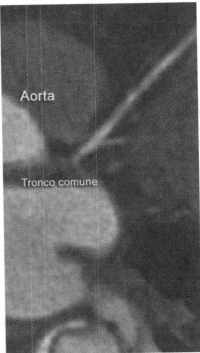

Figura 2

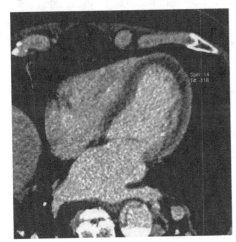

Figura 3

F, 67 anni. Rinvenuta in stato di coma, non disponibile alcun raccordo anamnestico. Esegue esame MDCT (*Multidetector Computed Tomography*).

DOMANDE

1. Di che tipo è la dissezione?
2. Cosa suggeriscono i reperti delle Figure 2 e 3?
3. Vi sono implicazioni nel planning pre-operatorio nel differenziare una dissezione di Tipo A da una dissezione di Tipo B?
4. È sufficiente una angio-TC senza *gating* cardiaco per poter effettuare questo tipo di diagnosi differenziale?

CASO 11: Dissezione aortica acuta di Tipo A con infarto miocardico acuto

RISPOSTE

1. Dissezione di Tipo A di Stanford: appaiono opacizzati dal mdc, sia in aorta ascendente che discendente, due distinti lumi separati da un *flap* intimale, soggetto agli artefatti da movimento a causa dell'onda sfigmica sistolica.
2. La ricostruzione multiplanare curvata dell'origine della coronaria sinistra con l'assenza di mdc nel tratto prossimale è compatibile con l'estensione del lembo di dissezione al tronco comune. Il *layer* subendocardico ipodenso, diffuso a pressoché tutto il miocardio del ventricolo sinistro, indica una lesione ischemica acuta che conferma il reperto di dissezione del tronco comune.
3. La diagnosi differenziale tra dissezione di Tipo A e B è fondamentale per la scelta dell'approccio terapeutico e per il planning pre-operatorio.
4. Non in tutti i casi la valutazione del coinvolgimento del tratto ascendente può essere effettuata mediante una angio-TC senza *gating* cardiaco.

COMMENTO

La rapidità di esecuzione, la facilità di accesso e l'elevata accuratezza diagnostica fanno dell'angio-TC la metodica di riferimento nella diagnostica della dissezione aortica. Il riconoscimento di un eventuale coinvolgimento dell'aorta ascendente è l'elemento dirimente per indirizzare il paziente verso un approccio chirurgico aggressivo piuttosto che verso un trattamento di tipo conservativo. In entrambi gli scenari l'elevata risoluzione spaziale delle apparecchiature consente un adeguato planning pre-operatorio, in quanto consente l'esatta definizione dell'estensione, retrograda ed anterograda, della dissezione, delle porte di ingresso e rientro, della disposizione di vero e falso lume in rapporto all'origine dei rami viscerali. La possibilità di effettuare scansioni con *gating* cardiaco, e quindi di eliminare gli artefatti da battito cardiaco, permette a sua volta di valutare non solo l'esatta estensione del lembo di dissezione, ma anche l'eventuale coinvolgimento degli osti coronarici.

La dissezione aortica di Tipo A è una lesione ad evoluzione potenzialmente rapida, in quanto l'assenza di strutture di contenimento circostanti l'aorta ascendente fa sì che un'eventuale lacerazione intimale conduca al tamponamento cardiaco. In una minoranza dei casi (1-2%) la dissezione aortica di Tipo A si complica con l'infarto miocardico acuto da dissezione coronarica e più frequentemente viene interessata la coronaria destra (estensione retrograda del lembo di dissezione a partire dal seno di Valsalva destro, da cui origina la maggior parte delle lacerazioni intimali). Questa condizione è particolarmente sfavorevole dal punto di vista diagnostico-clinico, in quanto i sintomi ed i segni ECG dell'infarto miocardico possono mascherare la sottostante patologia aortica e l'eventuale terapia trombolitica può avere conseguenze molto gravi.

BIBLIOGRAFIA ESSENZIALE

Cademartiri F, Casolo G, Midiri M (2007) La TC del cuore nella pratica clinica. Springer-Verlag Italia
Isselbacher E (1965) Diseases of the Aorta. In: Zipes D, Libby P, Bonow R, et al (eds) Heart Disease, VII Ed, Saunders, Elsevier, Philadelphia, pp 1403-1435

CASO 12

Valentina Martinez, Gianfranco Gualdi
Dipartimento di Radiologia, Policlinico "Umberto I", Roma

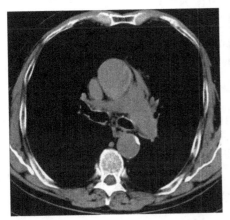

Figura 1

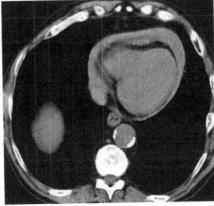

Figura 2

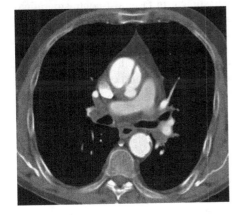

Figura 3

M, 68 anni. Giunge all'osservazione per dolore toracico, lieve dispnea, marezzatura dell'addome; emodinamicamente stabile (PA 110/70, FC 80 bpm, Sat O2 98%). Esegue indagine MDCT (*Multidetector Computed Tomography*).

DOMANDE

1. Qual è la diagnosi?
2. Quali sono i segni TC che consentono di poter affermare che siamo di fronte ad un'espressione acuta della malattia?
3. Al di là della tipologia, quali ulteriori elementi diagnostici indicano la necessità di un trattamento urgente?

CASO 12: Dissezione acuta di Tipo A secondo Stanford complicata da emopericardio

RISPOSTE

1. Dissezione acuta dell'aorta ascendente complicata da versamento pericardico.
2. L'iperintensità del versamento pericardico e della parete aortica nel tratto leso depongono per la presenza di componente ematica, indicativa di una condizione patologica di recente insorgenza.
3. La competizione pressoria tra lume falso e lume vero, che comporta la riduzione del calibro del lume vero, e la presenza di emopericardio, che potrebbero determinare la morte imminente del paziente.

COMMENTO

La dissezione aortica presenta un picco di incidenza nella VI-VII decade di vita e riconosce come causa principale l'ipertensione arteriosa. Nei soggetti di età inferiore ai 40 anni è generalmente associata a collagenopatie. Si manifesta con dolore toracico, cui possono aggiungersi complicanze neurologiche e viscerali nel caso di coinvolgimento dell'origine di rami collaterali. L'aorta toracica ascendente viene coinvolta nella dissezione di Tipo A di Stanford. È necessario un tempestivo intervento chirurgico per l'elevato rischio di estensione della dissezione al piano valvolare, con conseguente occlusione dell'origine delle arterie coronarie e di tamponamento cardiaco.

La MDCT consente, già in condizioni basali, di evidenziare l'eventuale dilatazione del lume, la sua disomogeneità densitometrica (per la presenza di trombo iniziale iperdenso a livello del falso lume), la possibile dislocazione di calcificazioni intimali, l'emorragia pericardica e mediastinica. In fase post-contrastografica arteriosa si definiscono calibro e decorso del lume vero e del lume falso ed il coinvolgimento dei rami collaterali all'origine. In fase parenchimografica si apprezzano gli eventuali esiti ischemici della dissezione di vasi viscerali.

Nel caso presentato si riconosce un'ulcera penetrante, che determina la formazione di un falso lume che dalla breccia si estende caudalmente pochi centimetri al di sopra dell'origine dell'arteria coronaria sinistra. Le ricostruzioni multiplanari, ottenute con TC multistrato, consentono di identificare con certezza tale struttura, meglio apprezzabile nei piani paracoronali che non nelle scansioni assiali. L'iperdensità del falso lume in condizioni basali dimostra la presenza di un trombo in fase iniziale di organizzazione, e pertanto recente, che correla con la sintomatologia acuta.

L'intervento prevede la sostituzione del tratto aortico interessato con un tubo protesico che si anastomizza all'aorta ascendente.

BIBLIOGRAFIA ESSENZIALE

Ellis JD, Mayo JR (2007) Computed Tomography evaluation of traumatic rupture of the thoracic aorta: an outcome study. Can Assoc Radiol J 58: 22-26

Piffaretti G, Tozzi M, Lomazzi C et al (2007) Penetrating ulcers of the thoracic aorta: results from a single-centre experience. Am J Surg 139:443-447

Romano L, Pinto A, Gagliardi N (2007) Multidetector-row CT evaluation of nontraumatic acute thoracic aortic syndromes. Radiol Med 112:1-20

CASO 13

Mariano Scaglione, Gianluca Ponticiello, Giovanna Russo
Dipartimento di Diagnostica per Immagini, U.O.S. TC Body in Emergenza, U.O.C. di Radiologia Generale e Pronto Soccorso, A.O.R.N. "A. Cardarelli", Napoli

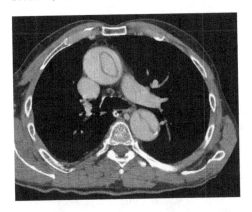

Figura 1

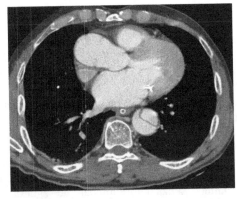

Figura 2

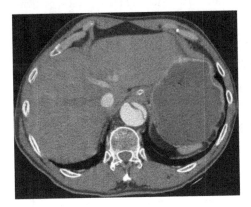

Figura 3

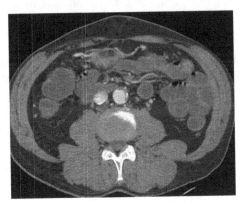

Figura 4

M, 64 anni. Addome acuto sospetto per ileo meccanico del tenue. Esegue esame radiografico diretto dell'addome ed ecografia, risultati negativi. In considerazione del quadro clinico si procede ad un esame MDCT (*Multidetector Computed Tomography*).

DOMANDE

1. Quale e di che tipo è la lesione mostrata nelle immagini?
2. È possibile dare una spiegazione della sintomatologia clinica in base alle immagini TC?
3. Con un esame TC senza mdc e.v. sarebbe stato possibile giungere alla medesima conclusione diagnostica?
4. In che percentuale di casi tale malattia si presenta con una sintomatologia atipica?

Le immagini sono tratte da: Scaglione M, Salvolini L, Casciani E et al (2008) The many faces of aortic dissection: beware of unusual presentations. Eur J Radiol 65:359-364, con autorizzazione

CASO 13: Dissezione aortica di Tipo A secondo la classificazione di Stanford con quadro clinico atipico

RISPOSTE

1. Dissezione aortica di Tipo A secondo Stanford.
2. Sì. Il lume falso, infatti, comprime il lume vero e causa ileo paralitico da ipoafflusso arterioso.
3. No.
4. In una percentuale variabile dal 15 al 45% dei casi nelle ampie casistiche cliniche.

COMMENTO

La dissezione aortica è la malattia più frequente dell'aorta toracica, tre volte più frequente rispetto all'aneurisma dell'aorta addominale rotto. In molti casi l'esordio della malattia è drammatico e rapidamente fatale (dissezioni di Tipo A). Tuttavia, la diagnosi è spesso difficile perché non sempre la malattia si presenta con il classico corredo clinico-anamnestico e sintomatologico. Non di rado la prima manifestazione clinica di una dissezione è un dolore, più o meno intenso, riferito in sede addominale o retroperitoneale.

Il caso si riferisce ad un soggetto non cardiopatico, non iperteso, che giunge in Pronto Soccorso in ottimo compenso emodinamico, senza dolore lombare né segni di shock. Data la scarsa significatività dei reperti all'esame radiografico diretto dell'addome ed all'ecografia addominale, viene richiesto un esame TC d'urgenza. Nelle scansioni TC senza mdc e.v., a parte i segni di ileo paralitico a carico del tenue, non si evidenzia pneumoperitoneo né liquido in cavità peritoneale. A questo punto il caso poteva essere sottostimato se non fossero state eseguite le scansioni post-contrastografiche. Questo caso si presta a considerazioni circa la necessità di eseguire in urgenza il mdc e.v. in TC e circa il ruolo fondamentale del radiologo nelle scelte gestionali, di fronte a casi dubbi di cui non sia stata definita la causa dell'addome acuto. Il radiologo, in urgenza, con un esame TC completo delle scansioni post-contrastografiche, può dunque indirizzare tempestivamente il percorso gestionale del paziente attraverso un referto immediato ed esaustivo.

BIBLIOGRAFIA ESSENZIALE

Castaner E, Andreu M, Gallardo X et al (2003) CT in non traumatic acute thoracic aortic disease: typical and atypical features and complications. RadioGraphics 23:S93-110

Dzau VJ, Creager MA (1988) Diseases of the aorta. In: Wilson JD, Braunwald E, Isselbacher KJ et al (eds) Harrison's principles of internal medicine, XIV Ed, McGraw-Hill, New York, p 1394

Scaglione M, Salvolini L, Casciani E et al (2008) The many faces of aortic dissection: beware of unusual presentations. Eur J Radiol 65:359-364

Spittell PC, Spittell JA Jr, Joyce JW et al (1993) Clinical features and differential diagnosis of acute aortic dissection: experience with 236 cases. Mayo Clin Proc 68:642-651

CASO 14

Nicola Gagliardi, Crescenzo Cacciutto, Stefania Daniele
Dipartimento di Diagnostica per Immagini, U.O.S. TC Body di Elezione e Interventistica, U.O.C. di Radiologia Generale e Pronto Soccorso, A.O.R.N. "A. Cardarelli", Napoli

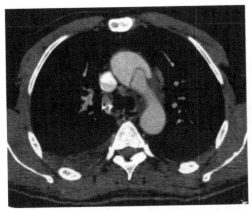

Figura 1

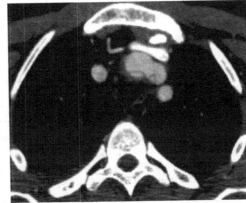

Figura 2

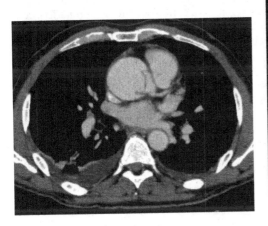

Figura 3

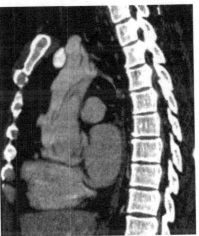

Figura 4

M, 49 anni. Intenso dolore toracico insorto a 24 ore da un trauma toracico con violento impatto anteriore. Esegue indagine MDCT (*Multidetector Computed Tomography*).

DOMANDE

1. Qual è la diagnosi più attendibile?
2. Quale meccanismo d'azione traumatico può aver determinato l'alterazione?
3. Quali altre metodiche di imaging è possibile utilizzare per valutare questa patologia?
4. Come può essere classificata la lesione illustrata?

CASO 14: Dissezione aortica di Tipo A

RISPOSTE

1. Dissezione aortica.
2. Meccanismo di compressione in senso antero-posteriore.
3. Eco-cardiografia trans-esofagea e RM.
4. Dissezione aortica di Tipo A secondo Stanford.

COMMENTO

La dissezione traumatica dell'aorta è un evento decisamente raro. Negli anni passati il suo rilievo era quasi sempre autoptico mentre oggi, grazie al perfezionamento delle tecniche di primo soccorso ed all'evoluzione della diagnostica per immagini, è possibile riconoscerla in tempo utile per pianificare un tempestivo trattamento terapeutico. Secondo la maggior parte degli Autori, il primo approccio diagnostico è rappresentato da un'eco-cardiografia trans-esofagea, non sempre praticabile per le condizioni cliniche di questi pazienti che, spesso, presentano lesioni importanti a carico di altri distretti corporei. Con la MDCT è possibile, in un lasso di tempo decisamente breve, giungere ad una diagnosi precisa di dissezione, indicando la sua reale estensione e le eventuali lesioni associate a carico di altri organi ed apparati.

Il caso illustrato mostra l'estensione della dissezione dal piano valvolare aortico all'emergenza della succlavia sinistra, con estensione alle radici dell'arteria anonima e carotidea sinistra. Dopo circa 30 minuti, tuttavia, il paziente è deceduto. Il decesso è stato imputato ad un'ischemia coronarica acuta, dovuta all'occlusione dell'ostio coronarico sinistro che, pur originando dal lume vero (come appare evidente dalla scansione proposta), è stato progressivamente schiacciato dall'incremento pressorio all'interno del falso lume. Questo evento ha determinato una significativa riduzione del flusso ematico a carico del circolo coronarico, con successiva ischemia dei territori di afferenza (rilievo autoptico). Appare tuttavia importante sottolineare come la TC sia stata in grado di evidenziare, con estrema precisione, quella che, in sede autoptica, è stata indicata come la causa del decesso.

BIBLIOGRAFIA ESSENZIALE

Alkadhi H, Wildermuth S, Desbiolles L et al (2004) Vascular emergencies of the thorax after blunt and iatrogenic trauma: multi-detector row CT and three-dimensional imaging. RadioGraphics 24:1239-1255

Mimasaka S, Yajima Y, Hashiyada M et al (2003) A case of aortic dissection caused by blunt chest trauma. Forensic Sci Int 132:5-8

Takahashi K, Stanford W (2005) Multidetector CT of the thoracic aorta. Int J Cardiovasc Imaging 21:141-153

CASO 15

Nicola Gagliardi, Giuseppe Apolito, Gennaro Barbato

Dipartimento di Diagnostica per Immagini, U.O.S. TC Body di Elezione e Interventistica, U.O.C. di Radiologia Generale e Pronto Soccorso, A.O.R.N. "A. Cardarelli", Napoli

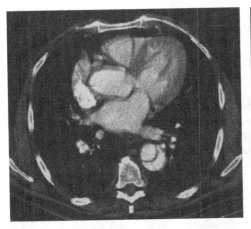

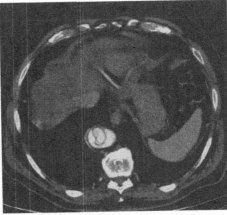

Figura 1

Figura 2

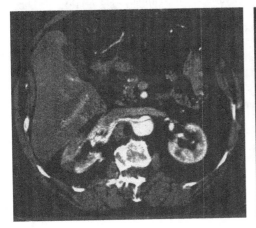

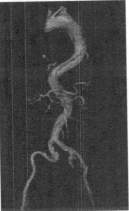

Figura 3

Figura 4

M, 74 anni. Iperteso, con intenso dolore prevalentemente addominale irradiato in sede lombare. Viene sottoposto ad indagine MDCT (*Multidetector Computed Tomography*).

DOMANDE

1. Qual è la diagnosi più attendibile?
2. Quale meccanismo di azione può aver determinato il danno vascolare?
3. Quale diagnosi appare attendibile per la patologia del rene destro?
4. In quale categoria rientra la lesione illustrata?

CASO 15: Dissezione aortica di Tipo B con presentazione atipica

RISPOSTE

1. Dissezione aortica.
2. Frattura dell'intima con dissezione medio-intimale.
3. Aree infartuali multiple per origine dell'arteria renale destra dal falso lume.
4. Dissezione aortica di Tipo B secondo Stanford.

COMMENTO

La dissezione aortica di Tipo B secondo Stanford interessa l'aorta discendente a valle dell'origine della succlavia sinistra, con un'estensione variabile che, frequentemente, interessa le branche addominali e l'asse arterioso iliaco-femorale. Nella sua manifestazione classica colpisce prevalentemente soggetti nella VI e VII decade di vita, in particolare quelli con una lunga storia di ipertensione arteriosa. La maggior parte dei pazienti avverte un dolore forte ed improvviso al momento della dissecazione, con un incombente stato d'ansia. Il dolore, spesso, è difficilmente distinguibile da quello dell'*angina pectoris* e dell'infarto miocardico acuto. La dissecazione ha origine da una frattura dell'intima (porta d'ingresso) attraverso cui la colonna di sangue ad alta pressione provoca il distacco degli strati della parete aortica.

La MDCT ha una sensibilità ed una specificità nella diagnosi di dissecazione aortica che si colloca tra il 95 ed il 100%. L'esame TC deve sempre valutare l'intera aorta, individuare l'origine e l'estensione della dissecazione e valutare i segni di un'eventuale ischemia a carico dei vari organi ed apparati, la cui presenza aggrava la prognosi. Il caso illustrato mostra un evento tra i più frequenti in corso di dissecazione dell'aorta di Tipo B, con interessamento ischemico del parenchima renale determinato dall'origine dell'arteria renale destra dal falso lume aortico.

BIBLIOGRAFIA ESSENZIALE

De Monye W, Murphy M, Hodgson R et al (2004) Acute aortic syndromes: pathology and imaging. Imaging 16:230-239
Pretre R, Von Segesser LK (1997) Aortic dissection. Lancet 349:1461-1464
Hayter RG, Rhea JT, Small A et al (2006) Suspected aortic dissection and other aortic disorders: Multi-detector row CT in 373 cases in the Emergency Setting. Radiology 238:841-852

CASO 16

Rossella Fattori, Vincenzo Russo

Dipartimento Cardio-toraco-vascolare, Policlinico Universitario "S. Orsola", Bologna

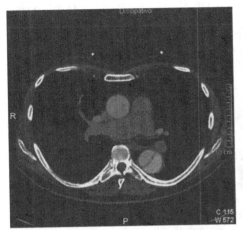

Figura 1

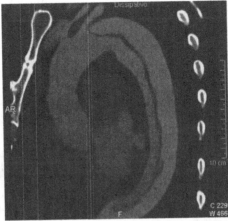

Figura 2

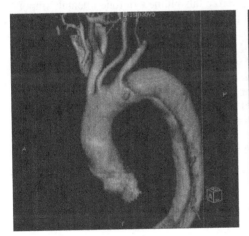

Figura 3

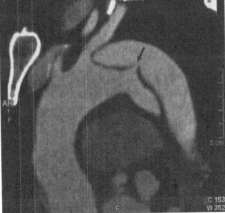

Figura 4

M, 58 anni. Iperteso, comparsa di dolore toracico acuto.

DOMANDE

1. Che tipo di lesione è raffigurata nelle immagini TC?
2. Cosa indica la freccia?
3. Quali sono i principali fattori di rischio/eziologici?
4. La patologia in fase acuta presenta una sintomatologia caratteristica?

CASO 16: Dissezione aortica di Tipo B

RISPOSTE

1. Dissezione aortica di Tipo B.
2. Il foro d'ingresso.
3. Principalmente ipertensione e malattie genetiche (quali sindrome di Marfan, sindrome di Turner o sindrome di Elher-Danlos), ma anche fattori quali fumo e stile di vita.
4. Esiste una sintomatologia "tipica", ma non patognomonica: è quella caratteristica delle sindromi aortiche acute, caratterizzata da dolore toracico ad insorgenza acuta, in genere molto intenso, acuto, trafittivo o lacerante, pulsante e migratorio. Il dolore in sede toracica anteriore, esteso a collo, gola e mascella è tipico di un coinvolgimento dell'aorta ascendente mentre un dolore posteriore, interscapolare ed epigastrico-addominale è indicativo di un interessamento dell'aorta discendente.

COMMENTO

La TC riveste un ruolo difficile e di fondamentale importanza nell'iter diagnostico di una sospetta dissezione aortica, con un'accuratezza diagnostica pari al 100% con le moderne apparecchiature multidetettore. Nella scansione senza mdc è possibile osservare la presenza di calcificazioni all'interno del lume vasale dovute alla dislocazione dell'intima (lacerazione intimale, più frequentemente calcifica); questo segno può essere tuttavia presente anche in caso di aneurisma con calcificazioni della componente trombotica. Alla scansione, dopo somministrazione di mdc, la principale e peculiare caratteristica della dissezione aortica è la visualizzazione della lacerazione intimale che separa il vero lume dal falso: questa, in genere, si presenta come un sottile difetto di riempimento. L'accurata distinzione tra vero e falso lume è di fondamentale importanza per l'impostazione della strategia terapeutica. A tale proposito, le sottili linee a bassa attenuazione, dovute alla presenza di frammenti di tonaca media distaccati in modo incompleto durante la fase acuta della dissezione e note come segno della ragnatela (*cobweb sign*), sono specifiche del falso lume e possono aiutare a riconoscerlo. Altri due segni, in genere distintivi del falso lume, sono la maggior area in sezione (il vero lume è compresso) ed il flusso più lento (opacizzazione tardiva). Nella maggior parte delle scansioni TC con mdc, il vero lume può essere individuato grazie alla sua continuità con una porzione non dissecata dell'aorta. Il distacco dell'intima può, talvolta, interessare l'intera circonferenza aortica (intussuscezione intimo-intimale): in questo caso i due lumi presentano un decorso concentrico, dove il vero lume è sempre il più interno. Alcune volte può essere difficile distinguere un aneurisma con trombosi parietale eccentrica del lume da una dissezione con il falso lume trombizzato: può essere perciò d'aiuto il fatto che la dissezione tende ad avere in genere un decorso spiraliforme, mentre nell'aneurisma trombizzato i rapporti tra trombo parietale e lume pervio sono in genere costanti.

BIBLIOGRAFIA ESSENZIALE

Fattori R, Russo V (2005) MR and CT of the thoracic aorta. In: Higgins CB, De Roos A (eds) MRI and CT of the Cardiovascular System. Lippincott Williams & Wilkins, Baltimore, pp 441-468

LePage MA, Quint LE, Sonnad SS et al (2001) Aortic dissection: CT features that distinguish true lumen from false lumen. AJR Am J Roentgenol 177:207-211

Russo V, Lovato L, Fattori R (2006) Sindromi aortiche acute. In: Fattori R (ed) La TC multistrato nella diagnostica cardiovascolare. Springer-Verlag Italia, Volume 3, pp 1-22

CASO 17

Alfonso Ragozzino, Giuseppe Di Costanzo, Francesco Palmieri

U.O.C. di Radiologia e Diagnostica per Immagini, PO "S. Maria delle Grazie", Pozzuoli, ASL NA2, Napoli

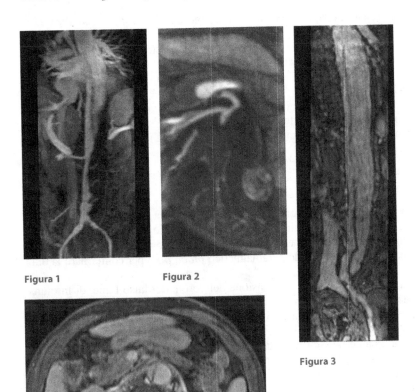

Figura 1   Figura 2

Figura 3

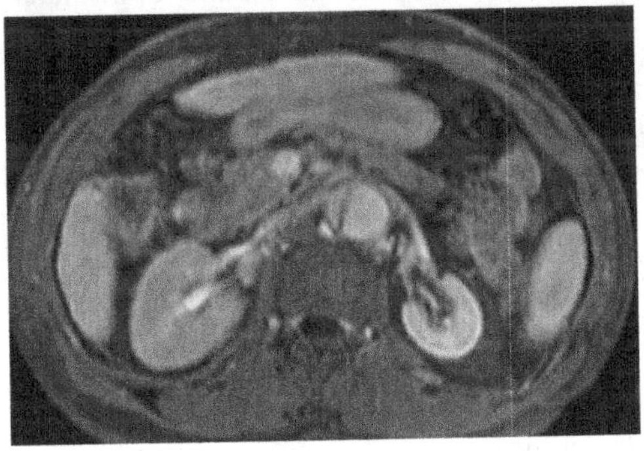

Figura 4

M, 58 anni. Iperteso, comparsa improvvisa di dolore toracico ed addominale di tipo trafittivo. Esegue un esame radiografico del torace ed un'ecografia dell'addome in urgenza; successivamente esegue esame angio-RM (per ipersensibilità nota ai mezzi di contrasto iodati) con mdc paramagnetico *blood pool* (Vasovist - Bayer Schering Pharma).

DOMANDE

1. Cosa mostra l'immagine MIP sagittale obliqua in "primo passaggio" (Fig. 1)?
2. Cosa fa apprezzare l'immagine MPR sub-MIP assiale in "primo passaggio" (Fig. 2)?
3. Cosa dimostrano le immagini curvilinea ad alta risoluzione ed assiale T1 in *steady state* (Figg. 3, 4)?
4. Quali informazioni aggiuntive sono ottenute con le acquisizioni in *steady state*?

CASO 17: Dissezione aortica di Tipo B studiata con angio-RM con mdc paramagnetico *blood pool*

RISPOSTE

1. Dissezione dell'aorta toraco-addominale di Tipo B che si estende fino all'iliaca comune sinistra, con mancata perfusione del lume falso.
2. Calibro del lume vero inferiore al 50%, assottigliato e compresso sul lato destro; assente *enhancement* del lume falso da cui origina l'arteria renale sinistra con secondario scarso effetto nefrografico al "primo passaggio"; l'arteria mesenterica superiore e l'arteria renale destra originano dal lume vero ed il rene omolaterale mostra regolare perfusione.
3. *Enhancement* del lume falso fino al *carrefour* iliaco; tardivo e persistente *enhancement* del rene sinistro, indicativo di flusso presente, sebbene molto rallentato, nel lume falso.
4. Terapeutiche, in quanto la presenza di flusso all'interno del lume falso, sebbene molto rallentato, permette di escludere la trombosi del falso lume.

COMMENTO

Il caso presentato si riferisce ad un paziente iperteso giunto all'osservazione per la comparsa improvvisa di dolore trafittivo toraco-addominale e sottoposto preliminarmente ad Rx del torace ed ecografia addominale, che hanno posto il sospetto di dissezione aortica. Data l'anamnesi allergica positiva per i mezzi di contrasto iodati, è stato eseguito esame angio-RM con mdc paramagnetico *blood pool* per confermare la diagnosi.

La RM ha permesso di valutare la presenza, la sede e l'estensione del vero e del falso lume, di fare una mappa delle comunicazioni tra questi e di valutare l'eventuale coinvolgimento dei rami arteriosi viscerali efferenti. Ha inoltre consentito di escludere la presenza di complicanze, quali rottura o trombosi del falso lume. A tale scopo è risultato molto utile l'utilizzo del mdc intravascolare *blood pool*, il quale, grazie ad un'emivita plasmatica di circa 2-3 ore, ha permesso di eseguire acquisizioni ad alta risoluzione con *timing* più tardivo. Infatti, una prima acquisizione con *timing* arterioso ha mostrato la dissezione con l'opacizzazione del solo lume vero e dei rami viscerali da esso originanti (tronco celiaco, arteria mesenterica superiore, arteria renale destra); successivamente, grazie all'utilizzo del mdc *blood pool*, è stato possibile documentare un notevole rallentamento del flusso nel falso lume (Figg. 3, 4) e di differenziarlo dalla trombosi, come emerso allo studio di primo passaggio (Figg. 1, 2), con conservata perfusione del rene sinistro, sebbene ritardata rispetto al controlaterale.

La pervietà o la trombosi del falso lume nella dissezione aortica di Tipo B ha un impatto sull'*outcome* del paziente, sebbene le implicazioni prognostiche siano ancora da definire.

BIBLIOGRAFIA ESSENZIALE

Halefoğlu AM (2007) Emergency diagnosis of acute aortic dissection using magnetic resonance imaging. Ulus Travma Acil Cerrahi Derg 13:106-114

Ince H, Nienaber CA (2007) Diagnosis and management of patients with aortic dissection. Heart 93:266-270

Tsai TT, Evangelista A, Nienaber CA et al (2007) Partial thrombosis of the false lumen in patients with acute type B aortic dissection. N Engl J Med 357:349-359

CASO 18

Maria L. Storto, Roberto Iezzi

Dipartimento di Scienze Cliniche e Bioimmagini, Sezione di Scienze Radiologiche, Università degli Studi "G. d'Annunzio", Chieti

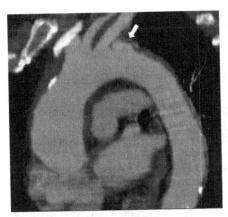

Figura 1

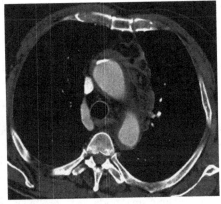

Figura 2

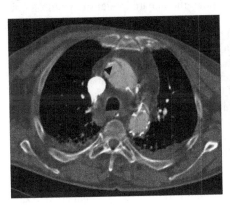

Figura 3

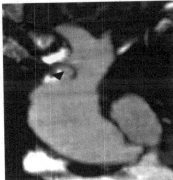

Figura 4

M, 63 anni. Sottoposto a trattamento endovascolare per rottura istmica dell'aorta toracica mediante posizionamento di *stent-graft*. Esame TC eseguito pre-trattamento (Figg. 1 e 2) e per controllo ad una settimana (Figg. 3 e 4).

DOMANDE

1. Qual è il nome della lesione indicata dalla freccia (Figg. 3 e 4)?
2. Quale può essere stata la probabile causa?
3. Come deve essere eseguito l'esame TC nel follow-up dei pazienti sottoposti a trattamento endovascolare dell'aorta toracica discendente?
4. Quali sono le complicanze clinicamente più rilevanti da escludere nel follow-up dei pazienti sottoposti a tale trattamento?

CASO 18: Dissezione focale iatrogena dell'aorta toracica ascendente

RISPOSTE

1. *Flap* intimale da dissezione focale dell'aorta toracica ascendente.
2. Lesione iatrogena da passaggio sub-intimale di guida angiografica durante trattamento endovascolare.
3. L'esame TC va eseguito prima e dopo infusione a bolo di mdc, in fase arteriosa (utilizzo di *bolus test* o di sistema semiautomatico di *bolus tracking* per definire il corretto *start delay*) e tardiva (60 secondi dopo l'inizio dell'infusione del mdc).
4. Pervietà dello *stent*/trombosi endoprotesica, migrazione caudale dello *stent-graft*, riperfusioni (*endoleak*).

COMMENTO

Il trattamento endovascolare delle lesioni dell'aorta toracica discendente, quali aneurismi, ulcere penetranti, pseudo-aneurismi post-traumatici o complicanze post-dissezione di Tipo B, rappresenta ormai una valida alternativa al trattamento chirurgico, anche in regime d'urgenza, grazie alla significativa riduzione del tasso di mortalità e morbilità intra e peri-operatoria. Il trattamento endovascolare consiste nel posizionamento per via endoluminale di uno *stent-graft* mediante un sito di accesso vascolare iliaco-femorale. Lo *stent-graft* viene veicolato mediante una guida angiografica metallica, la cui estremità deve essere posta cranialmente alla lesione.

La semeiotica TC della dissezione intimale è rappresentata da un'immagine lineare ipodensa localizzata in sede endoluminale, evidente in fase arteriosa e tardiva.

Il successo del trattamento endovascolare (esclusione della lesione in assenza di complicanze intra e post-trattamento) è strettamente correlato ad un accurato follow-up, da eseguire mediante esame angio-TC senza e con mdc. L'esame senza mdc è fondamentale per valutare la presenza e la distribuzione delle calcificazioni parietali e/o endoluminali (in caso di dissezione) o all'interno della sacca aneurismatica (in caso di patologia aneurismatica), definire la sede in cui posizionare la ROI (in caso di utilizzo di *bolus tracking*) e definire l'estensione della successiva acquisizione con mdc. La fase tardiva, mirata allo *stent-graft*, risulta fondamentale per identificare riperfusioni a basso flusso della sacca aneurismatica esclusa o del falso lume escluso dalla protesi in caso di dissezione.

Nel follow-up post-trattamento deve essere valutata la pervietà dello *stent-graft*, escludendo eventuali apposizioni trombotiche endoluminali, l'integrità e la posizione della protesi, escludendo eventuali migrazioni caudali secondarie ad alterazioni della sede di ancoraggio prossimale dello *stent*, l'evoluzione della lesione trattata, l'assenza di *endoleak* della sacca aneurismatica esclusa, o del falso lume, e l'adeguata opacizzazione dell'aorta a monte ed a valle della protesi.

BIBLIOGRAFIA ESSENZIALE

Rubin GD, Kalra MK (2006) MDCT Angiography of the thoracic Aorta. In: Saini S, Rubin GD, Kalra MK (eds) MDCT: A practical approach. Springer-Verlag Italia, pp 111-121

Sundaram B, Quint LE, Patel S et al (2007) CT appearance of thoracic aortic graft complications. AJR Am J Roentgenol 188:1273-1277

Therasse E, Soulez G, Giroux MF et al (2005) Stent-Graft placement for the treatment of thoracic aortic diseases. Radio-Graphics 25:157-173

CASO 19

Angelo Vanzulli, Diana Artioli
Dipartimento di Radiodiagnostica, Ospedale Niguarda "Ca' Granda", Milano

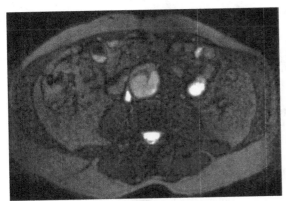

Figura 1

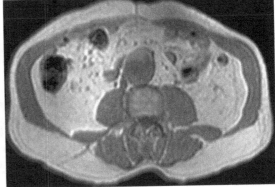

Figura 2

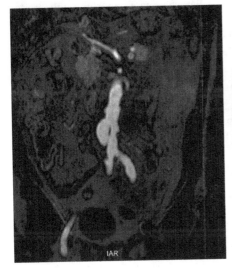

Figura 3

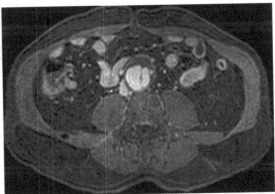

Figura 4

M, 78 anni. Lombalgia acuta.

DOMANDE

1. Di che patologia si tratta?
2. Quali sono gli elementi che depongono per evento acuto?
3. Necessita di trattamento chirurgico immediato?

CASO 19: Dissezione di aneurisma dell'aorta addominale

RISPOSTE

1. Dissezione di aneurisma dell'aorta addominale.
2. Lembo di dissezione, disomogeneità basale del trombo, sintomatologia.
3. No.

COMMENTO

L'aneurisma dell'aorta addominale sottorenale è definito tale quando il calibro dell'arteria è >29 mm; ha un'alta prevalenza nella popolazione (9% dei soggetti >65 anni, diffuso soprattutto nei maschi occidentali); riconosce una genesi aterosclerotica. La rottura di aneurisma è una delle evenienze più temibili, poiché conduce a rapido exitus se non trattato ed anche l'intervento chirurgico in emergenza consta di un ampio numero di insuccessi. L'identificazione di uno stato di instabilità dell'aneurisma può essere pertanto di notevole ausilio per la prognosi del soggetto.

La dissezione aortica, sebbene di Tipo B, ovvero che non coinvolge l'aorta ascendente, può rappresentare un'urgenza, inducendo ischemia negli organi a valle non correttamente perfusi. TC e RM si sono rivelate metodiche diagnostiche comparabili, per specificità e sensibilità, nella determinazione della dissezione.

Nel caso in oggetto si vedono associati due fenomeni: la disomogeneità e l'iperintensità del trombo nelle acquisizioni T1 e *balanced*, che indicano un'emorragia all'interno del trombo relativamente recente, mentre il *flap* intimale segnala la dissezione. Poiché non sono evidenti sanguinamenti attivi o segni di ischemia acuti, il soggetto non deve essere sottoposto ad intervento nell'immediatezza, ma è opportuno uno stretto monitoraggio e la programmazione dell'intervento nei giorni successivi. Tali precauzioni vengono adottate non solo sul dato morfologico radiologico, bensì sulla scorta del dato clinico-anamnestico, che riporta la recente insorgenza del dolore lombare e pertanto induce il sospetto di un evento acuto incipiente.

BIBLIOGRAFIA ESSENZIALE

Frauenfelder T, Wildermuth S, Marincek B et al (2004) Nontraumatic emergent abdominal vascular conditions: advantages of multi-detector row CT and three-dimensional imaging. RadioGraphics 24:481-496

Novelline RA, Rhea JT, Rao PM et al (1999) Helical CT in emergency radiology. Radiology 213:321-339

CASO 20

Luca Salvolini, Andrea Giovagnoni

Dipartimento di Scienze Radiologiche, Radiologia Clinica, Università Politecnica delle Marche, Ancona

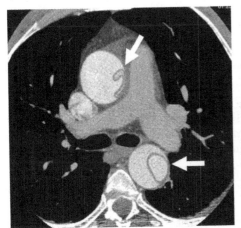

Figura 1

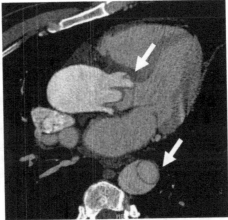

Figura 2

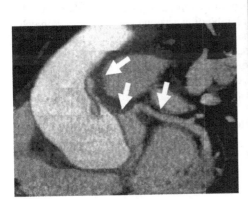

Figura 3

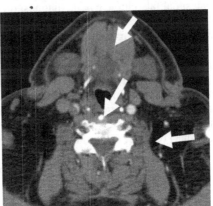

Figura 4

M, 55 anni. Iperteso. Episodio ictale con dolore precordiale irradiato al collo, al dorso ed all'addome, con alterazioni della ripolarizzazione all'ECG.

DOMANDE

1. Quale condizione patologica si evidenzia all'esame TC?
2. Qual è la spiegazione dell'ictus?
3. Qual è la possibile spiegazione della precordialgia e del quadro ECG?
4. Quale provvedimento terapeutico deve essere generalmente adottato in condizioni di questo tipo?

CASO 20: Dissezione aortica di Tipo A secondo Stanford con malperfusione coronarica e carotidea

RISPOSTE

1. Dissezione aortica di Tipo A secondo Stanford.
2. Interessamento da parte della dissezione della carotide comune destra.
3. Ipoperfusione della coronaria sinistra ad origine dal vero lume ipoperfuso.
4. Trattamento chirurgico.

COMMENTO

La dissezione aortica rientra nell'ambito delle sindromi aortiche acute, assieme all'ematoma intramurale ed all'ulcera penetrante aortica. Oltre all'ipertensione, fattori predisponenti sono le collagenopatie, la bicuspidia valvolare aortica, le coartazioni aortiche e gli aneurismi aortici, condizioni tutte in grado di aumentare lo stress parietale causando una lacerazione dell'intima, cui segue inondazione ematica all'interno della tonaca media e formazione di un doppio canale separato da un *flap* intimale. La clinica è spesso aspecifica e sono frequenti le presentazioni atipiche; una corretta e rapida diagnosi è essenziale per una pronta instaurazione dei provvedimenti terapeutici specie nelle dissezioni di Tipo A.

Il ruolo della diagnostica per immagini, ed in particolare della TC multistrato, è pertanto cruciale. In emergenza, la TC multidetettore rappresenta il test diagnostico di scelta grazie alla rapidità di esecuzione, la non-invasività, la disponibilità delle apparecchiature e l'accuratezza diagnostica. La TC risulta particolarmente utile nell'evidenza delle complicanze della dissezione, nelle ripercussioni sulla perfusione di organi/strutture originatesi dal falso lume e nella diagnosi differenziale, altro vero nodo nell'urgenza.

Nel caso in esame, il lume vero presenta calibro nettamente ridotto perché compresso dal falso lume, la coronaria sinistra risulta ipoperfusa originando dal lume vero, il lembo di dissezione si estende cranialmente ad interessare la carotide comune di destra, con conseguente malperfusione cerebrale. In casi come questo, il provvedimento terapeutico più urgente consiste nel ristabilire una sufficiente perfusione del lume vero e dei rami ipoperfusi, il che può essere realizzato mediante radiologia interventistica con approccio endovascolare tramite fenestratura del lembo intimale: resta comunque indicato, di fronte ad una dissezione di Tipo A, l'intervento chirurgico di sostituzione dell'aorta ascendente, il più possibile urgentemente per prevenire ulteriori possibili complicanze, anche fatali, quali la rottura aortica. Una corretta valutazione mediante ricostruzioni TC multiplanari oblique, anatomicamente orientate per valutare i rapporti del lembo intimale con gli ostii coronarici e con il piano valvolare aortico, è essenziale ai fini della selezione del tipo di intervento da effettuare, con o senza sostituzione valvolare ed eventuale reimpianto coronarico.

BIBLIOGRAFIA ESSENZIALE

Bonomo L, Di Fabio F, Rita Larici A et al (2002) Non-traumatic thoracic emergencies. Acute chest pain: diagnostic strategies. Eur Radiol 12:1872-1885

Castaner E, Andreu M, Gallardo X et al (2003) CT in Nontraumatic acute thoracic aortic disease: typical and atypical features and complications. RadioGraphics 23:S93-110

Salvolini L, Bichi Secchi E, Giovagnoni A (2002) Urgenze toraciche: patologia aortica non traumatica. Radiol Med 103 [Suppl 1]:12-22

CASO 21

Nicola Gagliardi, Giuseppe Apolito, Crescenzo Cacciutto

Dipartimento di Diagnostica per Immagini, U.O.S. TC Body di Elezione e Interventistica, U.O.C. di Radiologia Generale e Pronto Soccorso, A.O.R.N. "A. Cardarelli", Napoli

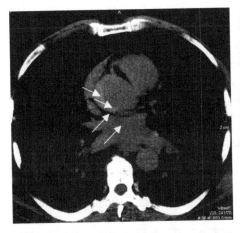

Figura 1

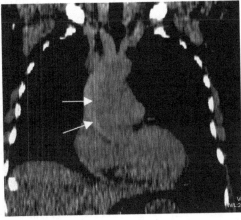

Figura 2

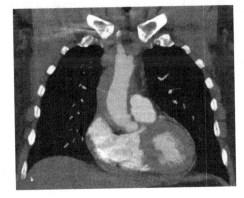

Figura 3

M, 46 anni. Iperteso; intenso dolore toracico irradiato posteriormente. Esegue indagine MDCT (*Multidetector Computed Tomography*).

DOMANDE

1. Qual è la diagnosi più attendibile?
2. Quale fase dello studio TC assume il maggior significato diagnostico?
3. Quale reperto TC può essere considerato patognomonico di questa patologia?
4. Quali altre tecniche di imaging sono utilizzabili per formulare la diagnosi?

41

CASO 21: Ematoma intramurale aortico tipico

RISPOSTE

1. Ematoma intramurale dell'aorta ascendente.
2. La fase di studio pre-contrastografica.
3. La presenza di un'area di iperdensità spontanea che si dispone nella porzione periferica dell'aorta e che assume morfologia circolare o falciforme.
4. Ecocardiogramma trans-esofageo e RM.

COMMENTO

L'ematoma intramurale dell'aorta è una raccolta ematica intraparietale senza lacerazione dell'intima, causata dalla rottura spontanea dei vasa vasorum. Può essere correlato all'aterosclerosi, e rappresenta l'8-15% di tutte le sindromi aortiche acute. La localizzazione più frequente è a livello dell'aorta ascendente, con estensione fino all'arco, perché questo tratto del vaso è sottoposto ad una pressione idraulica nettamente superiore rispetto a quella vigente nel tratto discendente. L'ematoma si propaga lungo lo strato medio, indebolendo la parete e, con il tempo, può progredire causando la rottura del vaso. All'ematoma intramurale viene applicata la stessa classificazione di Stanford della dissezione aortica. Nella maggior parte dei casi gli ematomi intramurali vanno incontro a regressione spontanea. L'esame TC senza mdc e.v. mostra la presenza di una raccolta spontaneamente iperdensa, che si dispone nello spessore parietale, e la dislocazione verso il centro del lume di eventuali calcificazioni intimali. La fase contrastografica evidenzia una riduzione, quasi sempre asimmetrica, del lume vasale, mentre l'area dell'ematoma appare ipodensa se rapportata alla densità endoluminale. Il caso illustrato mostra il tipico reperto TC di ematoma intramurale in fase pre e post-contrastografica, pur in assenza di calcificazioni intimali per la relativa giovane età del soggetto.

BIBLIOGRAFIA ESSENZIALE

Macura KJ, Szarf G, Fishman EK et al (2003) Role of Computed Tomography and Magnetic Resonance imaging in assessment of acute aortic syndromes. Semin Ultrasound CT MR 24:232-254

Maraj R, Rerkpattanapipat P, Jacobs LE et al (2000) Meta-analysis of 143 reported cases of aortic intramural hematoma. Am J Cardiol 86:664-668

Yoshida S, Akiba H, Tamakawa M et al (2003) Thoracic involvement of Type A aortic dissection and intramural hematoma: diagnostic accuracy - comparison of emergency helical CT and surgical findings. Radiology 228:430-435

CASO 22

Luca Salvolini, Andrea Giovagnoni
Dipartimento di Scienze Radiologiche, Radiologia Clinica, Università Politecnica delle Marche, Ancona

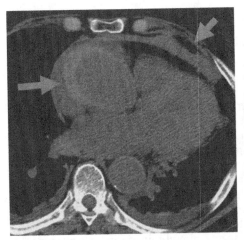

Figura 1

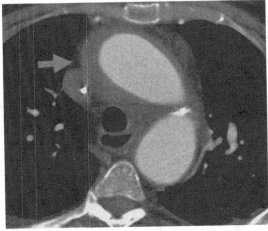

Figura 2

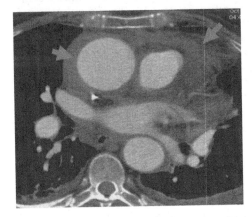

Figura 3

F, 70 anni. Precordialgia ed ipotensione.

DOMANDE

1. Qual è la causa dell'iperdensità nelle scansioni dirette?
2. L'esame TC diretto senza mdc è utile?
3. Di fronte a quale tipo della patologia in questione ci troviamo?
4. Quale segno in particolare ci deve porre in allarme?

CASO 22: Ematoma intramurale dell'aorta toracica complicato

RISPOSTE

1. Lo stravaso ematico acuto tra gli strati di parete aortica.
2. Sì, è indispensabile ai fini di una corretta diagnosi differenziale.
3. Tipo A.
4. La presenza di emopericardio, oltre che di soffusione peri-avventiziale e del versamento pleurico.

COMMENTO

Ematoma intramurale (IMH), dissezione aortica (AD) ed ulcera penetrante aortica (PAU) costituiscono le cosiddette sindromi aortiche acute (AAS), di recente inquadramento unitario. Come per l'AD "classica", anche per l'IMH la distinzione fondamentale ai fini terapeutici è tra il Tipo A ed il Tipo B. Nel caso in esame, nelle scansioni TC dirette è ben evidente l'iperdensità spontanea semilunare interessante la parete dell'aorta ascendente, dovuta all'accumularsi di sangue acutamente stravasato all'interno degli strati di parete toracica; si nota inoltre associato emopericardio, conseguente ad iniziale trasudazione ematica da slaminamento/fissurazione degli strati più esterni di parete aortica, il che costituisce un'assoluta emergenza chirurgica. Nelle scansioni angio-TC, dopo infusione di mdc, è più difficile differenziare la relativa iperdensità parietale da altre condizioni, quali, ad esempio, la presenza di trombo murale nel contesto di un aneurisma aortico: per la diagnosi di IMH sono pertanto fondamentali le scansioni preliminari dirette senza mdc. In questo caso, oltre all'IMH ed all'emopericardio, si apprezza una perdita di definizione del profilo esterno aortico, dovuta ad iniziale trasudazione ematica mediastinica con ematoma peri-avventiziale. Più aspecifico, in questo caso, il versamento pleurico associato. La diagnosi differenziale, oltre che con gli aneurismi con trombo murale, è con la dissezione propriamente detta. Nel primo caso, oltre all'iperdensità del coagulo intraparietale, la disposizione elicoidale della semiluna iperdensa, tipicamente antero-laterale destra in aorta ascendente e postero-laterale sinistra in aorta discendente, e la presenza di calcificazioni intimali depiazzate dall'ematoma possono favorire una corretta diagnosi. Nel secondo caso, la dimostrazione di foci di pervietà del lume virtuale intraparietale aortico trombosato farà propendere per una AD; i risvolti terapeutici e prognostici delle due forme sono peraltro sovrapponibili: il fattore fondamentale consiste nel corretto riconoscimento delle forme di IMH o AD Tipo A, da trattare chirurgicamente. Non infrequenti sono infatti le forme di confine tra IMH, AD e PAU, ed un'entità può associarsi all'altra o un singolo caso può presentarsi sotto diverse forme in momenti evolutivi differenti. Foci di IMH limitrofo possono riscontrarsi associati ad ulcerazioni penetranti.

BIBLIOGRAFIA ESSENZIALE

Bonomo L, Di Fabio F, Rita Larici A et al (2002) Non-traumatic thoracic emergencies: acute chest pain: diagnostic strategies. Eur Radiol 12:1872-1885

Macura KJ, Corl FM, Fishman EK et al (2003) Pathogenesis in Acute Aortic Syndromes: aortic dissection, intramural hematoma, and penetrating atherosclerotic aortic ulcer. AJR Am J Roentgenol 181:309-316

Manghat NE, Morgan-Hughes GJ, Roobottom CA (2005) Multi-detector row Computed Tomography: imaging in acute aortic syndrome. Clin Radiol 60:1256-1267

CASO 23

Luigia Romano, Stefania Romano, Rosa Ignarra

Dipartimento di Diagnostica per Immagini, U.O.C. di Radiologia Generale e Pronto Soccorso, A.O.R.N. "A. Cardarelli", Napoli

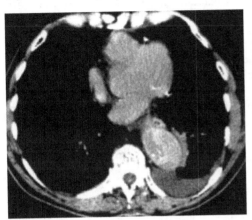

Figura 1

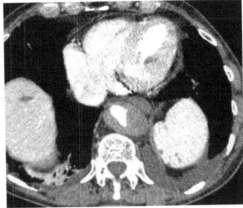

Figura 2

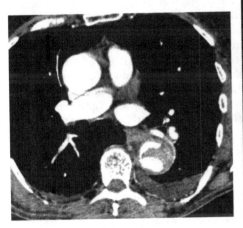

Figura 3

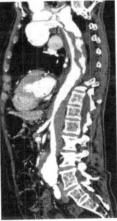

Figura 4

M, 68 anni. Iperteso di vecchia data ed ipercolesterolemico; si ricovera per improvviso dolore toracico irradiato alla schiena ed alle anche.

DOMANDE

1. Qual è la diagnosi più attendibile?
2. Quali sono le cause più frequenti della patologia presentata?
3. Quale protocollo di studio con MDCT (*Multidetector Computed Tomography*) deve essere utilizzato?
4. Quali sono le principali complicanze?

CASO 23: Ematoma intramurale dell'aorta discendente complicato da dissezione

RISPOSTE

1. Ematoma intramurale di Tipo B complicato da frattura intimale all'altezza dell'arco e filtrazione ematica attiva nel contesto dell'ematoma.
2. La causa più frequente è l'ipertensione arteriosa, seguita dall'aterosclerosi, dalla necrosi cistica della tonaca media e dalla sindrome di Marfan.
3. Il protocollo prevede uno studio pre-contrastografico che consente di rilevare la presenza di sangue fresco spontaneamente iperdenso nel contesto della parete del vaso, seguito da uno studio bifasico con mdc e.v.. Parametri di iniezione del mdc: concentrazione 400 mg/mL; flusso: 4-5 mL/sec; volume 120 mL; soluzione fisiologica: flusso 2 mL/sec; volume 40 mL; fase arteriosa ottenuta con il *bolus tracking*; fase tardiva ottenuta con ritardo di 180 secondi. Lo studio tardivo è indispensabile per rilevare l'eventuale dissecazione dell'ematoma complicato dalla dissezione.
4. Le principali complicanze sono la frattura dell'intima con dissezione dell'ematoma intramurale e la rottura dell'avventizia con emorragia extravasale.

COMMENTO

Per ematoma intramurale si intende una raccolta ematica contenuta nello spessore della parete aortica, determinata dal sanguinamento spontaneo dei vasa vasorum, spesso correlata ad un picco ipertensivo, in assenza di una lacerazione intimale. Si estende nella parete in senso longitudinale, scollando progressivamente la tonaca media. Le complicanze sono la possibile rottura dell'intima, con secondaria infiltrazione ematica intramurale e formazione di un doppio lume, e la rottura dell'avventizia, con possibile inondazione ematica del sacco pericardico e conseguente tamponamento cardiaco o nella cavità pleurica di sinistra.
La classificazione seguita è quella di Stanford, al pari della dissezione aortica, dove il Tipo A è correlato a tutte le forme con compromissione dell'aorta ascendente, mentre il Tipo B è correlato all'ematoma che si sviluppa a valle dell'emergenza dell'arteria succlavia sinistra. La distinzione tra i due tipi di ematoma è di fondamentale importanza perché mentre il Tipo A necessita di riparazione chirurgica, il Tipo B è suscettibile di terapia medica antipertensiva. L'ematoma non complicato può difatti riassorbirsi, sebbene possa anche dar luogo ad uno pseudo-aneurisma tardivo.

BIBLIOGRAFIA ESSENZIALE

Choi SH, Choi SJ, Kim JH et al (2001) Useful CT findings for predicting the progression of aortic intramural hematoma to overt aortic dissection. JCAT 25:295-299

Romano L, Pinto A, Gagliardi N (2007) Multidetector-row CT evaluation of nontraumatic acute thoracic aortic syndromes. Radiol Med 112:1-20

Spencer AJ, Buckenham TM (2007) Intramural haematoma of the thoracic aorta: rupture and endoluminal exclusion. Australas Radiol 51:B313-5

CASO 24

Rossella Fattori, Vincenzo Russo

Dipartimento Cardio-toraco-vascolare, Policlinico Universitario "S. Orsola", Bologna

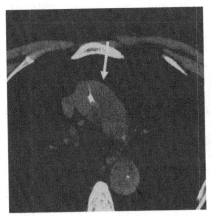

Figura 1

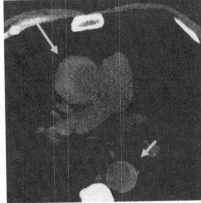

Figura 2

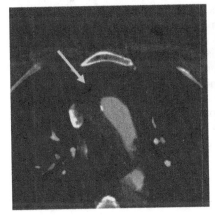

Figura 3

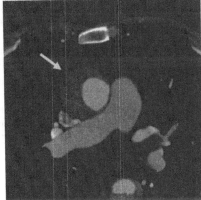

Figura 4

M, 56 anni. Iperteso, dolore toracico anteriore, irradiato posteriormente, ad insorgenza improvvisa.

DOMANDE

1. Qual è il nome della lesione indicata dalle frecce?
2. Quale meccanismo d'azione ne è responsabile?
3. È sufficiente eseguire un esame TC senza mdc e.v. per effettuare la diagnosi?
4. Quali sono i segni TC caratteristici della lesione?

CASO 24: Ematoma intramurale dell'aorta toracica

RISPOSTE

1. Ematoma intramurale dell'aorta toracica.
2. Rottura dei vasa vasorum della tonaca media, spontaneo o secondario.
3. La TC senza mdc è in genere sufficiente per la diagnosi. Il mdc viene solitamente somministrato per escludere la presenza di lesioni associate, quali, ad esempio, l'ulcera penetrante.
4. Il segno patognomonico dell'ematoma intramurale è la presenza di un'area di iperdensità di aspetto falciforme all'interno della parete aortica, oppure un ispessimento circonferenziale della stessa. Le calcificazioni intimali sono dislocate e separate dall'avventizia. Dopo somministrazione di mdc la suddetta area non è perfusa e non si evidenziano lacerazioni intimali. Può esservi iper-*enhancement* avventiziale.

COMMENTO

Il caso mostra un ematoma intramurale di Tipo A. Il paziente, subito dopo la TC, viene ricoverato e condotto in sala operatoria cardiochirurgica per intervento in urgenza di sostituzione dell'aorta ascendente.
L'ematoma intramurale appartiene al gruppo delle sindromi aortiche acute, spettro di patologie aortiche caratterizzate da elevata mortalità nelle prime ore dall'insorgenza. L'ematoma intramurale è stato descritto dagli anatomopatologi come "dissezione senza lacerazione intimale". Come per la dissezione aortica, l'ipertensione arteriosa è il maggior fattore di rischio.
Nella scansione TC senza mdc, il segno patognomonico dell'ematoma intramurale è la presenza di un'area di iperdensità di aspetto falciforme all'interno della parete aortica, oppure un ispessimento circonferenziale della stessa, corrispondente all'ematoma della media che si estende posteriormente, cranialmente e/o caudalmente, ad un'intima dislocata, con un rapporto costante con la parete aortica (localizzazione sub-intimale). L'anomalo ispessimento della parete aortica, sia esso simmetrico o asimmetrico, può variare dimensionalmente da 3 mm fino ad oltre 10 mm e può interessare tutta la circonferenza aortica. Bisogna pertanto fare attenzione a non confonderlo con una trombosi parietale od una placca aterosclerotica, specialmente se localizzato in aorta discendente. Diversamente da quanto avviene nella dissezione aortica, dopo somministrazione e.v. di mdc la suddetta area falciforme/circonferenziale non viene perfusa e non si evidenziano lacerazioni intimali. Un aspetto importante, che può aiutare nella diagnosi differenziale fra ematoma intramurale e trombosi del falso lume di una dissezione aortica, è l'andamento longitudinale: spiraliforme nella dissezione e costantemente circonferenziale nell'ematoma. Un altro segno è dato dall'ispessimento e dall'intenso *enhancement* della parete aortica esterna all'ematoma, indice di infiammazione avventiziale.

BIBLIOGRAFIA ESSENZIALE

Fattori R, Russo V (2005) MR and CT of the Thoracic Aorta. In: Higgins CB, De Roos A (eds) MRI and CT of the Cardiovascular System. Lippincott Williams & Wilkins, Baltimore, pp 441-468

Russo V, Lovato L, Fattori R (2006) Sindromi Aortiche Acute. In: Fattori R (ed) La TC multistrato nella diagnostica cardiovascolare, Vol 3, Springer-Verlag Italia, pp 1-22

CASO 25

Salvatore Sammartano, Angela Mattiuzzi, Maurizio Centonze
Dipartimento di Radiodiagnostica, U.O. di Radiologia, Ospedale "S. Chiara", APSS di Trento, Trento

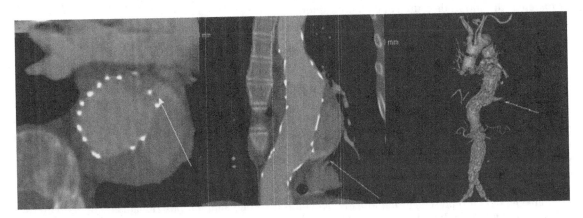

Figura 1

M, 76 anni. Follow-up di *endostenting* aortico toracico e addominale.

DOMANDE

1. Qual è il nome della lesione indicata dalla freccia?
2. Qual è il meccanismo d'azione responsabile?
3. Qual è la sintomatologia che fa sospettare la presenza della lesione?
4. Con quale lesione deve essere posta in diagnosi differenziale?

CASO 25: Endoleak di Tipo III da rottura di endoprotesi toracica

RISPOSTE

1. *Endoleak* di Tipo III da rottura di endoprotesi toracica.
2. Microtraumatismo prolungato da pulsazione aortica e da escursione diaframmatica.
3. Dolore toracico irradiato al dorso.
4. *Endoleak* di Tipo Ib.

COMMENTO

Il trattamento degli aneurismi dell'aorta toracica ed addominale avviene sempre più spesso attraverso il posizionamento di endoprotesi aortiche, le quali rendono la procedura mini-invasiva; la metodica è pertanto più indicata nei pazienti che presentano patologie associate, le quali renderebbero rischioso, o addirittura improponibile, l'intervento chirurgico. La soluzione endovascolare comporta però la necessità di continui controlli nel tempo, tesi alla valutazione della posizione dell'endoprotesi e della sua integrità nonché alla ricerca di eventuali rifornimenti della sacca aneurismatica (*endoleak*).

Le immagini del caso presentato fanno parte del controllo a due anni dal posizionamento di endoprotesi toracica ed addominale. Il fatto che il paziente non accusasse ancora sintomatologia dolorosa (costituita da dolore toracico irradiato al dorso) è da mettere in relazione ad una ancora ridotta pressione all'interno della sacca aneurismatica nativa.

La ricerca degli *endoleak* viene effettuata mediante TC con mdc, sia in fase arteriosa che in fase tardiva; nel caso specifico la fase arteriosa consente di riconoscere la sede della rottura protesica, evidenziando lo stravaso di mdc all'interno della sacca aneurismatica nativa. Le sole scansioni assiali non sono però molto spesso sufficienti a dare la certezza riguardo al tipo di *endoleak*; essendo stato eseguito esame con TC a 16 strati, è stato possibile effettuare ricostruzioni VR, MPR e curvilinee, che hanno consentito di individuare correttamente la sede della rottura protesica. La meccanica che ha comportato la rottura è da ricondursi alle continue sollecitazioni esercitate dalle pulsazioni in una sede in cui la protesi, seguendo la tortuosità del vaso, forma un angolo sulla cui convessità si ha la maggior concentrazione della forza pulsatile; non è da dimenticare, inoltre, la vicinanza del diaframma, che con le sue escursioni può essere causa di sollecitazioni sull'impianto. Il riconoscimento della rottura protesica ha reso necessario un nuovo intervento, mediante il quale si è provveduto a ricoprire la "breccia" attraverso una nuova protesi.

BIBLIOGRAFIA ESSENZIALE

Iezzi R, Cotroneo AR, Marano R et al (2008) Endovascular treatment of thoracic aortic diseases: Follow-up and complications with multidetector computed tomography angiography. Eur J Radiol 65:365-376

Piffaretti G, Tozzi M, Lo Mazzi C et al (2006) Complications after endovascular stent-grafting of thoracic aortic disease. J Cardiothorac Surg 26:1-7

Pitton MB, Herber S, Schmiedt W et al (2008) Long-Term follow-up after endovascular treatment of acute aortic emergencies. Cardiovasc Intervent Radiol 31:23-35

CASO 26

Bruno Balbi, Greta Gardelli, Maurizio Mughetti
Dipartimento di Radiologia, Ospedale "M. Bufalini", Cesena

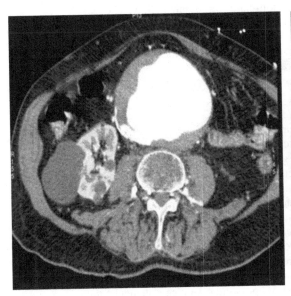 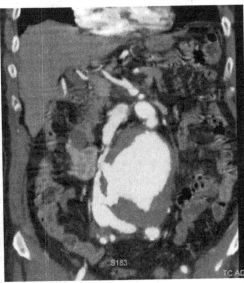

Figura 1

Figura 2

M, 91 anni. Giunge alla nostra osservazione per voluminosa massa pulsante riscontrata in ecografia eseguita in altra sede.

DOMANDE

1. Qual è il nome della lesione riportata?
2. Quale fase MDCT (*Multidetector Computed Tomography*) è fondamentale per porre diagnosi di tale lesione?
3. La fase pre-contrastografica può essere sufficiente per porre tale diagnosi?
4. È utile il ricorso all'angio-RM a completamento della diagnosi angio-TC?

CASO 26: Fistola aorto-cavale secondaria ad aneurisma fusiforme dell'aorta addominale sottorenale

RISPOSTE

1. Fistolizzazione di aneurisma fusiforme dell'aorta addominale sottorenale nella vena cava.
2. La fase arteriosa. In questa fase la vena cava si opacizza simultaneamente all'aorta.
3. No, in quanto non è possibile rilevare segni diretti significativi. Si può osservare un aumento di calibro della vena cava inferiore, dovuto allo *shunt* artero-venoso, che però risulta insufficiente per la diagnosi.
4. No, poiché l'angio-MDCT consente una diagnosi rapida ed accurata.

COMMENTO

Le fistole aorto-cavali (FAC) sono piuttosto rare: circa 150 sono i casi segnalati nella letteratura mondiale a partire dal 1955. Sono più frequenti nel sesso maschile (92,3%), con età media di 65 anni. La "triade tipica" (dolore lombare, massa pulsante addominale e gorgoglio addominale a "macchina da scrivere") non supera il 50% dei casi. Sulla base dei fattori eziologici, non mancano le manifestazioni spontanee. L'esordio, sul piano clinico, può essere drammatico.

Le fistole spontanee complicano il 3-4% degli aneurismi aterosclerotici infrarenali, ma possono essere causate anche da aneurismi micotici o luetici, da dilatazioni aneurismatiche nelle sindromi di Marfan e di Ehlers-Danlos e nell'arterite di Takayasu. La comunicazione artero-venosa origina al di sopra della biforcazione iliaca, dopo un processo infiammatorio cronico, peri-aneurismatico, che determina aderenza tra i vasi e successiva erosione delle pareti; può coinvolgere il tronco cavale inferiore o le vene iliache comuni, più spesso la vena iliaca comune sinistra. Il sospetto di una tale complicanza deve sempre essere tenuto presente nel caso di un aneurisma di grande diametro. Le FAC possono essere causate anche da:

– traumi penetranti dell'addome (da arma da fuoco o da arma bianca) o secondari a trauma chiuso;
– lesioni iatrogene in corso di intervento di discectomia o di svariate procedure diagnostiche invasive;
– neoplasie.

L'angio-MDCT consente una diagnosi precisa, rapida e non invasiva, specie nei casi urgenti, laddove la tempestività della diagnosi può salvare la vita al paziente. Oltre ai segni di comunicazione diretta ed al simultaneo *enhancement* vascolare aorto-cavale, ulteriori segni sono rappresentati dal riempimento retrogrado della vena renale destra, tardivo *enhancement* della corticale renale e ritardata opacizzazione dell'arteria femorale. Le ricostruzioni MPR, MIP, VR e l'angioscopia virtuale possono aggiungere ulteriori dettagli diagnostici utili per l'eventuale trattamento chirurgico.

La sopravvivenza post-chirurgica varia tra il 10 ed il 35% e risulta pertanto comparabile con quella della rottura di un aneurisma nel retroperitoneo. La mortalità in caso di diagnosi mancata o tardiva varia tra il 16 ed il 66% e risulta legata alle alterazioni emodinamiche per ampio *shunt* sinistro-destro.

BIBLIOGRAFIA ESSENZIALE

Coulier B, Tilquin O, Etienne PY (2004) Multidetector row CT diagnosis of aortocaval fistula complicating aortic aneurysm: a case report. Emerg Radiol 11:100-103

Unterweger M, Wiesner W, Pretre R et al (2000) Spiral CT in an acute spontaneous aorto-caval fistula. Eur Radiol 10:733-735

CASO 27

Roberto Iezzi, Daniela Gabrielli, Antonio R. Cotroneo

Dipartimento di Scienze Cliniche e Bioimmagini, Sezione di Scienze Radiologiche, Università degli Studi "G. d'Annunzio", Chieti

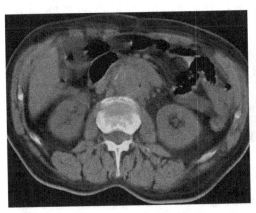

Figura 1

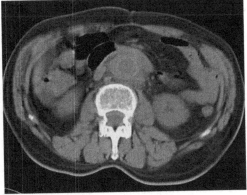

Figura 2

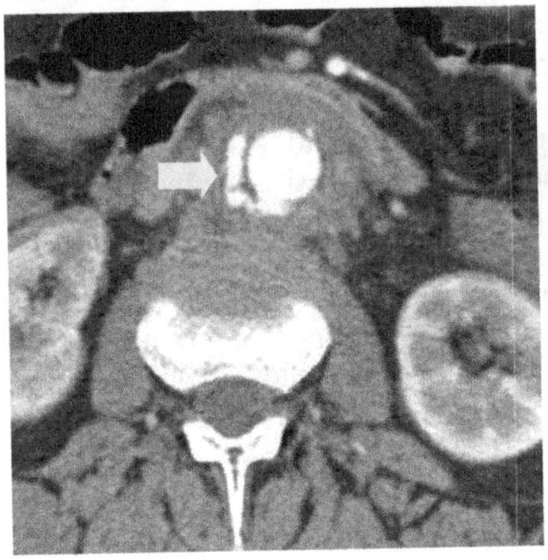

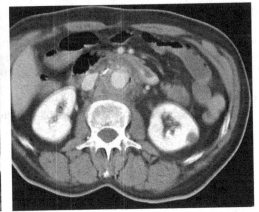

Figura 3

Figura 4

M, 66 anni. Ematemesi. Sottoposto due anni prima ad innesto aorto-bisiliaco per aneurisma dell'aorta addominale sottorenale. Immagini TC eseguite senza mdc (Figg. 1, 2) e dopo somministrazione di mdc in fase arteriosa (Fig. 3) e tardiva (Fig. 4) in corrispondenza della sede anastomotica prossimale dell'innesto.

DOMANDE

1. Quali sono le informazioni che si possono ottenere dalle immagini senza mdc?
2. Cosa aggiunge l'immagine eseguita in fase arteriosa? Qual è il nome della lesione indicata dalla freccia?
3. L'immagine eseguita in fase tardiva risulta utile nel raggiungimento della diagnosi?
4. Qual è la causa dell'ematemesi?

CASO 27: Fistola aorto-enterica in pregresso innesto aorto-bisiliaco

RISPOSTE

1. Le immagini senza mdc consentono di riconoscere la protesi chirurgica (formazione circolare iperdensa all'esame di base), la stretta contiguità tra l'aorta e l'ansa intestinale (seconda porzione duodenale) e la presenza, in quest'ultima, di contenuto liquido tenuemente iperdenso (40-60 UH).
2. La fase arteriosa consente di valutare la pervietà della protesi e distinguere il lume protesico dalla sacca aneurismatica residua. È evidente uno stravaso di mdc (*freccia*) nel contesto della sacca aneurismatica residua, a partenza dalla parete posteriore della protesi, in sede anastomotica prossimale: il nome della lesione è *leakage* periprotesico in sede anastomotica prossimale.
3. L'immagine in fase tardiva evidenzia un *enhancement* simil-aortico del contenuto liquido presente nel lume intestinale. Tale reperto semeiologico risulta patognomonico della patologia in esame.
4. Fistola aorto-enterica, in sede anastomotica prossimale, di pregresso innesto aorto-bisiliaco.

COMMENTO

La fistola aorto-enterica rappresenta una complicanza rara nell'ambito della patologia aneurismatica dell'aorta addominale, con un'incidenza pari allo 0,1-0,8%, di difficile diagnosi e spesso misconosciuta all'imaging (solo in un terzo dei casi la diagnosi risulta essere pre-operatoria). Tale complicanza è secondaria alla rottura aortica nel lume intestinale e va sospettata nei pazienti con quadro clinico caratterizzato da improvvisa emorragia intestinale superiore (ematemesi) con reperto endoscopico negativo nell'identificazione della sede di sanguinamento. Questa patologia risulta più frequente come complicanza post-trattamento chirurgico di aneurisma dell'aorta addominale, con coinvolgimento della sede aortica dell'anastomosi prossimale e, solitamente, della seconda porzione duodenale, come nel caso in oggetto. Per l'instaurarsi di tale complicanza devono verificarsi contemporaneamente due condizioni: la necrosi ischemica su base meccanica della parete duodenale, secondaria alla stretta aderenza dell'aorta retrostante, e l'insufficiente trombosi parietale dell'aneurisma nel punto di contatto tra parete aortica ed ansa.

La semeiotica TC consiste nell'identificazione di aneurisma aortico o di anastomosi prossimale protesica dell'aorta con margine parietale anteriore privo di apposizione trombotica, non riconoscibile ed indissociabile da un'ansa intestinale. L'ansa intestinale adesa alla parete aortica mostra un contenuto liquido iperdenso (40-60 UH) all'esame di base, con *enhancement* simile al lume aortico dopo somministrazione di mdc, più evidente nelle scansioni eseguite in fase tardiva.

BIBLIOGRAFIA ESSENZIALE

Haqspiel KD, Turba UC, Bozler U et al (2007) Diagnosis of aortoenteric fistulas with CT angiography. J Vasc Interv Radiol 18:497-504

Tacchini S, Nicoletti R, Ghio D et al (2005) CT findings of secondary aorto-enteric fistulas. Radiol Med 110:492-500

CASO 28

Luigia Romano, Nicola Bellucci, Antonio Fusco

Dipartimento di Diagnostica per Immagini, U.O.C. di Radiologia Generale e Pronto Soccorso, A.O.R.N. "A. Cardarelli", Napoli

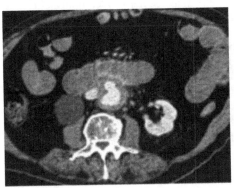

Figura 1

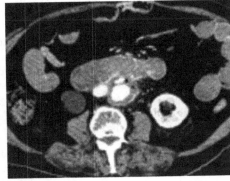

Figura 2

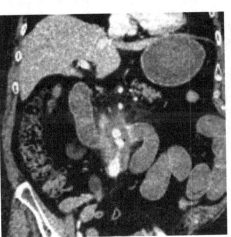

Figura 3

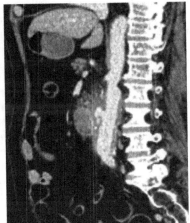

Figura 4

M, 70 anni. Dislipidemico, iperteso, anemico. Si ricovera dopo un episodio di melena con dolore addominale e febbre.

DOMANDE

1. Qual è la diagnosi più probabile?
2. Quali sono i segni TC più specifici per diagnosticare la patologia?
3. È utile opacizzare le anse intestinali prima dell'esame MDCT (*Multidetector Computed Tomography*) in presenza di un'emorragia digestiva?
4. Con quale metodica diagnostica può essere integrata la MDCT?

CASO 28: Aneurisma dell'aorta addominale complicato da fistola aorto-enterica

RISPOSTE

1. La diagnosi più probabile è quella di un aneurisma aortico con ulcera aterosclerotica complicata da una fistola aorto-enterica, avvenuta con la III porzione del duodeno, aderente alla parete anteriore della sacca aneurismatica.
2. I segni più specifici corrispondono alla piccola nicchia ulcerativa ripiena di mdc ed alla presenza di nuclei gassosi nel contesto del trombo parietale circostante. È inoltre evidente una minima interruzione dell'*enhancement* della parete posteriore della III porzione del duodeno da soluzione di continuità.
3. È opportuno non opacizzare il lume del piccolo intestino con mdc assunto per os, perché maschera l'evidenza di alterazioni dell'*enhancement* della parete.
4. La metodica che viene abitualmente integrata alla MDCT è l'endoscopia che, sulla scorta dell'ipotesi diagnostica della TC, consente di confermare la fistola della parete posteriore della III porzione del duodeno.

COMMENTO

La fistola aorto-enterica è una delle complicanze più temibili dell'aneurisma dell'aorta addominale ed ha un'incidenza dello 0,4%. Corrisponde ad un difetto della parete del tubo digerente connesso direttamente con la parete dell'aneurisma. È generalmente dovuta all'erosione di un aneurisma micotico o di un'ulcera aterosclerotica nella III porzione del duodeno, per la specifica relazione anatomica di tale tratto dell'intestino con la parete aortica.

Il segno TC più specifico è la presenza di gas nel trombo della sacca aneurismatica, in presenza di un'ulcera aortica penetrante localizzata all'altezza della III porzione del duodeno. È talora evidente un ispessimento o un'interruzione dell'*enhancement* della parete intestinale. Sono descritte anche fistole aorto-enteriche secondarie all'applicazione di un *graft* aorto-iliaco, che generalmente sono precedute da uno pseudo-aneurisma infiammatorio in corrispondenza della sutura chirurgica. In entrambi i casi si possono associare segni d'infezione locale o sistemica con febbre e leucocitosi.

La patogenesi è basata sull'adesione di un segmento intestinale alla sacca aneurismatica, favorito dalla presenza di uno pseudo-aneurisma, di un aneurisma micotico o di un'ulcera aortica, seguito dalla progressiva erosione della parete dell'intestino con secondaria contaminazione del trombo da parte della flora microbica intestinale, con sviluppo di nuclei aerei. La presenza di gas nel trombo è un segno TC specifico poichè assente negli aneurismi di origine micotica.

In presenza di paziente con aneurisma dell'aorta addominale ed emorragia digestiva si deve sempre sospettare una fistola aorto-enterica. La diagnosi TC può essere integrata dall'endoscopia digestiva che consente di identificare la soluzione di continuo della parete della III porzione del duodeno, in corrispondenza del tramite fistoloso.

BIBLIOGRAFIA ESSENZIALE

Bunt TJ (1983) Syntetic vascular graft infections. Graft-enteric erosions and graft-enteric fistulas. Surgery 94:1-7
Menawatt SS, Gloviczki P, Serry RD et al (1997) Management of aortic graft-enteric fistulae. Eur J Vasc Endovasc Surg 14 [Suppl A]:74-81

CASO 29

Luigia Romano, Ciro Stavolo, Massimo Silva

Dipartimento di Diagnostica per Immagini, U.O.C. di Radiologia Generale e Pronto Soccorso, A.O.R.N. "A. Cardarelli", Napoli

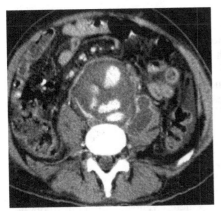

Figura 1

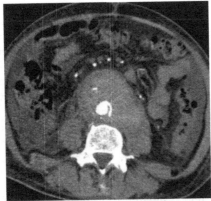

Figura 2

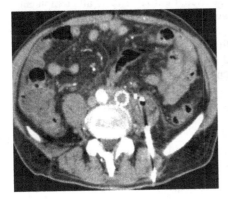

Figura 3

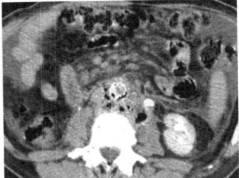

Figura 4

M, 75 anni. Sottoposto in urgenza ad applicazione di endoprotesi aortica per rottura di aneurisma dell'aorta addominale contenuta nella fascia del muscolo psoas. A quattro mesi di distanza si ricovera nuovamente per febbre ed elevazione dei globuli bianchi.

DOMANDE

1. Qual è la diagnosi più attendibile?
2. Come viene trattata la complicanza vascolare presentata?
3. Perché l'alterazione vascolare trattata con *graft* può infettarsi?
4. Come si può trattare l'infezione in attesa di un nuovo intervento chirurgico?

CASO 29: Rottura contenuta di aneurisma dell'aorta addominale trattata chirurgicamente con *graft* aorto-iliaco con successiva complicanza infettiva

RISPOSTE

1. Aneurisma dell'aorta addominale con rottura contenuta nella fascia del muscolo psoas sinistro.
2. Il trattamento ha previsto l'applicazione chirurgico di un *graft* aorto-iliaco.
3. I biomateriali possono creare un *biofilm* batterico con colonie che possono infettare il *graft* e l'ambiente periprotesico.
4. Se si determina la formazione di un ascesso peri-protesico, anche se contenuto nel sacco aneurismatico nativo, in attesa di un reintervento l'infezione può essere limitata dall'applicazione di un catetere di drenaggio percutaneo.

COMMENTO

L'infezione del *graft* aorto-iliaco è una complicanza molto grave della chirurgia vascolare a causa dell'alto tasso di mortalità. I germi possono infettare la protesi attraverso un impianto diretto, all'atto chirurgico, o per via ematogena, da siti remoti infetti (endocardite, tromboflebite, cateteri venosi). Sono più frequenti dopo trattamenti d'urgenza.

I biomateriali possono causare una reazione da corpo estraneo che comporta la formazione di un ambiente ischemico, che favorisce la formazione e la crescita di un *biofilm* batterico, molto resistente alla terapia antibiotica. L'estensione dell'infezione dipende dalla virulenza del germe e dall'attivazione delle difese immunitarie dell'ospite. Quando i batteri responsabili sono piogeni, la manifestazione della sepsi può essere la formazione di un ascesso, che in genere si sviluppa nel contesto della sacca aneurismatica nativa e che può fistolizzare nei tessuti adiacenti (muscoli, intestino, cute) dando origine ad una raccolta peri-protesica. L'infezione è difficile da trattare e, comunque, l'eventuale reintervento chirurgico deve essere preceduto dal drenaggio del pus per ridurre l'infezione locale. Il drenaggio percutaneo può essere praticato, quando possibile, sotto guida TC.

BIBLIOGRAFIA ESSENZIALE

Brady AR, Fowkes FG, Greenhalgh RM et al (2000) Risk factors for post-operative death following surgical repair of abdominal aortic aneurysm. Br J Surg 87:742-749

O'Hara PJ, Hertzer NR. Beven EG et al (1986) Surgical management of infected abdominalaortic graft: review of a 25-year experience. J Vasc Surg 3:725-731

CASO 30

Nicola Gagliardi, Giuseppe Apolito, Crescenzo Cacciutto
Dipartimento di Diagnostica per Immagini, U.O.S. TC Body di Elezione e Interventistica, U.O.C. di Radiologia Generale e Pronto Soccorso, A.O.R.N. "A. Cardarelli", Napoli

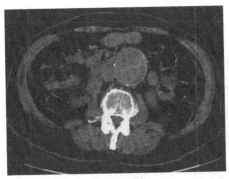

Figura 1

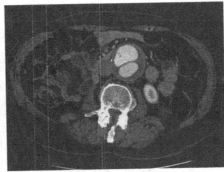

Figura 2

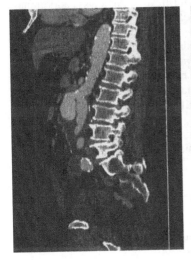

Figura 3

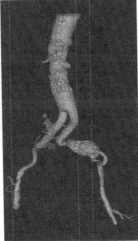

Figura 4

M, 80 anni. Insufficienza cardio-respiratoria; operato 12 anni prima di aneurisma dell'aorta addominale sottorenale con applicazione di *graft* aorto-bisiliaco. Presenta dolore addominale e grave ipotensione.

DOMANDE

1. Qual è la diagnosi?
2. Quali sono i principali fattori di rischio per questa patologia?
3. Quali complicanze possono insorgere?
4. Che tipo di trattamento è stato adottato?

CASO 30: Pseudo-aneurisma peri-anastomotico post-chirurgico in paziente con aneurisma dell'arteria iliaca comune di sinistra

RISPOSTE

1. Pseudo-aneurisma peri-anastomotico prossimale.
2. Ipertensione, stress meccanico con usura del materiale protesico, lisi della sutura chirurgica, infezione del *graft*.
3. Rottura con emorragia, embolia periferica, occlusione protesica, fistola aorto-enterica.
4. Applicazione di un'endoprotesi all'altezza del tratto di passaggio tra il vaso nativo ed il *graft*.

COMMENTO

L'aneurisma peri-anastomotico dell'aorta addominale costituisce una temibile complicanza della chirurgia degli aneurismi aortici. Insorge dopo un periodo di tempo medio-lungo dall'intervento (da 5 a 18 anni) ed ha un'incidenza compresa tra l'1 ed il 4%. Un'insorgenza precoce ha in genere una genesi infettiva. I fattori di rischio sono rappresentati dall'ipertensione arteriosa, che causa uno stress meccanico della sutura tra il vaso nativo ed il *graft*, dai difetti del materiale protesico, dall'infezione cronica del *graft* con lisi della sutura. Il paziente spesso lamenta dolore addominale e talvolta è possibile il rilievo di una massa addominale pulsante. Il rischio di rottura è elevato perché la parete è formata solo da tessuto di granulazione a bassa resistenza. È descritta anche l'occlusione protesica, l'embolia periferica e la fistolizzazione dello pseudo-aneurisma nell'intestino (fistola-aorto-enterica). La diagnosi è basata sui dati clinico-anamnestici e si avvale del supporto dell'eco-Doppler, dell'angio-TC e dell'angio-RM. L'elevata velocità di acquisizione della MDCT (*Multidetector Computed Tomography*) e la possibilità di ottenere ricostruzioni volumetriche angiografiche di eccellente qualità ne fanno la metodica d'indagine da privilegiare, dopo una preliminare valutazione con eco-color Doppler. La terapia chirurgica è gravata da una significativa mortalità peri-operatoria (8%, con picco del 70% se l'intervento viene eseguito in fase di rottura).

Nel caso illustrato, la compromessa situazione cardio-respiratoria del paziente e l'elevato rischio del trattamento chirurgico convenzionale hanno orientato la scelta verso una terapia di tipo endovascolare.

BIBLIOGRAFIA ESSENZIALE

Golzairan J, Morgo S, Dussausois L et al (2002) Evaluation of abdominal aortic aneurysm after endoluminal treatment: comparison of color doppler Sonography with biphasic helical CT. AJR Am J Roentgenol 178:623-628

Nishibe T, Koizumi J, Kudo F et al (2001) Repair of false para-anastomotic aortic aneurysms using an endovascular stent graft technique in a patient with severe pulmonary disease: report of a case. Surg Today 31:1110-1112

Szilagyi DE, Smith RF, Elliot JP et al (1975) Anastomotic aneurysms after vascular reconstruction: problems of incidence, etiology and treatment. Surgery 79:800-816

CASO 31

Mariano Scaglione, Giovanni C. Ettorre*, Giuseppe De Magistris

Dipartimento di Diagnostica per Immagini, U.O.S. TC Body in Emergenza, U.O.C. di Radiologia Generale e Pronto Soccorso, A.O.R.N. "A. Cardarelli", Napoli. *U.O. di Radiodiagnostica e Radioterapia, Azienda Policlinico, Università degli Studi, Catania

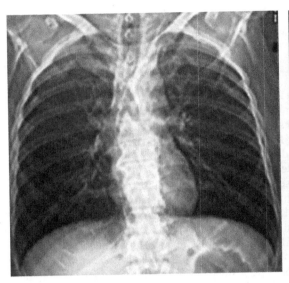

Figura 1

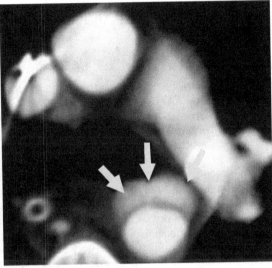

Figura 2

M, 24 anni. Trauma motociclistico tre giorni prima. Dimesso da 2 nosocomi. Sveglio, cosciente, in piedi, pallido. Lamenta vaghi dolori addominali. Si richiede esame TC dell'addome. Il radiologo sottopone il paziente a TC *total body*.

DOMANDE

1. Qual è il nome della lesione indicata dalle frecce?
2. Quale meccanismo d'azione ne è responsabile?
3. È sufficiente eseguire un esame TC senza mdc e.v. per evidenziare lo spettro dei reperti TC di cui tale lesione fa parte?
4. Con quali formazioni tale lesione entra più comunemente in diagnosi differenziale?

CASO 31: Pseudo-aneurisma post-traumatico dell'aorta toracica senza emomediastino

RISPOSTE

1. Pseudo-aneurisma post-traumatico dell'aorta toracica senza emomediastino.
2. Trauma decelerativo.
3. No, non è sufficiente.
4. Ulcere penetranti aterosclerotiche, dotto diverticolare aneurismatico, dissezione aortica.

COMMENTO

Lo pseudo-aneurisma post-traumatico dell'aorta toracica rientra nel capitolo delle lesioni traumatiche dell'aorta toracica (LTAT); queste rappresentano le lesioni toraciche più temibili causate da un trauma decelerativo. In genere si localizzano in sede istmica, nella sede dell'inserzione del legamento arterioso, distalmente all'emergenza dell'arteria succlavia di sinistra. In senso anatomopatologico, il danno può interessare l'intima, l'intima e la media o tutte e tre le tuniche del vaso (lesione a tutto spessore). Solo in quest'ultima evenienza, il danno provoca la morte immediata del paziente.

Il caso presentato, altrimenti negativo, mostra uno pseudo-aneurisma post-traumatico dell'aorta toracica, tipico per morfologia e localizzazione topografica, senza emomediastino significativo. La TC con mdc e.v. rappresenta l'attuale metodica di riferimento per evidenziare le LTAT. L'utilizzo del mdc e.v. è di fondamentale importanza perché consente di evidenziare un ampio spettro di reperti, costituito da pseudo-aneurismi, *flap* endoluminali, incisure ed anomalie del profilo aortico, stravasi ematici attivi anche minimi. È utile sottolineare che in una percentuale valutata intorno al 20% dei casi, le LTAT non si accompagnano ad emomediastino significativo: un esame TC eseguito senza perfusione di mdc e.v. può risultare pertanto falsamente negativo. La TC con mdc e.v. non solo consente di identificare le LTAT, ma di fornire tutti gli elementi necessari per il planning terapeutico, attualmente affidato a procedure di radiologia interventistica, perlomeno nei casi tipici. Inoltre, l'attuale tecnologia TC multidetettore consente di evidenziare le ben più rare lesioni aortiche che si localizzano a livello del tratto ascendente dell'aorta toracica (8%), dell'arco, del tratto discendente distale (2-3%), dei vasi epiaortici (<1%), le LTAT con localizzazione multipla e le lesioni post-traumatiche dell'aorta addominale.

Le LTAT sono difficilmente evidenziabili dal punto di vista clinico, specie nella valutazione iniziale del politraumatizzato. Studi di biomeccanica dimostrano che la massima tolleranza dell'aorta toracica, rispetto ad un trauma decelerativo, è inferiore a 50 km/h: è dunque fondamentale ragionare in termini di meccanismi d'azione, indipendentemente dalla richiesta del referente chirurgo. Pertanto, di fronte ad ogni trauma decelerativo, il radiologo deve sospettare sempre le LTAT ed è suo compito doverla escludere.

BIBLIOGRAFIA ESSENZIALE

Gavant ML (1999) Helical CT grading of traumatic aortic injuries: impact on clinical guidelines for medical and surgical management. Radiol Clin North Am 37:553-574

Mirvis SE (2004) Diagnostic imaging of acute thoracic injury. Semin Ultrasound CT MR 25:156-179

Scaglione M, Pinto A, Pinto F et al (2001) Role of contrast-enhanced helical CT in the evaluation of acute thoracic aortic injuries. Eur Radiol 11:2444-2248

CASO 32

Mariano Scaglione, Giovanni C. Ettorre*, Giuseppe De Magistris

Dipartimento di Diagnostica per Immagini, U.O.S. TC Body in Emergenza, U.O.C. di Radiologia Generale e Pronto Soccorso, A.O.R.N. "A. Cardarelli", Napoli. *U.O. di Radiodiagnostica e Radioterapia, Azienda Policlinico, Università degli Studi, Catania

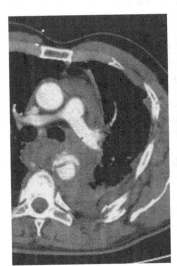

Figura 1

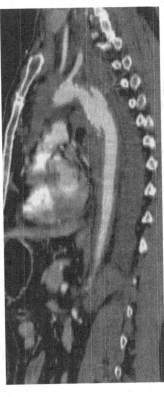

Figura 2

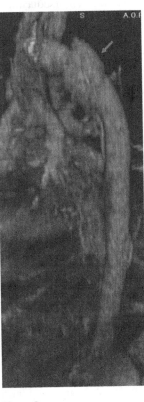

Figura 3

M, 22 anni. Trauma motociclistico, codice rosso. Esegue MDCT (*Multidetector Computed Tomography*) per l'identificazione dei danni ed il planning gestionale.

DOMANDE

1. Qual è il nome della lesione indicata dalle frecce?
2. Quali sono i segni indiretti che si accompagnano a tale lesione?
3. Dal punto di vista morfologico, quella indicata è una lesione da dover trattare immediatamente?
4. In questo caso, qual è il trattamento terapeutico di scelta?

CASO 32: Pseudo-aneurisma post-traumatico dell'aorta toracica associato ad emomediastino ed emotorace

RISPOSTE

1. Pseudo-aneurisma post-traumatico dell'aorta toracica con emomediastino ed emotorace.
2. Ematoma periaortico, emomediastino massivo e falda di emotorace a sinistra.
3. Sì, essendo uno pseudo-aneurisma di grosse dimensioni e con profilo irregolare.
4. Procedura interventistica endovascolare con applicazione di endoprotesi aortica.

COMMENTO

Il caso presentato mostra uno pseudo-aneurisma (PSA) post-traumatico dell'aorta toracica, tipico per sede e morfologia, associato ad ematoma periaortico, significativo emomediastino ed emotorace. Dimensioni e morfologia degli PSA e la presenza di ematoma mediastinico sono elementi importanti al fine di indirizzare correttamente la tempistica del trattamento terapeutico. La TC a singolo strato, oltre alla "riscoperta" delle lesioni traumatiche dell'aorta toracica, ha consentito di poter effettuare un *grading* di tali lesioni, che si correla efficacemente alla tempistica del trattamento. Ciò anche a sostegno del fatto che, nella fase immediatamente successiva all'evento traumatico, la stabilizzazione emodinamica e cardio-respiratoria e la corretta pianificazione temporale delle azioni terapeutiche possono influire notevolmente sull'*outcome* del politraumatizzato.

Non tutti gli PSA post-traumatici necessitano di trattamento immediato. Piccoli PSA inferiori ad 1 cm (grado II secondo Gavant), che sottendono un danno aortico minimo (ad esempio confinato all'intima), possono essere riconsiderati e sottoposti a follow-up a 3, 7 e 30 giorni. Anche lesioni di grado III posso essere rivalutate entro 12 ore, per poi decidere come intervenire.

Il caso in esame mostra uno PSA di grosse dimensioni, irregolare nel profilo ed associato a notevole emomediastino. In casi come questo è necessario consigliare la procedura terapeutica immediata, per l'elevato rischio di rottura dello PSA.

BIBLIOGRAFIA ESSENZIALE

Gavant ML (1999) Helical CT grading of traumatic aortic injuries: impact on clinical guidelines for medical and surgical management. Radiol Clin North Am 37:553-574

Harris JH, Harris WH, Novelline RA (1993) Chest. In: Harris JH, Harris WH, Novelline RA (eds) The radiology of emergency medicine. III Ed, Williams & Wilkins, Baltimore, pp 469-622

Mirvis SE (2004) Imaging diagnosis of thoracic aorta and great vessels injuries. In: Mann FA (ed) Categorial course in diagnostic radiology: Emergency Radiology. RSNA Inc, Chicago, pp 81-89

Scaglione M, Pinto A, Pedrosa I et al (2008) Multi-detector row Computed Tomography and blunt chest trauma. Eur J Radiol 65:377-388

CASO 33

Maria L. Mandalà, Antonio Garufi, Domenico Patanè, Gian D. Priolo
Dipartimento di Diagnostica per Immagini, A.O. "Cannizzaro", Catania

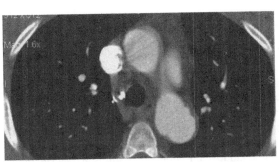

Figura 1

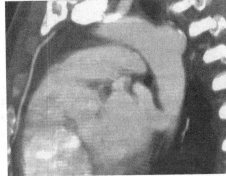

Figura 2

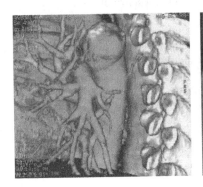

Figura 3

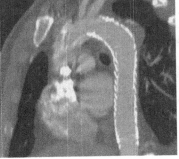

Figura 4

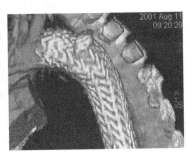

Figura 5

M, 33 anni. A seguito di un esame TC viene identificato il reperto di cui le immagini. In anamnesi trauma ad elevata energia 8 anni prima.

DOMANDE

1. Qual è il nome della lesione?
2. Quale meccanismo d'azione ne è responsabile?
3. Quale indicazione deve avere il radiologo interventista per il trattamento endoprotesico?
4. Perché vanno effettuati controlli a distanza dopo il posizionamento di un'endoprotesi?

CASO 33: Pseudo-aneurisma cronico post-traumatico dell'aorta toracica trattato con endoprotesi

RISPOSTE

1. Pseudo-aneurisma cronico post-traumatico dell'aorta toracica.
2. Trauma decelerativo.
3. La distanza tra lesione e arteria succlavia (colletto).
4. Per la ricerca di eventuale *endoleak*.

COMMENTO

In oltre il 20% dei pazienti sopravvissuti a rottura dell'aorta toracica misconosciuta, l'avventizia e le strutture mediastiniche circostanti provvedono alla stabilizzazione della sede della rottura creando uno pseudo-aneurisma. La parete della lesione è costituita dalla sola avventizia e quindi a maggior rischio di rottura. Le pareti sono spesso calcifiche. In senso stretto, il rischio di rottura non dipende dalle dimensioni della lesione né dal tempo intercorso dal trauma, tuttavia la TC fornisce un *grading* di reperti che ben si correlano col la tempistica del trattamento terapeutico: cioè, in fase acuta, laddove è importante stabilire le priorità delle azioni terapeutiche, poter dire che tale lesione aortica va trattata subito, può essere differita di 12/24 ore o ricontrollata a distanza, può costituire la base per il buon esito del trauma. In acuto, in una percentuale variabile tra il 17 ed il 25%, tali lesioni non si accompagnano ad emomediastino, quindi nei casi di trauma toracico da decelerazione non è sufficiente la radiografia tradizionale o la TC in basale negativa ad escludere la lesione, ma deve sempre essere ricercata con l'esame TC in fase arteriosa la presenza di eventuale lesione della parete aortica all'istmo.

L'esame angio-TC deve comprendere, nel *post-processing*, i dati per il confezionamento dell'endoprotesi, se si decide per tale procedura, e cioè l'analisi quantitativa precisa dell'aorta toracica con software dedicato. Vengono richiesti, da un protocollo guidato, determinati punti di repere anatomici relativi al vaso in esame (inizio sezione, arteria anonima, succlavia destra e sinistra, carotide comune destra e sinistra, aorta discendente, fine sezione); il software esegue ricostruzioni curvilinee planari, orientate secondo l'asse longitudinale dell'aorta, e ricostruzione rettilineizzate del vaso in esame. Sulla base di queste ricostruzioni il software fornisce misurazioni di lunghezza e di calibro, queste ultime calcolate su sezioni perpendicolari all'asse del vaso, quindi molto più precise di quelle ottenute manualmente su sezioni assiali (misurazioni indispensabili per l'impianto di endoprotesi).

BIBLIOGRAFIA ESSENZIALE

Fattori R, Napoli G, Lovato L et al (2003) Descending thoracic aortic diseases: stent-graft repair Radiology 229:176-183

Finkelmeyer BA, Mentzer RM, Kaiser DL et al (1982) Chronic traumatic thoracic aneurysm. Influence of operative treatment on natural history: an analysis of reported cases,1950-1980. J Thorac Cardiovasc Surg 84:257-266

Tai N, Renfrew I, Kyriakides C (2005) Chronic pseudoaneurysm of the thoracic aorta due to trauma: 30 year delay in presentation and treatment. Case report. Injury Extra 36:475-478

CASO 34

Maria L. Mandalà, Antonio Garufi, Domenico Patanè, Gian D. Priolo

Dipartimento di Diagnostica per Immagini, A.O. "Cannizzaro", Catania

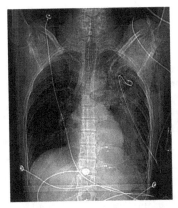

Figura 1

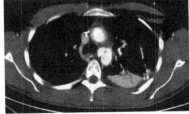

Figura 2

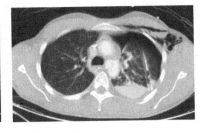

Figura 3

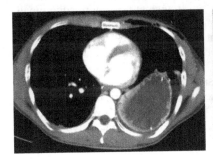

Figura 4

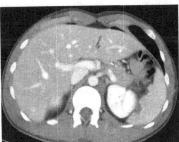

Figura 5

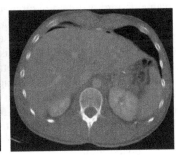

Figura 6

M, 30 anni. Grave trauma della strada in equilibrio emodinamico relativo dopo stabilizzazione in Rianimazione. Al *Trauma Center*: marcato timpanismo toracico, movimenti paradossi del torace e grave insufficienza respiratoria. Si posizionano un drenaggio trans-toracico ed un sondino naso-gastrico.

DOMANDE

1. Perché il sondino naso-gastrico nello *scout* presenta decorso anomalo?
2. Perché il drenaggio trans-parietale toracico non ha migliorato le capacità respiratorie del paziente?
3. Perché la presenza di aria sottodiaframmatica?
4. Come deve essere valutato il grado di lesione della parete aortica?

CASO 34: *Flail chest*, pseudo-aneurisma dell'istmo aortico, rottura diaframma sinistro con erniazione dello stomaco e lacerazione splenica

RISPOSTE

1. Il sondino naso-gastrico dislocato in torace è un segno tipico di rottura del diaframma complicata da erniazione gastrica.
2. Il drenaggio trans-toracico posizionato alla "cieca" ha scavalcato il polmone, collassato dall'alto verso il basso, ed il suo apice giunge, incastrandosi, nel contesto del lobo sinistro atelectasico, sollevato e compresso dallo stomaco; la presenza di lacerazione diaframmatica, inoltre, non permette un'efficace riduzione dello pneumotorace.
3. Conferma la rottura diaframmatica con passaggio di aria libera in addome.
4. L'assenza di spandimento di mdc e di un versamento emorragico mediastinico e pleurico suggeriscono che la rottura parietale non è a "tutto spessore".

COMMENTO

Il caso in oggetto si riferisce ad un politrauma maggiore con multiple lesioni polidistrettuali toraco-addominali. Il termine *flail chest* si riferisce al riscontro clinico di un'instabilità della parete toracica con movimenti paradossi o contrari durante gli atti respiratori. La rottura diaframmatica rappresenta un evento relativamente raro, valutato in circa lo 0,8-8% dei casi, di traumi chiusi, più frequente nei traumi addominali che in quelli toracici, ed interessa nel 77-90% dei casi l'emidiaframma sinistro, generalmente la porzione postero-laterale. La TC presenta sensibilità e specificità rispettivamente del 61 e dell'85%, con la dimostrazione del tessuto adiposo e dei visceri erniati in cavità toracica e la presenza di bolle d'aria sotto-diaframmatiche; la sensibilità è migliorata con le attuali apparecchiature MDCT (*Multidetector Computed Tomography*) e l'elaborazione di immagini riformattate 2D secondo piani sagittali e coronali.

La lacerazione della parete aortica determina la morte del 90% dei pazienti prima della loro ospedalizzazione ed i sopravvissuti presentano un incremento della mortalità valutata nell'1-2% ogni ora dopo il trauma. La MDCT non solo è riconosciuta come il migliore e più veloce mezzo diagnostico non invasivo nella valutazione della parete aortica, ma anche come il più affidabile (valore predittivo negativo nei traumi aortici pari al 99,3-99,9).

Nel caso in osservazione la mancanza di spandimento perivasale di mdc e.v. e di un significativo versamento ematico mediastinico e pleurico, dati che suggeriscono un'imminente rottura parietale, hanno consigliato un trattamento dilazionato della lesione aortica, dando priorità all'urgenza toraco-addominale, al fine di dominare l'emorragia a seguito della lacerazione splenica, e ripristinare un'accettabile funzionalità respiratoria. Dopo 15 giorni circa, la parete aortica è stata trattata con intervento chirurgico tradizionale.

BIBLIOGRAFIA ESSENZIALE

Fattori R, Napoli G, Lovato L et al (2002) Indications for, timing of, and results of catheter-based treatment of traumatic injury to the aorta. AJR Am J Roentgenol 179:603-609

Ferrari E, Tozzi P, von Segesser L (2006) Thoracic aorta emergencies: is the endovascular treatment the new gold standard? Interact Cardio Vasc Thor Surg 5:730-734

Wicky S, Wintermark M, Schnyder P et al (2000) Imaging of blunt chest trauma. Eur Radiol 10:1524-1538

CASO 35

Giulia Marcelli, Gianfranco Gualdi

Dipartimento di Radiologia, Policlinico "Umberto I", Roma

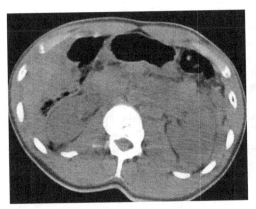

Figura 1

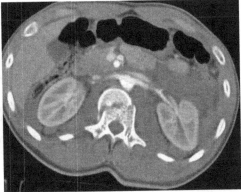

Figura 2

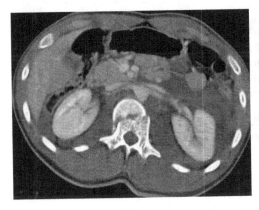

Figura 3

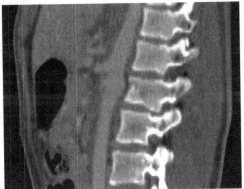

Figura 4

M, 20 anni. Giunge al Dipartimento Emergenza-Accettazione (DEA) dopo incidente stradale con impatto frontale e capovolgimento dell'auto (il paziente sedeva nei sedili posteriori senza indossare la cintura di sicurezza). Parametri vitali all'entrata: pressione 100/80, FC 80 bpm, GCS 15. Gli esami radiologici iniziali hanno dimostrato una frattura a livello di L2 ed emoperitoneo all'ecografia FAST.

DOMANDE

1. Sono evidenti lesioni agli organi intra o retroperitoneali?
2. Vi è versamento ematico? In caso positivo, dove si localizza?
3. È presente spandimento ematico attivo?
4. Se presente, quale potrebbe essere la causa del sanguinamento attivo e quali vasi potrebbero essere compromessi?

CASO 35: Lesione post-traumatica dell'arteria renale sinistra e pseudo-aneurisma dell'aorta addominale sottorenale complicato da stravaso ematico attivo

RISPOSTE

1. No, non si evidenziano lesioni d'organo nelle scansioni in esame.
2. Si apprezza quota fluida ad elevata densità in sede periepatica, a livello delle docce parietocoliche ed in sede retroperitoneale, in particolar modo in sede pararenale e periaortica sinistra.
3. Dopo somministrazione di mdc e.v. si osserva spandimento attivo in sede periaortica sinistra, in prossimità del decorso dell'arteria renale di sinistra, che presenta una minima alterazione di opacizzazione.
4. A livello dell'aorta sottorenale, in corrispondenza del soma vertebrale di L1, si osserva una minima alterazione del profilo parietale vasale (Fig. 3), più evidente in sede posteriore; tale aspetto è meglio apprezzabile nella ricostruzione MIP sul piano sagittale ed è identificabile come uno pseudo-aneurisma, da riferire ad una lacerazione intimale, con integrità dell'avventizia aortica (Fig. 4). Il frammento anteriore del corpo di L1 sembra giungere a contatto con la parete posteriore dell'aorta e con il tratto prossimale delle arterie lombari, subito dopo la loro origine (Figg. 3, 4). L'incompleta opacizzazione dell'arteria renale sinistra consente di ipotizzare lesione a tale livello.

COMMENTO

Alterazioni traumatiche dell'aorta addominale sono eventi rari rispetto a quelle a livello dell'aorta toracica. Sono rari i casi in letteratura in cui vi sia un'associazione chiara tra le fratture vertebrali dorso-lombari e le lesioni dell'aorta addominale. È stata descritta una triade di lesioni traumatiche, caratterizzata da fratture lombari, trauma dell'aorta addominale e traumi mesenteriali o intestinali, il cui meccanismo di trauma è stato ricondotto all'utilizzo della cintura di sicurezza. I traumi chiusi dell'aorta addominale si manifestano con lacerazione intimale parziale o completa, con conseguente dissecione ed eventuale occlusione acuta del vaso ed ischemia degli arti inferiori o dei vasi mesenterici.

Nel caso presentato il paziente non indossava la cintura di sicurezza. L'aorta è stata lesionata probabilmente sia da meccanismi diretti (frattura vertebrale adiacente) che indiretti (forze di iperflessione e di trazione). La stabilità clinica del paziente ha consentito di eseguire una MDCT (*Multidetector Computed Tomography*), acquisita nella fase contrastografica arteriosa e venosa, che ha permesso di valutare sia lo spandimento ematico attivo, verosimilmente proveniente dalla lacerazione dell'arteria renale di sinistra, sia l'alterazione del profilo della parete aortica ben evidente nelle ricostruzioni sagittali, dovuta ad una lacerazione intimale. L'individuazione del trauma vascolare è importante in fase pre-operatoria, in quanto spesso i pazienti devono essere sottoposti a laparotomia d'urgenza per il trattamento di lesioni addominali associate. Il trattamento eseguito più frequentemente, ed utilizzato nel nostro caso, è la sostituzione protesica del tratto danneggiato dell'aorta; in questo caso si è eseguita anche una sostituzione protesica del tratto prossimale dell'arteria renale di sinistra.

BIBLIOGRAFIA ESSENZIALE

Inaba K, Kirkpatrick AW, Finkelstein J et al (2001) Blunt abdominal trauma in association with toracolumbar spine fracture. Injury 32:201-207

Murakami R, Tajima H, Ichikawa K (1998) Acute traumatic injury of the distal descending aorta associated with thoracic spine injury. Eur Radiol 8:60-62

Reaney SM, Parker MS, Mirvis SE et al (1995) Abdominal aortic injury associated with transverse lumbar spine fracture - imaging findings. Clin Radiol 50:834-838

CASO 36

Ernesto Di Cesare, Claudia Bultrini, Laura Cialfi, Carlo Masciocchi
Dipartimento di Diagnostica per Immagini, Università degli Studi di L'Aquila, L'Aquila

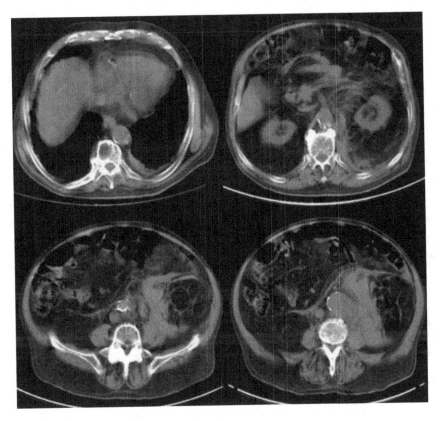

Figura 1

M, 78 anni. Improvviso dolore addominale irradiato al dorso e segni di shock.

DOMANDE

1. A cosa può essere ricondotta l'alterazione tomodensitometrica visualizzata?
2. Quali sono i segni TC caratteristici del quadro clinico riportato?
3. Quale ritieni sia la migliore metodica da utilizzare al fine di formulare una pronta e corretta diagnosi?
4. Ritieni indispensabile in questo caso la somministrazione di mdc iodato?

CASO 36: Rottura di aneurisma dell'aorta addominale

RISPOSTE

1. Rottura di aneurisma dell'aorta addominale.
2. Presenza di versamento ematico in sede retroperitoneale.
3. TC.
4. No.

COMMENTO

La rottura di un aneurisma dell'aorta addominale (AAA) è estremamente grave poiché porta a morte nella maggior parte dei casi (nel 40% di essi si verifica entro 1 ora dalla comparsa dei sintomi). Pertanto, nel sospetto di rottura dell'AAA l'indagine TC si pone metodica di prima istanza.

Le immagini TC per lo studio dell'aorta vengono generalmente acquisite prima e dopo somministrazione e.v. di circa 100 mL di mdc iodato ad una velocità di infusione pari o superiore a 4 mL/sec, con collimazione di strato sottile mediante protocolli specifici di angio-TC; si ottiene così una contrastografia vascolare ottimale e la possibilità di lavorare in *post-processing* con algoritmi MIP e VR.

Il mdc per os non va somministrato poiché potrebbe interferire con le ricostruzioni in *post-processing*.

Va però sottolineato come in caso di rottura di un AAA il semplice esame senza mdc sia in molti casi sufficiente ai fini diagnostici poiché esso permette di identificare la sacca aneurismatica con l'adiacente area di emorragia.

In caso di rottura della sacca in sede endoaddominale sarà ovviamente possibile visualizzare coefficienti ematici nei recessi peritoneali (sede periepatica, perisplenica, scavo del Douglas) mentre in caso di iniziale perforazione l'esame senza mdc mostrerà l'ispessimento delle fasce peritoneali pararenali, segno di stravaso ematico e conseguente iniziale imbibizione dei tessuti adiacenti.

Questo dato è di estrema importanza poiché in caso di grave compromissione delle condizioni cliniche del paziente, il radiologo potrà ridurre al minimo sia i tempi d'esame sia i rischi per il paziente legati alla somministrazione del mdc iodato (intolleranza al farmaco, tossicità, rapido aumento della volemia) come è stato fatto nel caso da noi riportato.

È indubbio tuttavia che la fase contrastografica aggiunga delle informazioni importanti soprattutto per le scelta e la definizione del trattamento da attuare.

La presenza di mdc permette infatti di visualizzare la sede esatta del sanguinamento, l'estensione della sacca aneurismatica e l'eventuale coinvolgimento dell'arteria iliaca comune, dell'iliaca interna, dell'iliaca esterna e delle arterie renali, permette di valutare quanta parte della sacca è trombizzata e quanta vascolarizzata, se ci sono stenosi o occlusioni vasali ed ovviamente va a delineare con maggior dettaglio l'entità dello stravaso ematico.

BIBLIOGRAFIA ESSENZIALE

Frauenfelder T, Wildermuth S, Marincek B et al (2004) Nontraumatic emergent abdominal vascular conditions: advantages of multi–detector row CT and three-dimensional imaging. RadioGraphics 24:481-496

MacKersie AB, Lane MJ, Gerhardt RT et al (2005) Nontraumatic acute abdominal pain: unenhanced helical CT compared with three-view acute abdominal series. Radiology 237:114-122

Urban BA, Fishman EK (2000) Tailored helical CT evaluation of acute abdomen. RadioGraphics 20:725-749

CASO 37

Giuseppe Lo Re, Massimo Galia, Ludovico La Grutta, Emanuele Grassedonio, Giuseppe La Tona, Massimo Midiri

Dipartimento di Biotecnologie Mediche e Medicina Legale, Sezione di Scienze Radiologiche, Palermo

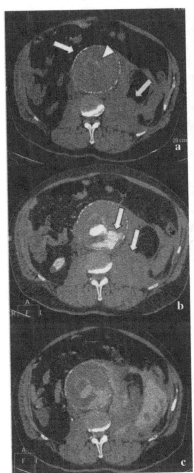

Figura 1

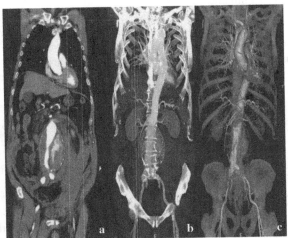

Figura 2

M, 68 anni. Ipotensione e dolore addominale acuto insorti improvvisamente. Esegue indagine TC.

DOMANDE

1. Quali fasi contrastografiche sono state utilizzate?
2. Quale fase individua meglio lo spandimento del mdc in sede retroperitoneale?
3. Quali segni della scansione pre-contrastografica (Fig. 1a) possono indirizzare verso la diagnosi corretta?
4. Quale immagine tra la MPR, la MIP e la VR 3D ti sembra più idonea per visualizzare la patologia?

CASO 37: Rottura di aneurisma dell'aorta addominale

RISPOSTE

1. Fase arteriosa (Fig. 1b) e fase portale (Fig. 1c).
2. Nella fase portale è possibile evidenziare un netto *enhancement* nel contesto della raccolta retroperitoneale, segno di sanguinamento attivo.
3. Nella scansione pre-contrastografica (Fig. 1a) si evidenzia la discontinuità della parete calcifica dell'aneurisma (*freccia*) e la presenza di un'area di iperdensità (*punta di freccia*), espressione di un ematoma acuto formatosi nel contesto della parete del trombo.
4. Le immagini MPR, pur non presentando una rappresentazione panoramica dei rilievi dell'aorta e dello spandimento ematico circostante, sono quelle dotate di maggiore accuratezza per l'evidenziazione sia del sito di rottura che dello spandimento ematico circostante.

COMMENTO

La complicanza più temibile dell'aneurisma dell'aorta addominale (AAA) è la sua rottura, fatale nel 90% circa dei casi. La rottura dell'AAA si instaura con maggiore frequenza nel caso in cui il diametro dell'aneurisma sia maggiore di 7 cm, mentre la rottura di aneurismi di minori dimensioni avviene prevalentemente per cause traumatiche.

In caso di sospetto di rottura di AAA è necessario eseguire nel più breve tempo possibile un esame TC, che consente di evidenziare sia la presenza dell'aneurisma che l'eventuale spandimento fluido (ematico) periaortico. Infatti la presenza di un ematoma retroperitoneale adiacente ad un aneurisma aortico è il segno più comune di rottura di AAA e, anche se raramente, è talvolta possibile evidenziare il coinvolgimento del peritoneo, che può avvenire sia precocemente che tardivamente.

Nella gestione di questi pazienti le scansioni pre-contrastografiche possono mettere in evidenza la presenza di una raccolta fluida retroperitoneale che circonda l'AAA, la discontinuità delle calcificazioni di parete dell'AAA, indice di instabilità o di rottura dell'aneurisma, o la presenza di aree di iperdensità poste alla periferia dell'AAA, quale espressione di un ematoma acuto all'interno della parete, trombotica, dell'aneurisma. Le scansioni post-contrastografiche sono invece utili per la valutazione sia delle dimensioni dell'aneurisma e dell'apposizione trombotica circostante, che dell'eventuale presenza di sanguinamento attivo, che delle relazioni fra l'aneurisma e i principali vasi splancnici emergenti.

Le immagini MIP 3D e VR 3D forniscono una rappresentazione iconografica dell'aorta simile a quella angiografica digitale, più familiare ai medici non radiologi e dunque di ausilio nella programmazione del piano terapeutico.

BIBLIOGRAFIA ESSENZIALE

Fillinger MF, Racusin J, Baker RK et al (2004) Anatomic characteristics of ruptured abdominal aortic aneurysm on conventional CT scans: Implications for rupture risk. J Vasc Surg 39:1243-1252

Rakita D, Newatia A, Hines JJ et al (2007) Spectrum of CT findings in rupture and impending rupture of abdominal aortic aneurysms. RadioGraphics 27:497-507

Upchurch GR, Schaub TA (2006) Abdominal aortic aneurysm. Am Fam Physician 73:1198-1204

CASO 38

Luigia Romano, Giuseppe Ruggiero, Ciro Stavolo

Dipartimento di Diagnostica per Immagini, U.O.C. di Radiologia Generale e Pronto Soccorso, A.O.R.N. "A. Cardarelli", Napoli

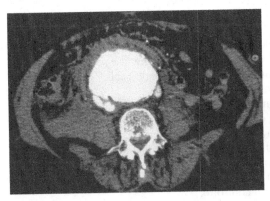

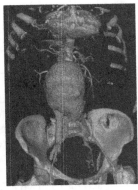

Figura 1

Figura 2

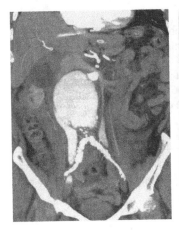

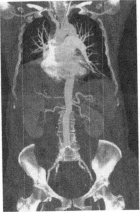

Figura 3

Figura 4

F, 76 anni. Si ricovera per forte dolore addominale ed alla schiena esteso agli arti inferiori, che risultano gonfi e cianotici. L'esame clinico documenta uno scompenso del cuore destro, i test di laboratorio un significativo calo dell'ematocrito ed una acidosi metabolica. L'ecografia evidenzia un aneurisma dell'aorta addominale per il quale è stato praticato uno studio MDCT (*Multidetector Computed Tomography*).

DOMANDE

1. Qual è la diagnosi più probabile?
2. Qual è la tecnica di studio con MDCT?
3. Quali sono i segni TC più specifici che consentono di diagnosticare la patologia?
4. Come è stata trattata la patologia?

CASO 38: Rottura di aneurisma dell'aorta addominale con fistola aorto-cavale

RISPOSTE

1. Aneurisma dell'aorta sottorenale fistolizzato nella vena cava inferiore (VCI).
2. Il protocollo prevede uno studio di base che consente di rilevare l'eventuale presenza di sangue fresco nel retroperitoneo e bifasico con mdc e.v.. Parametri di iniezione del mdc: concentrazione 400 mg/mL; flusso 4-5 mL/sec; volume 120 mL; soluzione fisiologica: flusso 2 mL/sec; volume 40 mL (fase arteriosa ottenuta con il *bolus tracking*; fase venosa ottenuta con ritardo di 120 sec). La fase venosa occorre per evidenziare eventuali fenomeni di ipoperfusione di organi addominali o retroperitoneali. Lo studio va integrato con ricostruzioni MIP e VR ottenute in fase arteriosa.
3. I segni TC più specifici sono rappresentati dalla evidenza di un aneurisma dell'aorta addominale sottorenale con versamento ematico nel retroperitoneo, della opacizzazione del lume delle vene iliache comuni e della VCI "infraneurismatica" in una fase contrastografica prettamente arteriosa. Le scansioni trasverse ad elevata collimazione consentono di individuare direttamente il tramite fistoloso tra la parete della sacca aneurismatica aortica e la VCI. La vena cava sovrarenale conserva un contenuto ipodenso.
4. La patologia è stata trattata con la chiusura chirurgica della fistola aorto-cavale e l'applicazione di un *graft* aorto-iliaco perfettamente opacizzato alla MDCT di controllo.

COMMENTO

La fistola aorto-cavale è una rara complicanza dell'aneurisma aortico sottorenale. L'incidenza riportata in Letteratura varia dallo 0,2 all'1,3% di tutti gli aneurismi aortici trattati chirurgicamente e del 3-4% in caso di intervento chirurgico per rottura della sacca aneurismatica. La diagnosi tempestiva rappresenta l'unica possibilità di sopravvivenza dell'ammalato. La diagnosi con MDCT risulta agevole se praticata con tecnica appropriata (fase di studio arteriosa ottenuta con il *bolus tracking*) perché dimostra che il lume della cava infraneurismatica e delle vene iliache comuni è isodenso rispetto al lume dell'aneurisma aortico, a fronte di quello della cava sovraneurismatica che può, come nel caso illustrato, essere ipodensa. Tuttavia è da considerare che quando la fistola è ampia e la pressione endovenosa è molto alta, la cava è iperdensa fino allo sbocco in atrio destro. Sulle scansioni trasverse è possibile individuare direttamente il tramite fistoloso che si è determinato tra la parete dell'aneurisma e della VCI. Il caso illustrato è stato immediatamente sottoposto ad intervento chirurgico di sutura della fistola aorto-cavale ed applicazione di *graft* aorto-bisiliaco.

BIBLIOGRAFIA ESSENZIALE

Adili F, Balzer JO, Ritter RG et al (2004) Ruptured abdominal aortic aneurysm with aorto-caval fistula. J Vascul Surg 40:582

Farid A, Sullivan TM (1996) Aortocaval fistula in ruptured inflammatory abdominal aortic aneurysm. A report of two cases and literature review. J Cardiovascular Surg 37:561-565

Venketraman S, Kotnis N, DeNunzio M et al (2004) The use of Computed Tomography in the diagnosis and management of aorto-caval fistula. Eur Radiol 8:31-33

CASO 39

Orlando Catalano, Alfredo Siani
U.O.C. di Radiodiagnostica, IRCCS Istituto Nazionale Tumori, Fondazione "G. Pascale", Napoli

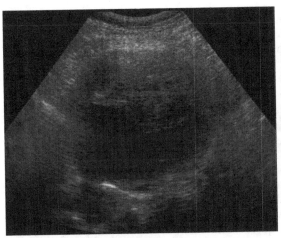

Figura 1

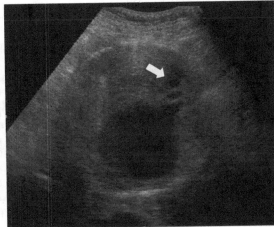

Figura 2

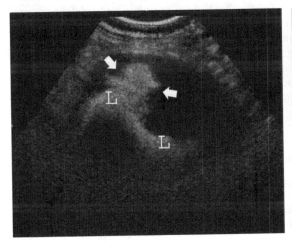

Figura 3

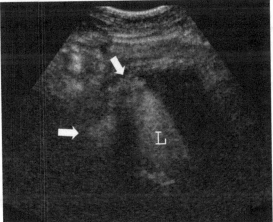

Figura 4

M, 72 anni. Dolore lombare improvviso con ipotensione.

DOMANDE

1. Qual è il reperto identificato dalle scansioni ecografiche basali a livello aortico (Figg. 1, 2)? Quale quello dopo mdc ecografico (Figg. 3, 4)?
2. Qual è la semeiotica ecografica di quest'evenienza?

CASO 39: Rottura di aneurisma dell'aorta addominale

RISPOSTE

1. Aneurisma aortico di cospicue dimensioni, con aspetto irregolare e francamente interrotto del trombo luminale eccentrico. Diffusione del mdc ecografico dal lume (*L*) aneurismatico all'interno del trombo e da questo all'esterno del vaso.
2. I segni ecografici di rottura aneurismatica comprendono: trombo luminale disomogeneo, lembo trombotico flottante nel lume, interruzione della trombosi luminale, interruzione focale della parete aortica, area ipoecogena immediatamente paraortica, ematoma retroperitoneale, versamento peritoneale.

COMMENTO

Nel passato si riteneva che, nel contesto clinico appropriato, la sola dimostrazione ecografica di un aneurisma fosse sufficiente per considerarlo in stato di rottura e quindi procedere all'intervento chirurgico immediato. Questo ragionamento, spesso ma non sempre corretto, si basava anche sulla diffusa opinione che l'ecografia non fosse in grado di riconoscere i segni di una rottura in atto ed innanzitutto l'emorragia retroperitoneale. In realtà, con l'evoluzione delle apparecchiature e delle conoscenze, si è visto che in molti casi con l'ecografia è possibile identificare segni di rottura aneurismatica o quanto meno ipotizzarla procedendo ad ulteriori indagini (TC) e ciò a prescindere dall'eventuale ricorso ai mezzi di contrasto ecografici. L'aspetto disomogeneo della trombosi luminale è frequente negli aneurismi rotti, ma non specifica, potendosi riconoscere anche in assenza di rottura, sebbene in quest'ultimo caso l'aspetto sia più spesso sotto forma di strati regolari di diversa ecogenicità e non di disorganizzazione o di interruzione macroscopica della continuità trombotica. Altri segni sono più specifici, ma di riscontro meno frequente: lembo trombotico flottante nel lume, interruzione focale del trombo, interruzione focale della parete aortica o della sua rima calcifica, area ipoecogena immediatamente paraortica (sede dell'emorragia attiva). Il lembo flottante deve essere distinto dal *flap* intimale di una dissecazione, nella quale peraltro il reperto è esteso e di regola non mostra un estremo libero nel lume aortico. Altri segni da ricercare ecograficamente sono, chiaramente, l'ematoma retroperitoneale (ipoecogeno o iperecogeno) e l'emoperitoneo.

Il riconoscimento della semeiotica elencata può aumentare la confidenza dell'ecografista d'urgenza nell'ipotizzare uno stato di rottura dell'aneurisma ed accelerare gli ulteriori livelli diagnostico-terapeutici.

BIBLIOGRAFIA ESSENZIALE

Catalano O, Siani A (2005) Ruptured abdominal aortic aneurysm. Categorization of sonographic findings and report of 3 new signs. J Ultrasound Med 24:1077-1083

Miller J, Grimes P, Miller J (1999) Case report of an intraperitoneal ruptured abdominal aortic aneurysm diagnosed with bedside ultrasonography. Acad Emerg Med 6:661-664

Shuman WP, Hastrup W, Kohler TR et al (1998) Suspected leaking abdominal aortic aneurysm: use of sonography in the emergency room. Radiology 168:117-119

CASO 40

Orlando Catalano, Alfredo Siani

U.O.C. di Radiodiagnostica, IRCCS Istituto Nazionale Tumori, Fondazione "G. Pascale", Napoli

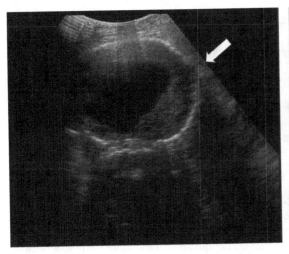

Figura 1

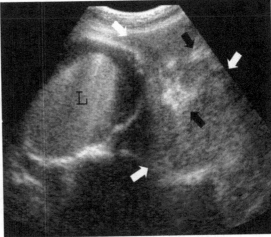

Figura 2

F, 71 anni. Dolore lombare, ipotensione e massa addominale pulsante.

DOMANDE

1. Quali reperti sono rilevabili nella scansione ecografica (Fig. 1) ed eco-contrastografica (Fig. 2) a livello della regione aortica e paraortica sinistra?
2. Qual è la semeiotica ecocontrastografica di quest'evenienza?
3. L'iniezione del mdc ecografico era necessaria per un adeguato trattamento?
4. Sono necessarie ulteriori indagini per un adeguato trattamento?
5. Si poteva porre un'indicazione chirurgica basandosi sul solo dato clinico?

CASO 40: Rottura di aneurisma dell'aorta addominale

RISPOSTE

1. Aneurisma fusiforme dell'aorta con interruzione focale della rima calcifica (*freccia* in Fig. 1), ematoma retroperitoneale a sinistra (*frecce bianche* in Fig. 2) e stravaso ecocontrastografico nell'ematoma (*frecce nere* in Fig. 2).
2. Rallentata opacizzazione del lume aortico, opacizzazione protratta del lume aortico, area focale di mancato *enhancement* nella parete aneurismatica, diffusione contrastografica nel trombo luminale, fuoriuscita del mdc dall'aneurisma, raccolta declive di mdc in sede paraortica.
3. Non essenziale. Il quadro basale era già sufficiente per una decisione chirurgica immediata.
4. No, almeno nel caso di un trattamento laparotomico. Un posizionamento d'urgenza di un'endoprotesi avrebbe richiesto uno studio TC con mdc e.v..
5. La paziente aveva la classica triade sintomatologica della rottura aneurismatica. Teoricamente poteva essere candidata alla chirurgia immediata. Una rapida conferma ecografica, quantomeno della presenza di un aneurisma, è comunque auspicabile, almeno sul piano legale.

COMMENTO

Nonostante la TC con mdc e.v. costituisca la metodica di scelta nel sospetto di rottura aneurismatica dell'aorta addominale, nel paziente instabile o con particolari controindicazioni alla somministrazione di mdc iodato, può risultare opportuno procedere con uno studio ecografico, eventualmente completato dall'iniezione di mdc. Il valore aggiunto dell'eco-contrastografia può essere quello di dimostrare l'effettiva rottura dell'aneurisma, in particolare dimostrando lo stravaso contrastografico dalla sacca aortica. In altri casi, all'opposto, la presenza di un aneurisma, e quindi il sospetto di una rottura, costituisce una "sorpresa" nel corso di un'ecografia effettuata per altri sospetti clinici di urgenza addominale: in questo caso il ricorso istantaneo all'eco-contrastografia può essere un completamento diagnostico conclusivo per porre l'immediata indicazione chirurgica. In altre circostanze, ancora, occorre che giunga all'osservazione in Pronto Soccorso un paziente già a conoscenza del suo stato di portatore di aneurisma aortico, del quale si voglia escludere una rottura: può essere in questo caso opportuno ricorrere all'eco-contrastografia anziché alla TC, specie se il sospetto clinico è basso e se si tratta, come spesso accade, di pazienti particolarmente anziani o con alterata funzionalità renale.

BIBLIOGRAFIA ESSENZIALE

Catalano O, Lobianco R, Cusati B et al (2005) Contrast-enhanced sonography for diagnosis of ruptured abdominal aortic aneurysm. AJR Am J Roentgenol 184:423-427

Hendrickson RG, Dean AJ, Costantino TG (2001) A novel use of ultrasound in pulseless electrical activity: the diagnosis of an acute abdominal aortic aneurysm rupture. J Emerg Med 21:141-145

Miller J, Miller J (1999) Small ruptured abdominal aneurysm diagnosed by emergency physician ultrasound. Am J Emerg Med 17:174-175

CASO 41

Angelo Vanzulli, Diana Artioli
Dipartimento di Radiodiagnostica, Ospedale Niguarda "Ca' Granda", Milano

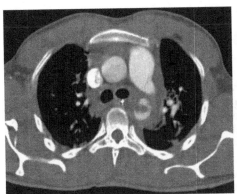

Figura 1

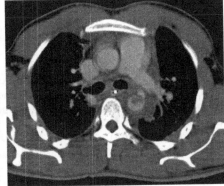

Figura 2

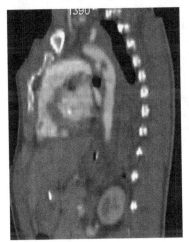

Figura 3

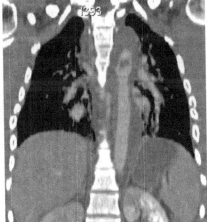

Figura 4

M, 25 anni. Trauma della strada.

DOMANDE

1. Di che lesione si tratta?
2. Necessita di trattamento immediato?
3. Di che tipo?
4. La radiografia del torace può essere positiva in questo caso?

CASO 41: Rottura post-traumatica dell'aorta toracica

RISPOSTE

1. Rottura della parete aortica.
2. Sì.
3. Tradizionalmente chirurgico, ma è possibile anche quello endovascolare.
4. Sì, e mostrare slargamento dell'immagine mediastinica.

COMMENTO

Le lesioni traumatiche dell'aorta sono molto variabili per gravità, dal piccolo ematoma di parete dovuto alla lacerazione dei vasa vasorum sino alla sezione completa. Pochi pazienti con una lesione aortica traumatica giungono vivi al Pronto Soccorso (quelli che arrivano con una pressione inferiore ai 90 mmHg difficilmente sopravvivono). I parametri emodinamici del soggetto possono essere stabili all'arrivo in ospedale e destabilizzarsi successivamente con un repentino peggioramento della prognosi, pertanto è evidente la necessità di una rapida ed accurata diagnosi.

Una lesione aortica traumatica va sospettata nel caso di trauma decelerativo ad alta energia, come per esempio la caduta da un palazzo, gli incidenti stradali ad alta velocità, i pedoni investiti e rimbalzati a distanza. La regione anatomica più frequentemente interessata è l'istmo, il quale rappresenta un punto di fissità dovuto alla presenza del legamento arterioso; tale struttura impedisce il movimento dell'istmo in sincronia con le restanti porzioni del vaso durante il movimento di accelerazione-decelerazione.

Non sempre la radiografia del torace eseguita in emergenza consente di sospettare il trauma aortico: l'ematoma mediastinico può essere inesistente o di piccola entità o ancora l'esame può essere tecnicamente poco valutabile per l'impossibilità di posizionare correttamente il paziente. La TC multidetettore con mdc è in grado di fornire gli elementi per una rapida diagnosi. L'assenza di mdc riduce notevolmente l'accuratezza diagnostica: l'ematoma mediastinico può non essere presente (ridotta sensibilità) e se presente può essere causato dalla rottura di vasi venosi (ridotta specificità).

I reperti TC classici del trauma aortico comprendono l'ematoma mediastinico, *flap* intimali, irregolarità del profilo aortico e, nei casi più gravi, stravasi ematici attivi di mdc. In questo caso è evidente un importante ematoma mediastinico che si dispone lungo l'aorta discendente; a livello istmico è apprezzabile interruzione della parete associata a una focale ipodensità endoluminale, da riferirsi a *flap* intimale verosimilmente collabito. Si osserva anche irregolarità del profilo anteriore della parete per la formazione di uno pseudo-aneurisma.

BIBLIOGRAFIA ESSENZIALE

Costantino M, Gosselin MV, Primack SL (2006) The ABC's of thoracic trauma imaging. Semin Roentgenol 41:209-225
Mirvis SE (2006) Thoracic vascular injury. Radiol Clin North Am 44:181-197

CASO 42

Luigia Romano, Giuseppe Ruggiero, Giovanna Russo
Dipartimento di Diagnostica per Immagini, U.O.C. di Radiologia Generale e Pronto Soccorso, A.O.R.N. "A. Cardarelli", Napoli

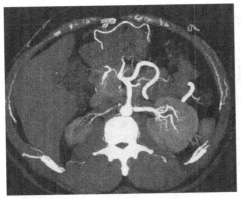

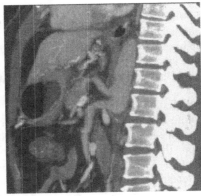

Figura 1

Figura 2

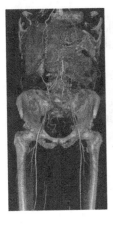

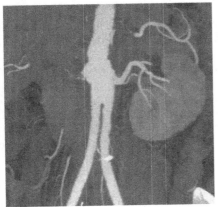

Figura 3

Figura 4

M, 53 anni. Paziente forte fumatore, iperteso, non diabetico, si ricovera per dolore in regione lombare ed ematuria. All'anamnesi rivela una disfunzione erettile da alcuni anni.
Gli esami di laboratorio mostrano un discreto incremento della creatininemia ed ipercolesterolemia; l'esame clinico evidenzia una riduzione dei polsi femorali.

DOMANDE

1. Qual è la diagnosi più probabile?
2. Quali cause riconosce la patologia illustrata?
3. Quali altri sintomi avrebbe potuto manifestare il paziente?
4. Qual è stato il trattamento terapeutico?

CASO 42: Ischemia da ipoafflusso del rene destro da occlusione trombotica dell'aorta sottorenale e dei vasi iliaci (sindrome di Leriche)

RISPOSTE

1. Le immagini MDCT (*Multidetector Computed Tomography*) documentano una diffusa riduzione di calibro dell'arteria renale destra con ipoperfusione del rene associata ad una diffusa occlusione trombotica dell'aorta sottorenale e dei vasi iliaci, con sviluppo di circoli collaterali provenienti dalle arterie mammarie interne, dalle epigastriche e dalla mesenterica superiore che alimentano le arterie femorali comuni. La diagnosi è di occlusione trombotica cronica dell'aorta sottorenale e dei vasi iliaci (Sindrome di Leriche).

2. La causa più frequente è l'aterosclerosi.

3. Il paziente avrebbe potuto manifestare una *claudicatio intermittens* non riferita all'anamnesi. In questo caso la lentezza con la quale si è probabilmente sviluppata la condizione occlusiva dell'aorta ha favorito il progressivo sviluppo di circoli collaterali di compenso per l'apporto arterioso agli arti inferiori.

4. Il trattamento è consistito nell'applicazione chirurgica di un *graft* aorto-iliaco. Non è stato tuttavia possibile salvare l'arteria renale destra né recuperare la funzionalità dell'organo.

COMMENTO

La sindrome di Leriche è un'occlusione trombotica dell'aorta addominale distale che ha origine in corrispondenza di una stenosi ateromasica localizzata alla biforcazione iliaca e si può estendere cranialmente al tratto sottorenale e caudalmente alle arterie iliache comuni. È più frequente nei soggetti di sesso maschile di età compresa tra i 30- 40 anni.

I fattori di rischio includono il tabagismo, l'ipertensione, l'ipercolesterolemia e, meno frequentemente, il diabete.

Poiché la progressione dell'occlusione aortica è estremamente lenta, si sviluppa in genere un vasto circolo collaterale di compenso che assicura l'apporto ematico agli arti inferiori, per cui non è infrequente la mancanza di una *claudicatio intermittens*.

Spesso la scena clinica è dominata dalla comparsa di dolore lombare da ischemia renale, ematuria ed insufficienza renale, come nel caso illustrato.

La MDCT, adiuvata da ricostruzioni 2D e 3D, ha consentito di dimostrare in maniera estremamente chiara il livello e l'estensione dell'occlusione dell'aorta sottorenale, delle branche iliache, la diffusa stenosi dell'arteria renale destra con conseguente ischemia del rene, i circoli collaterali di compenso provenienti dalle arterie mammarie interne, dalle arterie epigastriche e dall'arteria mesenterica superiore.

Il paziente è stato successivamente sottoposto ad un by-pass chirurgico aorto-bisiliaco e l'angiografia MDCT praticata nel post-operatorio ha documentato la completa risoluzione dell'ostruzione aortica.

BIBLIOGRAFIA ESSENZIALE

Ando H, Funabashi N, Uehara M et al (2006) Abnormal collateral arterial systems in Takayasu's arteritis and Leriche's syndrome evaluated by whole body acquisition using Multislice Computed tomography. Int J Cardiol 4:276-281

Iannaccone R, Catalano C, Danti M et al (2004) Leriche syndrome visualized by 3-dimensional multislice Computed Tomography angiography. Circulation 110:e77-e78

Steckmeier B (2001) Epidemiology of aortic disease: aneurysm, dissection, occlusion. Radiologe 41:624-632

CASO 43

Mariano Scaglione, Gianluca Ponticiello, Giovanna Russo
Dipartimento di Diagnostica per Immagini, U.O.S. TC Body in Emergenza, U.O.C. di Radiologia Generale e Pronto Soccorso, A.O.R.N. "A. Cardarelli", Napoli

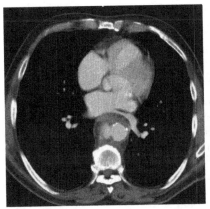

Figura 1

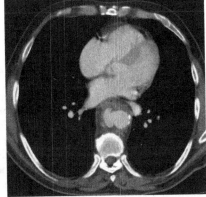

Figura 2

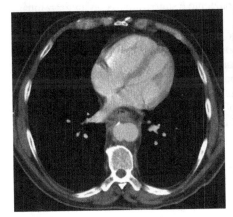

Figura 3

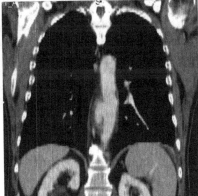

Figura 4

M, 62 anni. Pirosi gastrica ed epigastralgia diagnosticata dal medico di base resistente al trattamento farmacologico. Nega traumi. Visita due ospedali prima di giungere alla nostra osservazione.

DOMANDE

1. Qual è la diagnosi più probabile?
2. Dal punto di vista anatomopatologico, qual è la spiegazione della variabilità sintomatologica riconducibile alla malattia?
3. È sufficiente un esame TC senza mdc e.v.?
4. Qual è la modalità di trattamento di tale condizione patologica?

CASO 43: Ulcera penetrante aterosclerotica dell'aorta toracica complicata da rottura contenuta

RISPOSTE

1. Ulcera penetrante dell'aorta toracica.
2. La spiegazione risiede nei nervi vasorum contenuti nello spessore della tunica avventizia.
3. No.
4. Posizionamento di un *graft*.

COMMENTO

Di recente inquadramento unitario, dissezioni aortiche, ematomi intramurali e ulcere penetranti aterosclerotiche (UPA) rientrano nel capitolo delle sindromi aortiche acute, condizioni di emergenza che tipicamente si presentano con dolore toracico acuto. L'UPA è dovuta ad un'ulcerazione di una placca ateromasica che erode la lamina elastica interna. Dal punto di vista clinico l'UPA è indistinguibile dalla dissezione aortica e dall'ematoma intramurale. Il trattamento di questa lesione dipende dal momento evolutivo della malattia: conservativo nei pazienti asintomatici (ulcera stabile, frequente reperto occasionale in corso di esame con tecniche di imaging) ovvero affidato alla chirurgia o alla terapia endovascolare nelle complicanze (aneurisma, pseudo-aneurisma, dissezione, rottura aortica).

Il caso mostrato si riferisce ad una voluminosa UPA dell'aorta toracica discendente, complicata da ematoma periaortico, segno di rottura contenuta della lesione. Le caratteristiche descritte necessitano di urgente valutazione clinica al fine del trattamento terapeutico del caso. Il paziente è stato trattato con un *graft* introdotto per via endovascolare.

Come nella dissezione aortica, anche nelle UPA vi sono medesime problematiche di inquadramento clinico. Sintomi apparentemente distanti dalla patologia aortica possono essere ricondotti con certezza ad UPA solo con tecniche di imaging. Impulsi nervosi da strutture anatomiche (quali esofago, stomaco, cuore, pelle, ecc.) possono stimolare i nervi vasorum contenuti nello spessore della tunica avventizia dell'aorta. Questo spiega, almeno in parte, la sintomatologia, talora confusa e non classicamente attinente, con cui queste lesioni possono manifestarsi. Questa nozione deve indurre il radiologo a riflettere e a non abbassare il livello di guardia quando egli si trovi di fronte a richieste di esami TC d'urgenza, apparentemente incongrue ed ingiustificate.

BIBLIOGRAFIA ESSENZIALE

Dzau VJ (1998) Diseases of the aorta. In: Harrison's principles of internal medicine, 14th ed., McGraw-Hill, New York, pp 1394

Romano L, Pinto A, Gagliardi N (2007) La tomografia computerizzata multistrato nella diagnosi delle sindromi aortiche toraciche acute non traumatiche. Radiol Med 112:1-20

Scaglione M, Salvolini L, Casciani E et al (2008) The many faces of aortic dissection: beware the unusual presentations. Eur J Radiol 65(3):359-364

Spittell PC, Spittell JA Jr, Joyce JW et al (1993) Clinical features and differential diagnosis of acute aortic dissection: experience with 236 cases. Mayo Clin Proc 68:642-651

CASO 44

Luigia Romano, Giuseppe Ruggiero, Giovanna Russo
Dipartimento di Diagnostica per Immagini, U.O.C. di Radiologia Generale e Pronto Soccorso, A.O.R.N. "A. Cardarelli", Napoli

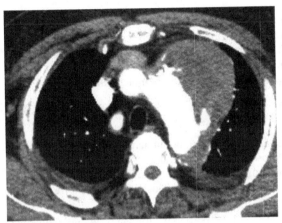

Figura 1

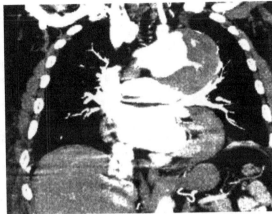

Figura 2

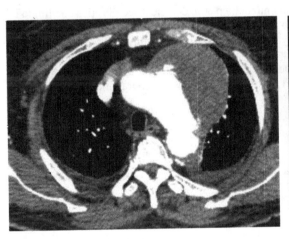

Figura 3

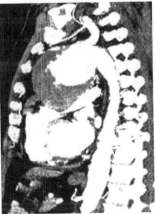

Figura 4

M, 68 anni. Iperteso di vecchia data, dislipidemico. Si ricovera in Pronto Soccorso per dolore toracico acuto.

DOMANDE

1. Qual è la diagnosi più probabile?
2. Qual è la condizione predisponente?
3. Quali sono i segni TC più specifici che consentono di diagnosticare la patologia?
4. Con quali condizioni va posta la diagnosi differenziale?

CASO 44: Aneurisma dell'arco aortico da ulcera penetrante con filtrazione ematica nel sacco pericardico e nel cavo pleurico sinistro

RISPOSTE

1. Aneurisma dell'aorta toracica da ulcera aterosclerotica.
2. L'eziopatogenesi è correlata alla malattia aterosclerotica avanzata e alla dislipidemia.
3. La presenza di una piccola tasca focale riempita di mdc, comunicante con il lume del vaso, circondata da un ematoma nell'ambito della parete aneurismatica.
4. La diagnosi differenziale va posta con l'aneurisma aortico aterosclerotico non ulcerato.

COMMENTO

L'ulcera aterosclerotica penetrante sopraggiunge, generalmente, in pazienti anziani, ipertesi ed iperlipidemici. Più frequentemente coinvolge l'aorta toracica medio-distale e quella addominale, raramente interessa il tratto ascendente. Una placca ateromasica ulcera e distrugge la lamina elastica, scavando in profondità fino alla tunica media, la quale viene esposta al flusso ematico pulsante potendo causare un'emorragia della parete con sviluppo di un ematoma intramurale.

Alla MDCT (*Multidetector Computed Tomography*) si osserva un difetto dell'intima, che appare come una tasca riempita di sangue che protrude nel trombo parietale dell'aorta, mostrando lo stesso grado di *enhancement* del lume del vaso.

Sebbene siano descritti in letteratura casi di rimodellamento della parete con cicatrice fibrotica che limita la progressione dell'ulcera, l'estensione della stessa alla tunica media determina uno stress meccanico della parete con progressiva dilatazione aneurismatica del vaso, fino alla possibile rottura della parete.

Nel caso illustrato l'aneurisma dell'arco aortico, sviluppatosi in relazione ad un'ulcera aterosclerotica, si è complicato con un'iniziale filtrazione ematica nel sacco pericardico e nel cavo pleurico di sinistra. La diagnosi tempestiva, effettuata accuratamente con MDCT, ha consentito l'immediato trattamento del paziente in ambiente cardio-chirurgico.

BIBLIOGRAFIA ESSENZIALE

Bhalla S, West OC (2005) CT of non traumatic thoracic aorta emergencies. Semin Ultrasound CT MR 26:281-304

Piffaretti G, Tozzi M, Lomazzi C et al (2007) Penetrating ulcers of the thoracic aorta: results from a single-centre experience. Am J Surg 193:443-447

Prokop EK, Palmer RF, Wheat MW et al (1970) Hydrodynamic forces in dissecting aneurysms. In vitro studies in a tygon model and in dog aortas. Circ Res 27:121-127

Romano L, Pinto A, Gagliardi N (2007) Multidetector-row CT evaluation in non traumatic acute thoracic aortic syndromes. Radiol Med 112:1-20

CASO 45

Luigia Romano, Giovanna Russo, Massimo Silva

Dipartimento di Diagnostica per Immagini, U.O.C. di Radiologia Generale e Pronto Soccorso, A.O.R.N. "A. Cardarelli", Napoli

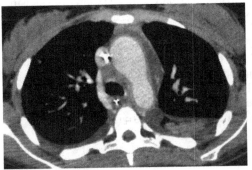

Figura 1

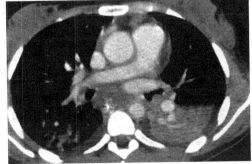

Figura 2

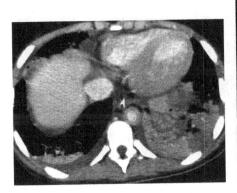

Figura 3

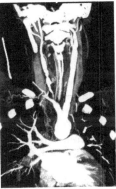

Figura 4

F, 13 anni. Si ricovera per febbre alta, intenso dolore toracico e condizioni generali scadute. Il radiogramma standard del torace documenta un'estesa consolidazione del polmone sinistro a sede medio basale, in presenza di leucocitosi ed incremento degli indici di flogosi (proteina C reattiva, VES). Viene formulata la diagnosi di polmonite e per una più accurata valutazione dell'estensione del processo broncopneumonico viene effettuato uno studio TC del torace.

DOMANDE

1. Quali alterazioni ha consentito di rilevare la MDCT (*Multidetector Computed Tomography*) al torace?
2. Perché anche in età pediatrica, ed in presenza di affezioni flogistiche del polmone, è importante effettuare lo studio TC del torace sempre con mdc e.v.?
3. Perché lo studio MDCT è stato esteso alle branche epiaortiche?
4. A quale altro distretto anatomico va esteso lo studio e con quale tipo di metodica di imaging è preferibile eseguirlo?

CASO 45: Vasculite di Takayasu in fase precoce

RISPOSTE

1. La MDCT ha individuato ispessimento delle pareti dell'aorta toracica e del suo tratto discendente e del tronco dell'arteria polmonare con le sue principali diramazioni, ed un doppio anello ipodenso del tratto aortico trans-diaframmatico. Sono presenti estesa consolidazione del lobo polmonare inferiore sinistro ed areole di consolidazione del segmento apicale del lobo polmonare inferiore destro con falda di versamento pleurico bilaterale.
2. Le consolidazioni flogistiche del polmone possono associarsi a complicanze ascessuali e/o ad anomalie vascolari (quali sequestro polmonare, compressione dei rami bronchiali da vasi anomali, ecc.). L'accurata valutazione del torace richiede sempre uno studio con mdc e.v..
3. Le alterazioni parietali dell'aorta toracica e dei principali vasi arteriosi polmonari hanno consentito di formulare la diagnosi di malattia di Takayasu in fase precoce in paziente con esteso processo broncopneumonico. Tale patologia riguarda frequentemente le branche epiaortiche ed è quindi necessario che lo studio di angio-TC si estenda anche al distretto cervicale.
4. Trattandosi di un'aortite sistemica, lo studio vascolare va esteso all'aorta addominale ed alle sue branche principali.

COMMENTO

Nel caso illustrato la scena clinica è stata dominata da un esteso processo broncopneumonico. L'abitudine ad eseguire sempre, presso il nostro Istituto, gli esami TC del torace con mdc e.v., anche in età pediatrica quando è necessario un accurato bilancio di estensione di una patologia flogistica polmonare al fine di identificarne le eventuali cause (sequestro polmonare, compressioni bronchiali da vasi anomali) o le complicanze (ascessualizzazione, empiema), ha consentito di porre l'attenzione non solo sulla patologia del polmone, ma anche sulle alterazioni della parete dell'aorta e dell'arteria polmonare. Così come descritto in letteratura, queste ultime sono rappresentate da un anomalo ispessimento della parete dei vasi interessati nella fase acuta della malattia, dovuto ad infiltrati cellulari di tipo flogistico.

Oltre l'aorta toracica, i vasi più frequentemente coinvolti sono il tratto aortico addominale, l'arteria succlavia sinistra (50%), la carotide comune di sinistra (20%), il tronco anonimo ed i principali rami dell'aorta addominale.

Nel caso illustrato la malattia riguardava anche la carotide comune di destra, dove appariva in una fase più avanzata caratterizzata da multipli tratti stenotici ed ectasici. Lo studio di angio-RM del distretto addomino-pelvico ha evidenziato un piccolo aneurisma dell'arteria femorale comune di destra.

BIBLIOGRAFIA ESSENZIALE

Arend WP, Michel BA, Bloch DA et al (1990) The American College of Rheumatology 1990 criteria for the classification of Takayasu arteritis. Arthritis Rheum 33:1129-1134

Cid MC (2000) Factors involved in the persistence of inflammatory lesions in giant cell arteritis. Arthritis Rheum 43:184-194

Hayashi K, Ogawa Y, Sakamoto I et al (1996) Case report: imaging of Takayasu arteritis in the acute stage. Br J Radiol 69:189-191

CASO 46

Elisabetta Polettini, Silvia Lanciotti
Dipartimento di Radiologia, Policlinico "Umberto I", Roma

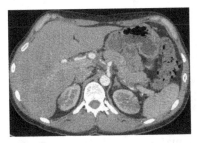

Figura 1

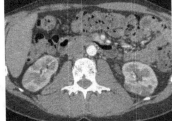

Figura 2

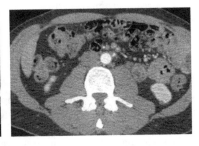

Figura 3

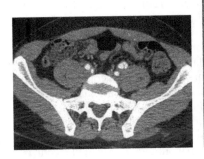

Figura 4

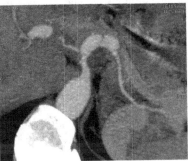

Figura 5

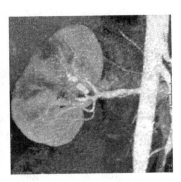

Figura 6

M, 45 anni. Improvviso episodio di dolore addominale trafittivo.

DOMANDE

1. Quali sono i vasi coinvolti?
2. Che tipo di alterazioni si riscontrano a livello dei vasi?
3. Che tipo di lesioni sono rilevabili nel parenchima renale?
4. Qual è l'ipotesi diagnostica più attendibile?

CASO 46: Vasculite necrotizzante sistemica

RISPOSTE

1. L'arteria epatica, il tripode celiaco, l'arteria splenica, l'arteria mesenterica superiore e inferiore, le arterie iliache comuni e l'arteria renale destra.
2. Aneurismi, trombosi e dissezioni.
3. Infarti renali multipli.
4. Vasculite necrotizzante sistemica.

COMMENTO

La vasculite necrotizzante focale, o poliarterite nodosa (PAN), è caratterizzata dalla presenza di reazione infiammatoria dei vasi sanguigni di medio o piccolo calibro che porta alla necrosi ed alla distruzione delle pareti dei vasi di diversi organi.

La maggior parte dei pazienti presenta all'angiografia predominanza della malattia a livello delle arterie viscerali, ma possono essere interessate anche le arterie degli arti ed i piccoli rami ad origine dall'aorta. Occlusioni di vasi arteriosi sono anche possibili, ma la loro frequenza non è riportata. Il riconoscimento clinico della PAN può essere molto difficile, dal momento che, potendo interessare qualsiasi organo, si manifesta con i sintomi più disparati. Il decorso può essere imprevedibile, variando da alcuni mesi a diversi anni, ma sono state descritte anche evoluzioni fulminanti; se non trattata, comunque, la sopravvivenza a 5 anni è inferiore al 15%. La diagnosi precoce ed il trattamento della PAN sono necessari per prevenire seri danni a carico degli organi parenchimatosi. I criteri diagnostici della PAN sono stati classificati dall'*American College of Rheumatology*. 3 dei 10 criteri devono essere presenti per la diagnosi: un'angiografia positiva con reperti tipici è uno di questi 10 criteri. Il ruolo dell'angiografia è quello di aiutare a confermare il sospetto clinico. I reperti angiografici sono rappresentati dalla presenza di ectasie, aneurismi, malattia occlusiva e dissezioni, che vengono riscontrate nel 40-90% dei pazienti sintomatici. A livello diagnostico la MDCT (*Multidetector Computed Tomography*) ha attualmente la stessa efficacia dell'angiografia nel rilevare la presenza di dilatazioni aneurismatiche polidistrettuali. Un reperto caratteristico è infatti rappresentato dalla presenza di multiple ectasie o aneurismi. Allo stesso modo, la panoramicità degli apparecchi TC *multislice* permette di studiare, nelle diverse fasi vascolari, sia il torace che l'addome, rilevando, come nel caso presentato, la presenza di multiple dilatazioni aneurismatiche, alcune delle quali sede anche di dissezione, fornendo informazioni anche sullo stato dei parenchimi e dei visceri toraco-addominali. Il suo utilizzo diventa indispensabile nei casi in cui la diagnosi clinica sia dubbia o quando si cerca, come nel caso presentato, di comprendere l'origine di un sintomo che può ricondursi a molteplici cause.

BIBLIOGRAFIA ESSENZIALE

Ewald EA, Griffin D, McCune WJ (1987) Correlation of angiographic abnormalities with disease manifestations and disease severity in polyarteritis nodosa. J Rheumatol 14:952-956

Fisher RG, Graham DY, Granmayeh M et al (1977) Polyarteritis nodosa and hepatitis-B surface antigen: role of angiography in diagnosis. AJR Am J Roentgenol 129:77-81

Jaques PF, Parker LA, Mauro MA (1988) Fulminant systemic necrotizing arteritis: CT findings. J Comput Assist Tomogr 12:104-108

CASO 47

Rosaria De Ritis, Luigi D'Anna, Francesco Di Pietto

Dipartimento di Diagnostica per Immagini, U.O.S. RM Body, U.O.C. di Radiologia Vascolare e Interventistica, A.O.R.N. "A. Cardarelli", Napoli

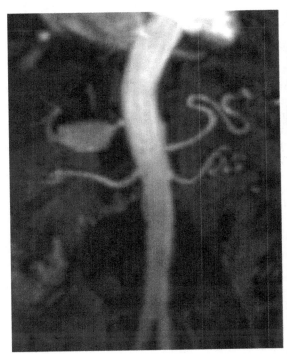

Figura 1

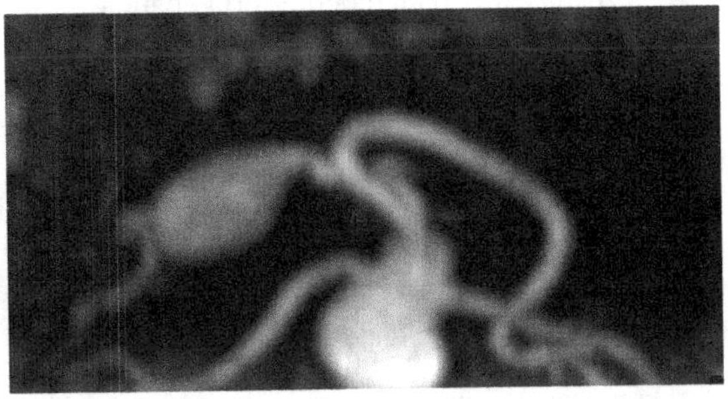

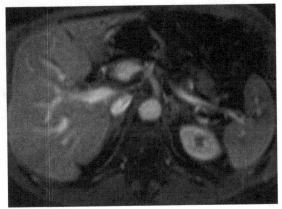

Figura 2

Figura 3

M, 58 anni. Si ricovera per sintomatologia dolorosa addominale. Gli esami di laboratorio evidenziano un modico incremento degli indici di colestasi. Nel sospetto di patologia dell'albero bilio-pancreatico viene sottoposto ad RM dell'addome superiore.

DOMANDE

1. Che cosa si osserva in sede ilare epatica nella scansione assiale T1w dopo somministrazione di mdc?
2. Quali condizioni morbose possono essere correlate a tale patologia?
3. Qual è la diagnosi più probabile?
4. È possibile un trattamento non chirurgico di tale patologia?

CASO 47: Aneurisma dell'arteria epatica

RISPOSTE

1. Formazione ovalare di intensa impregnazione contrastografica lungo il decorso dell'arteria epatica.
2. Infezioni micotiche.
3. Aneurisma extraepatico dell'arteria epatica.
4. Mediante posizionamento di *stent* con procedura endovascolare percutanea.

COMMENTO

L'aneurisma dell'arteria epatica è una condizione patologica di raro riscontro, con un'incidenza inferiore allo 0,25%. Rappresenta circa il 20% di tutti gli aneurismi viscerali. Nell'80% dei casi si localizza a livello extraepatico, nel rimanente 20% è a localizzazione intraepatica. Può avere una genesi infettiva con origine micotica. La presentazione clinica può essere aspecifica con sintomi riconducibili ad una colica biliare per la compressione sulla via biliare extraepatica con secondario rialzo degli indici di colestasi. In caso di rottura, la presentazione clinica può essere drammatica per la comparsa di improvviso shock ipovolemico da emoperitoneo massivo o emorragia gastrointestinale, secondaria alla formazione di una fistola biliare. La diagnosi precoce di un aneurisma dell'arteria epatica non complicato ne consente il trattamento endovascolare che costituisce un'efficace alternativa alla chirurgia tradizionale.

BIBLIOGRAFIA ESSENZIALE

O' Driscoll D, Olliff SP, Olliff JF (1999) Hepatic artery aneurysm. Br J Radiol 72:1018-1025
Parmar H, Shah J, Shah B et al (2000) Imaging findings in a giant hepatic artery aneurysm. J Postgrad Med 46:104-105
Sakai H, Urasawa K, Oyama N et al (2004) Successful covering of a hepatic artery aneurysm with a coronary stent graft. Cardiovasc Intervent Radiol 27:274–277

CASO 48

Bruno Balbi, Greta Gardelli, Maurizio Mughetti
Dipartimento di Radiologia, Ospedale "M. Bufalini", Cesena

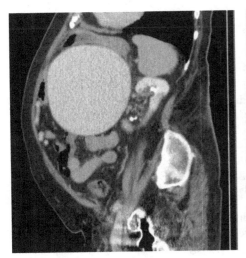 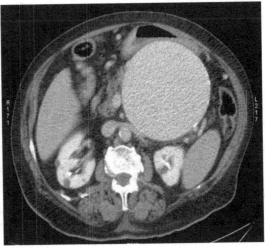

Figura 1   Figura 2

F, 91 anni. Pregressa gastrectomia parziale per adenocarcinoma. Giunge al Pronto Soccorso per dolori e massa addominale pulsante per la quale esegue una TC.

DOMANDE

1. Qual è il nome della lesione presentata in queste immagini?
2. Per quale motivo la sola fase arteriosa della MDCT (*Multidetector Computed Tomography*) non è sufficiente ad ottenere una completa ed ottimale opacizzazione della lesione?
3. Quale altra metodica può indirizzare verso una diagnosi corretta?
4. Quale informazione essenziale possiamo ottenere in più dalla MDCT rispetto all'eco-Doppler?

CASO 48: Aneurisma dell'arteria splenica

RISPOSTE

1. Aneurisma dell'arteria splenica.
2. L'aneurisma è molto voluminoso ed il mdc potrebbe impiegare un tempo maggiore di 20 secondi per opacizzarlo omogeneamente.
3. Ecografia, eco-Doppler e RM, perché consentono di valutare la natura vascolare della lesione.
4. Il vaso di origine dell'aneurisma.

COMMENTO

Gli aneurismi dell'arteria splenica (AAS) sono considerati i più frequenti aneurismi delle arterie viscerali, rappresentando il 60% della totalità di questo tipo di lesione. La maggior parte degli AAS sono piccoli (<2 cm) con aspetto sacciforme. Più dell'80% sono localizzati nella parte media e distale dell'arteria splenica; nel 20% dei casi sono multipli. Gli AAS sono maggiormente frequenti nelle donne rispetto agli uomini con un rapporto di 4:1 e l'età media di presentazione è di 52 anni (*range* 2-93). Il rischio di rottura dell'aneurisma varia dal 3 al 9,6%; nei casi di rottura la mortalità è alta e si aggira intorno al 36%. Circa il 13% sviluppa emorragia gastrointestinale secondaria ad erosione dell'aneurisma verso la parete di un organo cavo adiacente. Complicanza più rara è costituita dall'infarto splenico.

Gli AAS si distinguono in veri e falsi (pseudo-aneurismi). I primi (95%) comprendono gli AAS displastici (13%), gli AAS nelle gravidanze multiple (57%), gli AAS associati ad ipertensione portale (10%), gli AAS aterosclerotici (15%). Gli pseudo-aneurismi (5%) sono per lo più conseguenti ad ulcere gastriche perforate, embolizzazioni settiche o traumi, uso di droghe ed in particolare a flogosi provocata da pancreatiti ed a formazione di pseudocisti pancreatiche.

Come nel caso presentato, il riscontro degli AAS è spesso del tutto casuale. L'angio-MDCT, completata da ricostruzioni MPR, MIP e VR, rappresenta l'attuale metodica di riferimento per evidenziare gli AAS, consentendo inoltre di fornire gli elementi necessari per il planning terapeutico. Occorre ricordare come una patologia vascolare possa simulare un tumore neuroendocrino del pancreas nelle scansioni assiali; in tali circostanze le ricostruzioni possono essere d'aiuto. L'eco-Doppler ha il limite di essere una metodica operatore-dipendente, scarsamente panoramica e limitata da artefatti provocati da meteorismo intestinale.

Indicazioni al trattamento sono rappresentate dal diametro dell'AAS (>2,5 cm), sintomi specifici (epigastralgia, dolore lombare od ipocondriaco sinistro), donne asintomatiche in età fertile, ipertensione portale, programmazione di trapianto di fegato. Il trattamento dell'AAS può essere chirurgico (legatura dell'aneurisma od aneurismectomia) o percutaneo (embolizzazione trans-catetere, posizionamento di *stent*, posizionamento di spirali metalliche e/o iniezioni di trombina).

BIBLIOGRAFIA ESSENZIALE

Agrawal GA, Johnson PT, Fishman EK et al (2007) Splenic artery aneurysms and pseudoaneurysms: clinical distinctions and CT appearances. AJR Am J Roentgenol 188:992-999

De Schepper A M. Vanhoenacker F (2000) Medical Imaging of the Spleen. Springer-Verlag, Berlin

Zampieri F, Gentile V, Lippolis PV et al (2005) Giant aneurysm of the splenic artery in an elderly man short report and review of the literature. Ann Ital Chir 76(3):275-279

CASO 49

Rosaria De Ritis, Luigi D'Anna, Francesco Di Pietto

Dipartimento di Diagnostica per Immagini, U.O.S. RM Body, U.O.C. di Radiologia Vascolare ed Interventistica, A.O.R.N. "A. Cardarelli", Napoli

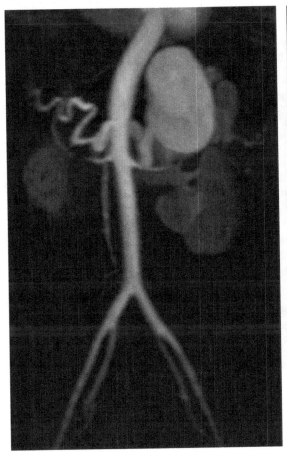

Figura 1

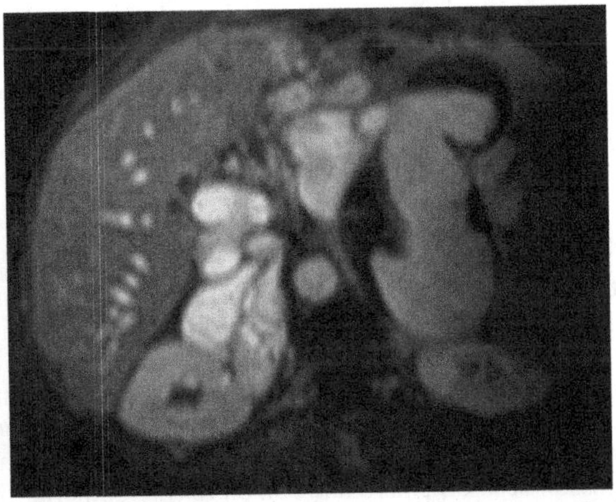

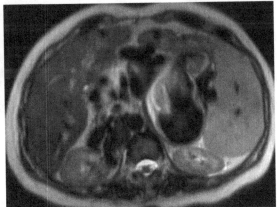

Figura 2

Figura 3

F, 50 anni. Sottoposta a trapianto epatico (OLT) per epatopatia cronica HCV correlata. A 12 giorni dal trapianto comparsa di dolori addominali ed ipotensione per i quali si ritiene opportuno eseguire esame RM.

DOMANDE

1. Quale diagnosi può essere formulata?
2. Quali elementi consente di rilevare il comportamento del segnale RM dell'alterazione?
3. Quali sono le cause più frequenti che determinano l'insorgenza di questa condizione?
4. Dalle sequenze T2w è possibile rilevare la presenza di circoli epatofughi?

CASO 49: Aneurisma dell'arteria splenica dopo trapianto epatico

RISPOSTE

1. Voluminoso aneurisma dell'arteria splenica.
2. Il segnale misto all'interno della sacca aneurismatica consente di evidenziare una parziale trombosi del lume.
3. Le cause più frequenti di aneurisma dell'arteria splenica post-OLT sono un improvviso incremento del flusso del vaso da riduzione delle resistenze vasali nel circolo portale.
4. Sì.

COMMENTO

Gli aneurismi dell'arteria splenica sono localizzati in circa il 20% dei casi al terzo medio e nel 75% dei casi al terzo distale del vaso. L'incidenza nei pazienti con cirrosi è stata valutata pari al 10%. Possono essere una complicanza del trapianto di fegato con un'incidenza del 10-13% dei casi e sono per lo più localizzati all'ilo ed al terzo distale. Sebbene le cause siano ancora misconosciute, un possibile fattore eziopatogenetico può essere rappresentato da un incrementato flusso dell'arteria splenica, dovuto ad una riduzione delle resistenze vasali nel circolo portale. Le dimensioni, la localizzazione e l'alto flusso dell'aneurisma possono causarne la rottura con un rischio di mortalità di circa il 25%. La diagnosi precoce con angio-RM ne consente il trattamento tempestivo, che nel caso illustrato è stato rappresentato da un'embolizzazione preliminare per via endovascolare seguita da splenectomia.

BIBLIOGRAFIA ESSENZIALE

Ayalon A, Wiesner RH, Perkins JD et al (1988) Splenic artery aneurysms in liver transplant patients. Transplantation 45:386-389

Bucheler E, Nicolas V, Broelsch CE et al (2003) Diagnostic and interventional radiology in liver transplatation. Springer-Verlag Berlin, Heidelberg, New York

Robertson AJ, Rela M, Karani J et al (1999) Splenic artery aneurysm and orthotopic liver transplantation. Transpl Int 12:68-70

CASO 50

Luigia Romano, Loredana Di Nuzzo, Nicola Bellucci

Dipartimento di Diagnostica per Immagini, U.O.C. di Radiologia Generale e Pronto Soccorso, A.O.R.N. "A. Cardarelli", Napoli

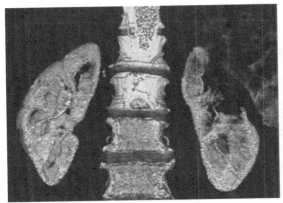

Figura 1

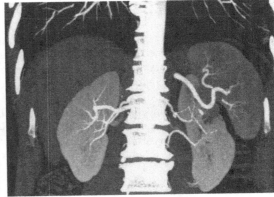

Figura 2

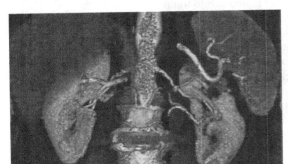

Figura 3

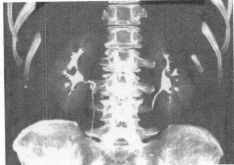

Figura 4

M, 17 anni. Non diabetico, non iperteso; si ricovera per dolore acuto in sede lombare sinistra irradiato alla schiena, associato alla emissione di urine a "lavatura di carne". Viene sospettata una urolitiasi ed eseguita un'ecografia in urgenza che non evidenzia calcoli o dilatazione della via escretrice, ma mostra un'alterazione del *pattern* parenchimale del polo renale superiore sinistro per il quale esegue un esame MDCT (*Multidetector Computed Tomography*).

DOMANDE

1. Qual è la diagnosi più probabile?
2. Da cosa è stata causata la patologia?
3. Quale tecnica di studio MDCT è stata adottata?
4. Vanno indagati altri distretti anatomici e con quali metodiche?

CASO 50: Infarto settoriale del versante sovraequatoriale del rene sinistro da microembolia occlusiva da piccolo aneurisma congenito di una diramazione intraparenchimale dell'arteria renale superiore sinistra

RISPOSTE

1. Infarto settoriale del versante laterale del parenchima sovraequatoriale del rene sinistro.
2. L'infarto è stato causato da microemboli formati nel lume di un piccolo aneurisma intraparenchimale di una branca dell'arteria renale superiore sinistra che hanno occluso il lume arterioso a valle.
3. Il protocollo prevede uno studio MDCT trifasico con mdc e.v.; lo studio arterioso va integrato con ricostruzioni MIP e VR.
4. La patologia può coinvolgere altri distretti arteriosi, particolarmente l'aorta, l'arteria splenica e le carotidi. È preferibile integrare lo studio TC con angio-RM dell'aorta e dei vasi splancnici e con eco-color Doppler del distretto carotideo extracranico.

COMMENTO

Gli aneurismi congeniti dell'arteria renale sono rari, hanno un'incidenza pari allo 0,01-1% nella popolazione generale. Gli intraparenchimali sono estremamente rari e rappresentano il 10% di tutti gli aneurismi renali, essendo più frequenti in pazienti che in precedenza hanno subito traumi.

Nel 20% dei casi i pazienti sono normotesi e gli aneurismi vengono diagnosticati incidentalmente in corso di procedure di imaging eseguite per altre indicazioni. Solo nel 42% dei casi sono sintomatici e vengono diagnosticati per complicanze emorragiche da rottura spontanea o nel corso di indagini praticate per la ricerca della causa di un'ipertensione arteriosa da stenosi o da fibrodisplasia dell'arteria renale, che è presente nel 73% dei casi. Le complicanze emorragiche nel 10% dei casi possono causare la morte del paziente. Raramente sono complicati dalla dissezione o da un microembolismo con occlusione del lume arterioso del tratto localizzato a valle dell'aneurisma, con conseguente infarto del rene. Negli aneurismi di dimensioni inferiori ai 2 cm, non associati ad ipertensione arteriosa, il trattamento terapeutico di scelta è l'embolizzazione endovascolare per prevenire eventuali successive complicanze emorragiche.

Il caso occorso alla nostra osservazione è risultato raro per la giovane età del paziente, per l'assenza di ipertensione arteriosa, di fattori di rischio (tabagismo, diabete) o pregressi significativi eventi traumatici, per la localizzazione intraparenchimale del micro-aneurisma, per la complicanza microembolica con infarto settoriale del rene. Il paziente è stato trattato con successo con l'embolizzazione del micro-aneurisma fusiforme ed il successivo follow-up praticato con l'ecografia ha dimostrato la progressiva retrazione dell'area infartuale con comparsa di una cicatrice fibrotica.

BIBLIOGRAFIA ESSENZIALE

Ando T, Ohno H, Hirata Y et al(2005) Spontaneous recovery from renal infarction resulting from renal artery dissection. Int J Urol 12:405-408

Henke PK, Cardineau JD, Upchurch R et al (2001) Renal artery aneurysm. A 35-year clinical experience with 252 aneurysm in 168 patients. Ann Surg 234:454-463

Siegelbaum MH, Weiss JP (1990) Renal infarction secondary to fibrous dysplasia and aneurysm formation of renal artery. Urology 35:73-75

CASO 51

Mariano Scaglione, Giuseppe De Magistris, Rosario Galasso

Dipartimento di Diagnostica per Immagini, U.O.S. TC Body in Emergenza, U.O.C. di Radiologia Generale e Pronto Soccorso, A.O.R.N. "A. Cardarelli", Napoli

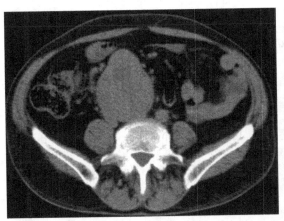

Figura 1

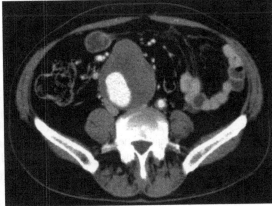

Figura 2

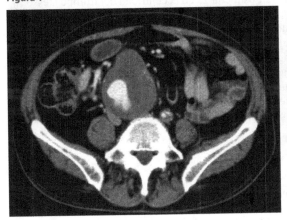

Figura 3

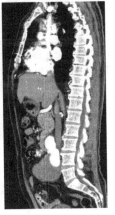

Figura 4

M, 74 anni. Già portatore di aneurisma dell'aorta addominale e dell'arteria iliaca. Si ricovera per dolore in ipogastrio da sospetta rottura dell'aneurisma. Esegue un esame TC.

DOMANDE

1. È un aneurisma stabile o critico?
2. Sulla scorta di queste immagini è possibile correlare il dolore del paziente all'aneurisma?
3. In un caso simile, è sostenibile l'ipotesi del trattamento chirurgico urgente a prescindere dalla sintomatologia del paziente?
4. Se il paziente fosse giunto per un controllo di routine, in una situazione del genere, avresti richiesto un controllo a distanza oppure una sollecita consulenza chirurgica?

CASO 51: Aneurisma dell'arteria iliaca comune con segni di cedimento della parete anteriore

RISPOSTE

1. È un aneurisma critico a causa del cedimento distrettuale della parete anteriore.
2. Sì.
3. Sì, il referto TC deve contenere elementi semeiologici che, quantomeno, allertino il medico richiedente l'indagine TC sulla necessità di accorciare i tempi di attesa del trattamento.
4. La consulenza chirurgica.

COMMENTO

Il diametro dell'arteria iliaca comune è di norma pari a 12 mm. Gli aneurismi fusiformi dell'arteria iliaca rappresentano un riscontro relativamente raro. Come è noto, il rischio di rottura è proporzionale al diametro del vaso e segue l'equazione di Laplace. Le dimensioni non costituiscono il solo parametro di valutazione del rischio di rottura di un aneurisma. È fondamentale analizzare la morfologia, la continuità e la densità della parete e del trombo, il rapporto dimensionale e topografico del lume vero rispetto al trombo, l'eventuale dislocazione delle calcificazioni parietali.

Il caso mostra la presenza di un voluminoso aneurisma dell'arteria iliaca (oltre 6 cm) con iniziali segni TC di rottura del vaso. Questi sono rappresentati dall'eccentricità, dalla "bozzatura" della parete anteriore del vaso, dalla presenza di un trombo iperdenso ("fresco"), dall'esuberanza ed eccentricità del trombo stesso rispetto al lume vero.

In urgenza è spesso richiesta la valutazione di un aneurisma dell'aorta addominale già conosciuto in paziente con addome acuto. Dopo aver escluso la rottura del vaso, punto nodale è chiedersi se la sintomatologia dolorosa possa essere riconducibile alla patologia aneurismatica. Qui interviene la minuziosa valutazione radiologica dei segni di incipiente rottura del vaso. Da sottolineare che tali segni possono essere evidenziati anche in assenza di una sintomatologia conclamata, magari in corso di un normale controllo di routine di un paziente in lista d'attesa per il trattamento dell'aneurisma. In un caso del genere, sulla scorta dei reperti emersi, è compito del radiologo richiedere una sollecita rivalutazione chirurgica, nell'ipotesi che sia necessario anticipare i tempi del trattamento.

BIBLIOGRAFIA ESSENZIALE

Rakita D, Newatia A, Hines JJ et al (2007) Spectrum of CT findings in rupture and impending rupture of abdominal aortic aneurysms. RadioGraphics 27:497-507

Schwartz SA, Taljanovic MS, Smyth S et al (2007) CT findings of rupture, impending rupture, and contained rupture of abdominal aortic aneurysms. AJR Am J Roentgenol 188(1):W57-62

CASO 52

Mariano Scaglione, Sonia Fulciniti, Raffaella Marino

Dipartimento di Diagnostica per Immagini, U.O.S. TC Body in Emergenza, U.O.C. di Radiologia Generale e Pronto Soccorso, A.O.R.N. "A. Cardarelli", Napoli

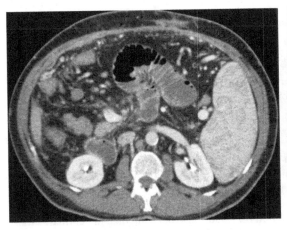

Figura 1

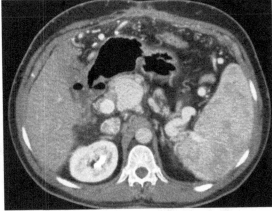

Figura 2

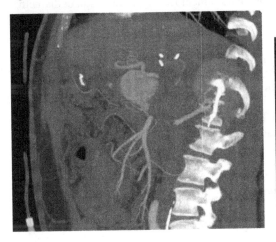

Figura 3

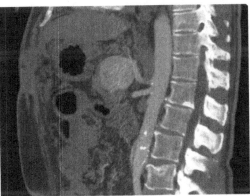

Figura 4

M, 54 anni. Sottoposto a trapianto ortotopico di fegato (OLT) con addome acuto occlusivo. Candidato alla laparotomia d'urgenza. Esegue TC pre-operatoria.

DOMANDE

1. Cosa si evidenzia nella Figura 1?
2. Cosa si evidenzia nelle Figure 2, 3 e 4?
3. Quale delle due condizioni è la più urgente da trattare?
4. In che modo tali condizioni posso essere poste in relazione con il trapianto del fegato?

CASO 52: Aneurisma accidentale dell'arteria splenica in paziente già sottoposto a OLT con quadro di ileo meccanico "semplice"

RISPOSTE

1. Ileo meccanico "semplice" a livello della prima ansa digiunale.
2. Aneurisma dell'arteria splenica.
3. L'aneurisma dell'arteria splenica, le cui dimensioni sono a rischio di rottura; l'ileo meccanico "semplice" è suscettibile di trattamento conservativo.
4. L'ileo meccanico "semplice", su base aderenziale, può essere conseguenza della laparotomia; l'aneurisma dell'arteria splenica è più strettamente correlabile con l'avvenuto trapianto di fegato.

COMMENTO

Gli aneurismi dell'arteria splenica, che per frequenza sono secondi solo agli aneurismi aorto-iliaci, sono generalmente asintomatici e, pertanto, costituiscono di frequente un reperto occasionale. Essi sono stimati in circa l'1% della popolazione, con un rapporto femmina/maschio pari a 4:1 a causa di fattori legati agli ormoni femminili o per le alterazioni emodinamiche nel periodo gestazionale. Nei soggetti cirrotici la percentuale degli aneurismi dell'arteria splenica oscilla tra il 7 ed il 17%, a causa delle alterazioni del flusso ematico legate all'ipertensione portale ed a grossi *shunt* porto-sistemici. Nei trapiantati di fegato gli aneurismi dell'arteria splenica sono relativamente frequenti. Indicazioni al trattamento sono gli aneurismi di diametro superiore a 3 cm, gli aneurismi sintomatici, gli aneurismi in gravidanza (categorie a rischio). La rottura si associa ad elevata mortalità.

L'ileo meccanico "semplice" del tenue è la forma più frequente e prognosticamente più favorevole di ileo meccanico, suscettibile di trattamento conservativo con un buon margine di successo. La prognosi favorevole si deve all'assenza di compromissione vascolare del "complesso ansa-meso". Le cause possono essere molteplici: briglie, aderenze e periviscerite sono piuttosto frequenti nei soggetti già sottoposti a laparotomia.

Il caso posto all'attenzione enfatizza il valore della TC nell'indirizzare i pazienti verso le più opportune e tempestive scelte gestionali. La TC è stata richiesta per stadiare l'occlusione intestinale, in un paziente con una storia complessa. L'aneurisma "critico" dell'arteria splenica (diametro superiore a 4 cm) è stato un riscontro inatteso. Sulla scorta dei reperti emersi dall'esame TC la logica gestionale si è necessariamente spostata sul trattamento dell'aneurisma (esclusione dell'aneurisma per via endovascolare), allorché il riscontro di ileo meccanico "semplice" ha suggerito di tentarne la risoluzione attraverso il trattamento conservativo.

BIBLIOGRAFIA ESSENZIALE

Ayalon A, Wiesner RH, Perkins JD et al (1988) Splenic artery aneurysms in liver transplant patients. Transplantation 45:386-389

Di Mizio R, Scaglione M (2007) Ileo meccanico dell'intestino tenue. Aspetti TC e correlazioni eco-radiografiche. Springer-Verlag Italia

Heestand G, Sher L, Lightfoote J et al (2003) Characteristics and management of splenic artery aneurysm in liver transplant candidates and recipients. Am Surg 69:933-940

Reidy JF, Rowe PH, Ellis FG (1990) Splenic artery aneurysm embolisation - the preferred technique to surgery. Clin Radiol 41:281-282

CASO 53

Alessandro Stasolla, Michele Galluzzo, Vittorio Miele

Dipartimento di Emergenza e Accettazione, U.O. Diagnostica per Immagini nel DEA e per le Urgenze

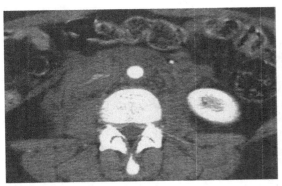

Figura 1

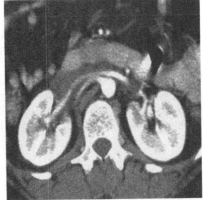

Figura 2

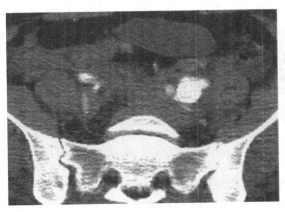

Figura 3

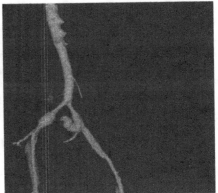

Figura 4

F, 32 anni. Da 2 ore dolore addominale intenso, sudorazione algida, ipotensione, episodio lipotimico di breve durata. In anamnesi patologica remota diagnosi di sindrome di Ehlers-Danlos (SED). Esegue indagine TC.

DOMANDE

1. Qual è il primo accertamento diagnostico da eseguire?
2. È sufficiente mirare la TC allo studio dell'addome?
3. Quali sono i reperti dell'indagine?
4. È sufficiente un esame senza mdc?

CASO 53: Aneurisma bilaterale dell'arteria iliaca comune, con segni di rottura a sinistra; fibrosi retroperitoneale secondaria, verosimilmente, ad ematoma cronico da pregresso stillicidio arterioso

RISPOSTE

1. L'ecografia FAST dimostra agevolmente l'emoperitoneo; difficile escludere però emoretroperitoneo.
2. No, in considerazione del dato anamnestico è necessario estendere lo studio anche al torace per valutare l'aorta.
3. Tessuto ipodenso, con scarso potenziamento contrastografico, in sede retroperitoneale, circonda l'aorta, la vena cava (compressa), i vasi iliaci e risale cranialmente fino all'ilo renale destro. Dilatazione aneurismatica bilaterale dell'arteria iliaca comune. A sinistra stravaso ematico attivo.
4. No, è necessario ricercare la presenza e la sede dello stravaso attivo con mdc.

COMMENTO

Gli aneurismi delle arterie iliache sono presenti nel 10–20% dei pazienti con aneurisma dell'aorta addominale. La causa più comune di aneurisma iliaco è l'aterosclerosi, ma sono possibili dilatazioni aneurismatiche secondarie a trauma, infezione, dissezione, patologie del connettivo quali la S. di Marfan e di Ehlers-Danlos.

La fibrosi retroperitoneale è una rara malattia (prevalenza 1:200.000) caratterizzata da apposizione di tessuto fibro-infiammatorio che ingloba a manicotto i grossi vasi del retroperitoneo e, nei casi più avanzati, gli ureteri, determinandone attrazione mediale e stenosi. La patologia, idiopatica nel 60-70% dei casi (malattia di Ormond), può essere associata ad assunzione di farmaci (metisergide, beta-bloccanti, idralazina, ecc.) e a patologie che stimolano la reazione desmoplastica del tessuto retroperitoneale, quali neoplasie maligne con diffusione locoregionale e a distanza, irradiazione terapeutica, malattie infiammatorie (diverticolite, colite ulcerosa), chirurgia e raccolte, eventualmente infette, di urina, bile o sangue.

La SED è rappresentata da un gruppo di rari ed eterogenei disordini del tessuto connettivo, ognuno con caratteristiche genetiche e biochimiche distinte. La prevalenza stimata è di 1:25.000. L'Ehlers-Danlos vascolare rappresenta meno del 4% di tutte le SED ed è caratterizzata da prognosi più severa degli altri tipi di Ehlers-Danlos. La diagnosi definitiva di SED tipo IV è basata sulla dimostrazione diretta del deficit di procollagene III su coltura di fibroblasti prelevati da derma con biopsia cutanea, oppure con dimostrazione su DNA della specifica mutazione del gene COL3A1.

La malattia colpisce arterie di medio e grosso calibro in qualunque distretto. Tipico è il riscontro di aneurismi polidistrettuali in pazienti in giovane età. Riscontrati 8 aneurismi delle arterie iliache comuni, tutti bilaterali, su un totale di 41 aneurismi presenti in una popolazione di 33 pazienti.

BIBLIOGRAFIA ESSENZIALE

Sakamoto I, Sueyoshi E, Hazama S et al (2005) Endovascular Treatment of Iliac Artery Aneurysms. RadioGraphics 25:S213-S227

Van Bommel EFH (2002) Retroperitoneal fibrosis. Neth J Med 60:231-242

Zilocchi M, Macedo TA, Oderich GS et al (2007) Vascular Ehlers-Danlos Syndrome: Imaging Findings. AJR Am J Roentgenol 189:712-719

CASO 54

Alfonso Ragozzino, Ilaria Ferrara, Giovanni Rossi*

*U.O.C. di Radiologia e Diagnostica per Immagini P.O. "S. Maria delle Grazie", ASL NA2, Pozzuoli, Napoli, * U.O.C. di Radiologia. A.O.R.N. "Monadi", Napoli*

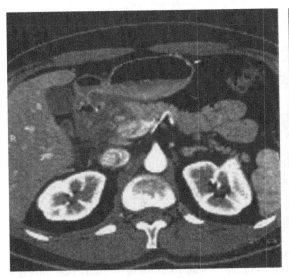

Figura 1

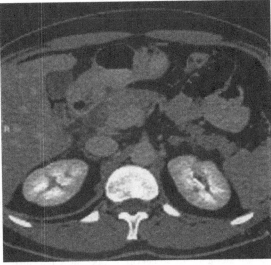

Figura 2

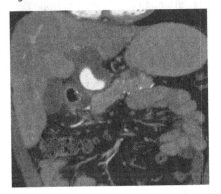

Figura 3

M, 48 anni. Violento dolore in regione epigastrica irradiato all'ipocondrio destro. Pregressa ematemesi di modesta entità. Esegue esame TC.

DOMANDE

1. Quale patologia è rappresentata in queste immagini?
2. Quale meccanismo d'azione viene riconosciuto nella patogenesi?
3. Quali tecniche di studio sono indicate nella diagnosi?
4. Con quali altre patologie entra in diagnosi differenziale?

CASO 54: Aneurisma infiammatorio dell'arteria epatica con fistola duodeno-aneurismatica

RISPOSTE

1. Aneurisma infiammatorio dell'arteria epatica con fistola duodeno-aneurismatica.
2. Flogosi con dilatazione parietale dell'arteria e presenza di tessuto di granulazione, che invade i piani periviscerali.
3. L'ecografia, utile nel rilievo della lesione aneurismatica e nello studio delle strutture periviscerali. L'angiografia tradizionale può essere utile per l'eventuale trattamento.
4. Ulcera duodenale con aneurisma, adenocarcinoma duodenale con pseudo-aneurisma.

COMMENTO

L'aneurisma dell'arteria epatica rappresenta il 16-20% di tutti gli aneurismi delle arterie viscerali, secondo solo all'aneurisma dell'arteria splenica.

L'aneurisma infiammatorio non riconosce genesi infettiva ed è caratterizzato dall'infiammazione del tessuto peri-aneurismatico e da fibrosi. La fistolizzazione negli organi adiacenti (visceri cavi e vie biliari) è una complicanza rara, ma grave, dell'aneurisma epatico.

L' imaging radiologico gioca un ruolo preminente nella diagnosi precoce di aneurisma e delle sue complicanze. L'ecografia con color Doppler rappresenta la metodica di primo livello nello studio delle lesioni aneurismatiche e può dimostrare la presenza di una massa rotondeggiante, con parete solida e contenuto transonico e flusso turbolento di tipo arterioso. L'angio-TC è in grado di fornire un accurato bilancio spaziale della alterazione con precise indicazioni riguardo sede, origine, dimensioni e struttura dell'aneurisma. Caratteristicamente si possono riconoscere tre strati distinti che circondano il lume perfuso: il trombo murale, la parete del vaso con calcificazioni ed il tessuto molle peri-aneurismatico con obliterazione dei piani adiposi periviscerali peritoneali e retroperitoneali. Può essere presente un incremento di densità del grasso retroperitoneale e del tessuto che circonda l'aorta, meglio apprezzato durante la fase di equilibrio.

In caso di fistolizzazione dell'aneurisma, in un viscere cavo, possono mancare i segni diretti del tramite per assenza di nuclei aerei intraparietali (generalmente a carattere intermittente) e dell'iperdensità luminale, isodensa al vaso, il cui riscontro si apprezza raramente in vivo.

La RM è una metodica che non viene routinariamente utilizzata. Sebbene questa metodica consenta, analogamente alla TC, di ottenere informazioni riguardo la localizzazione, l'estensione ed il tipo di aneurisma, presenta limiti intrinseci nella definizione della componente calcica della parete dell'aneurisma ed il suo utilizzo è di solito riservato a pazienti che, per problematiche radioprotezionistiche o per idiosincrasia ai mdc iodati, non possano essere sottoposti ad esame TC.

BIBLIOGRAFIA ESSENZIALE

Arneson MA, Smith RS (2005) Ruptured hepatic artery aneurysm: case report and review of literature. Ann Vasc Surg 19:540-545

Glehen O, Feugier P, Ducerf C et al (2001) Hepatic artery aneurysms. Ann Chir 126:26-33

Milot L, Dumortier J, Boillot O et al (2007) Giant aneurysm of the main hepatic artery secondary to hereditary hemorrhagic telangiectasia: 3D contrast-enhanced MR angiography features. Gastroenterol Clin Biol 31:297-299

CASO 55

Luigia Romano, Ciro Stavolo, Giovanni Tortora
*Dipartimento di Diagnostica per Immagini, U.O.C. di Radiologia Generale e Pronto Soccorso, A.O.R.N. "A. Cardarelli",
Napoli*

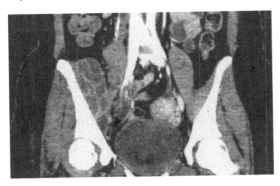

Figura 1

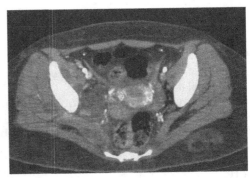

Figura 2

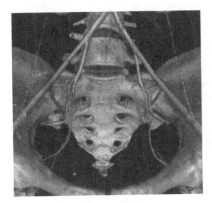

Figura 3

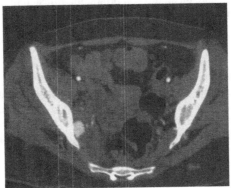

Figura 4

F, 21 anni. Si ricovera per febbre ed intenso dolore in fossa iliaca destra irradiato alla radice della coscia.
L'ecografia evidenzia un modico versamento fluido corpuscolato nel cavo di Douglas, utero e ovaia di
aspetto normale; non sono evidenti segni compatibili con un'appendicite acuta né raccolte ascessuali in sede
annessiale o tra le anse intestinali della pelvi. Gli esami di laboratorio mostrano una discreta leucocitosi
con rialzo degli indici di flogosi, senza variazioni dell'ematocrito per tutta la durata del ricovero. Viene
richiesto un esame TC per chiarire la natura della febbre e della sintomatologia.

DOMANDE
1. Di quale patologia si tratta?
2. Quale protocollo MDCT (*Multidetector Computed Tomography*) è stato utilizzato?
3. Quale procedura diagnostica integrativa può essere associata?
4. Perché è stato successivamente praticato uno studio MDCT con un protocollo diverso?

CASO 55: Ascessi pluriconcamerati dei muscoli iliaco, piriforme, piccolo gluteo e dello spazio perivasale ipogastrico di destra, complicati da un aneurisma micotico dell'arteria pudenda esterna localizzato a monte dell'origine dell'arteria glutea

RISPOSTE

1. Ascesso pluriconcamerato dei muscoli iliaco, piriforme e piccolo gluteo di destra con falda di versamento fluido corpuscolato nel cavo di Douglas.
2. Il protocollo prevede uno studio di base e monofasico con mdc e.v. per rilevare eventuali focolai ascessuali o segni di flogosi appendicolare. Parametri di iniezione del mdc: concentrazione 400 mg/mL; flusso: 2,5-3 mL/sec; volume 100 mL; soluzione fisiologica: flusso 2 mL/sec; volume 40 mL; fase portale ottenuta con ritardo di 75 secondi.
3. È opportuno associare un esame colturale del fluido ascessuale previa aspirazione con ago sottile sotto guida TC.
4. Lo studio MDCT di base ha evidenziato un coagulo nell'ambito della raccolta perivasale di destra. A circa 7 giorni dal primo esame TC, nell'ottica di una valutazione dell'efficacia della terapia antibiotica si è ritenuto opportuno effettuare un studio con protocollo bifasico in fase arteriosa e portale per chiarire il significato del coagulo identificato nel precedente controllo.

COMMENTO

Il caso illustrato si riferisce ad una giovane paziente in ottima salute; in anamnesi un recente aborto procurato che potrebbe aver costituito la porta d'ingresso dei germi. L'esame colturale del fluido ascessuale del muscolo iliaco di destra, aspirato con ago sottile sotto guida TC, ha dimostrato un'infezione da stafilococco aureo che è stata trattata con terapia antibiotica specifica. A distanza di una settimana, per il perdurare della febbre e della leucocitosi (sebbene con valori inferiori alla fase iniziale) è stato richiesto un nuovo esame TC.

Una valutazione preliminare dello studio MDCT praticato al ricovero pone l'attenzione su di un coagulo ematico nella raccolta localizzata in sede perivasale ipogastrica destra. Nella sede del coagulo, in fase arteriosa, si evidenzia uno pseudo-aneurisma dell'arteria ipogastrica destra localizzato all'origine dell'arteria glutea. Il coagulo potrebbe pertanto essere stato l'espressione di un piccolo ematoma intramurale infetto. Le localizzazioni ascessuali muscolari e perivasali sono apparse significativamente ridotte. Viene deciso di procedere ad un'embolizzazione per via angiografica dell'arteria pudenda esterna di destra, praticata con successo. La paziente viene successivamente dimessa completamente guarita.

BIBLIOGRAFIA ESSENZIALE

Brown SL, Busuttil RW, Baker JD et al (1984) Bacteriologic and surgical determinants of survival in patients with micotic aneurysm. J Vasc Surg 1:541-547

Khandanpour N, Chaudhuri A, Roebuck DJ et al (2007) Neonatal mycotic internal aneurysm due to methicillin-resistant Staphylococcus aureus (MRSA) septicaemia successfully trated by coil embolisation. Aur J Vasc Endovasc Surg 33:687-689

Sanada J, Matsui O, Arawaka F et al (2005) Endovascular stent-grafting for infected iliac artery pseudoaneurysm. Cardiovasc Intervent Radiology 28:83-86

CASO 56

Alfonso Ragozzino, Giuseppe Di Costanzo, Renato Regine
U.O.C. di Radiologia e Diagnostica per Immagini, P.O. "S. Maria delle Grazie", ASL NA2, Pozzuoli, Napoli

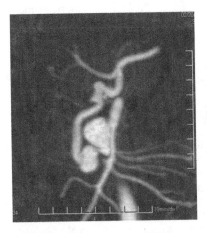

Figura 1

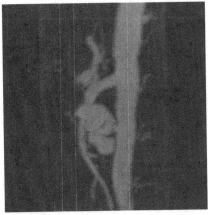

Figura 2

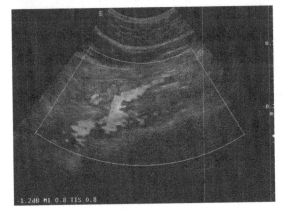

Figura 3

F, 36 anni. Storia di *angina abdominis* ingravescente. Non presenta fattori di rischio per aterosclerosi o iper-coagulabilità ematica. Esegue esame RM ed eco-color Doppler (ECD).

DOMANDE

1. Quale anomalia vascolare dimostrano le immagini MIP dell'angio-RM con mdc?
2. Quale informazione aggiuntiva fornisce l'ECD sulla scorta del reperto angio-RM?
3. Quali sono le cause vascolari più frequenti di *angina abdominis*?

CASO 56: Anomalia di origine e decorso dell'arteria celiaca in soggetto con *angina abdominis*

RISPOSTE

1. Anomalia di origine dell'arteria celiaca, disconnessa dall'aorta, alimentata dall'arteria mesenterica superiore.
2. L'indagine eco-color Doppler fornisce informazioni circa la direzione del flusso, ascendente nel vaso di connessione, tra arteria mesenterica superiore e tronco celiaco.
3. Aterosclerosi, trombosi, embolia, stenosi, compressione ad estrinseco, invasione tumorale della vascolatura mesenterica, ipotensione.

COMMENTO

Le anomalie vascolari dei vasi addominali sono rare cause di *angina abdominis*. Sono descritte numerose varianti anatomiche dei vasi viscerali addominali, ma un'anastomosi arteriosa diretta tra arteria mesenterica superiore e tronco celiaco è un reperto estremamente raro (0,4% in vivo).

L'ECD è sempre l'indagine di primo livello, perché non invasiva, di basso costo, facilmente reperibile e ripetibile. Tuttavia, molto spesso, riesce a fornire solo un'indicazione diagnostica che necessita, per la diagnosi definitiva, di integrazione con esami più panoramici, quali la TC o la RM.

Tra le tecniche di angiografia a risonanza magnetica (*Time of Flight*, TOF; *Phase Contrast*, PC; *Contrast Enhanced MRA*, CE-MRA) quella con mdc e.v. ha avuto più ampio utilizzo clinico.

I vantaggi di questa tecnica, rispetto all'angiografia convenzionale ed all'angio-TC, sono l'utilizzo di radiazioni non ionizzanti e la minore tossicità del mezzo di contrasto per RM. Inoltre, con le sequenze *Gradient Echo* è possibile definire la natura emodinamica della malformazione (alto flusso vs basso flusso).

Nel caso presentato la paziente è giunta all'osservazione per l'insorgenza di dolore addominale ingravescente. Ha eseguito in urgenza esame ecografico dell'addome che ha dimostrato un'area nodulare, di probabile natura vascolare, adiacente all'arteria mesenterica superiore; il controllo con color Doppler ha confermato l'origine vascolare della lesione che all'analisi spettrale ha mostrato flussimetria di tipo arterioso. Ha pertanto eseguito esame CE-MRA che ha permesso di documentare la disconnessione del tronco celiaco dall'aorta addominale, alimentato da un vaso tortuoso di connessione originante dall'arteria mesenterica superiore. Pertanto, considerata la giovane età della paziente e l'assenza di fattori di rischio per aterosclerosi e ipercoagulabilità ematica, è stata posta diagnosi di *angina abdominis* da ipoafflusso causata dall'anomalia vascolare. Il successivo controllo ECD, eseguito sulla scorta dell'esame angio-RM, ha confermato infatti la direzione di flusso ascendente all'interno del vaso di connessione, dalla mesenterica superiore al tronco celiaco.

BIBLIOGRAFIA ESSENZIALE

Levy AD (2007) Mesenteric ischemia. Radiol Clin North Am 45:593-599

Loukas M, Jordan R (2006) An unusual arterial connection between the celiac trunk and the gastroduodenal artery. Clin Anat 19:712-713

Rha SE, Ha HK, Lee SH et al (2000) CT and MR imaging findings of bowel ischemia from various primary causes. Radio-Graphics 20:29-42

CASO 57

Salvatore Sammartano, Angela Mattiuzzi, Maurizio Centonze
Dipartimento di Radiodiagnostica, U.O. di Radiologia, Ospedale "S. Chiara", APSS di Trento, Trento

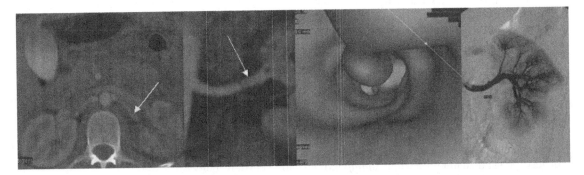

Figura 1

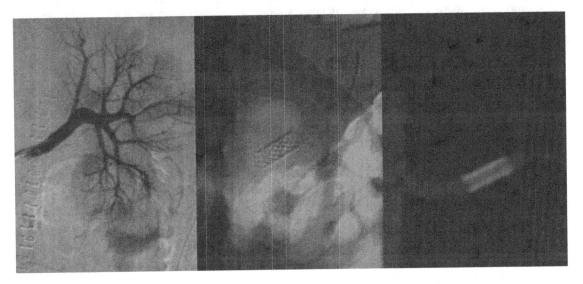

Figura 2

M, 22 anni. Trauma chiuso dell'addome.

DOMANDE

1. Che tipo di lesione indica la freccia?
2. Qual è il meccanismo d'azione responsabile?
3. La lesione può essere riconosciuta solo con acquisizione TC in fase arteriosa?

CASO 57: Dissezione intimale post-traumatica dell'arteria renale

RISPOSTE

1. Dissezione intimale traumatica dell'arteria renale.
2. Stiramento del peduncolo vascolare in relazione a trauma chiuso dell'addome.
3. Sì. La fase arteriosa "pura" consente di riconoscere la lesione. La lesione può essere visualizzata anche in fase venosa, ma solo se il vaso permane sufficientemente opacizzato.

COMMENTO

La dissezione dell'arteria renale è più frequentemente messa in relazione al coinvolgimento del vaso nella patologia dissecativa dell'aorta. L'eziologia traumatica è forse meno nota, ma non infrequente. L'evento traumatico, dovuto a compressione e/o decelerazione, determina stiramento del peduncolo vascolare con conseguente danno che può coinvolgere le tre tonache (intima, media ed avventizia), determinando pertanto quadri che vanno dalla formazione di *flap* intimale all'occlusione del vaso.

Nel caso presentato si è avuto l'interessamento della sola tonaca intima, anche se l'immagine angiografica, nella quale è meglio apprezzabile irregolarità del profilo dell'arteria, fa presupporre un danno parzialmente esteso anche alle altre due tonache. La dissezione è confinata al terzo medio-distale del tronco principale dell'arteria e le aree di assente *enhancement* del parenchima renale sono da mettere in relazione a fenomeni tromboembolici provocati dalla dissezione. La lesione viene evidenziata dalla TC con mdc in fase arteriosa, dove si ha la maggiore opacizzazione del vaso e meglio risalta il difetto di riempimento costituito dal *flap* parietale; quest'ultimo, non riconoscibile in fase pre-contrastografica, può essere apprezzabile anche in fase venosa se persiste buona opacizzazione dell'arteria.

La sintomatologia che accompagna la lesione, costituita da dolore lombare a volte irradiato al pube, può non essere riconosciuta nella fase acuta del trauma; l'evento traumatico, peraltro, nella maggior parte dei casi è tale da rendere necessaria l'esecuzione di esame TC. Pertanto è il radiologo che nell'analisi delle scansioni deve ricercare la dissezione, messo magari in allarme da aree di mancato *enhancement* del parenchima renale dovute a micro-embolizzazione. L'utilizzo della MDCT (*Multidetector Computed Tomography*) ci ha consentito, inoltre, di effettuare esame endoscopico virtuale e ricostruzioni multiplanari che hanno chiarito al meglio la patologia. Il mancato riconoscimento della lesione può portare a rottura o ad occlusione del vaso; il riconoscimento del *flap* dissecativo, invece, ne consente il riaccollamento attraverso manovre angiografiche interventistiche, come nel caso descritto.

BIBLIOGRAFIA ESSENZIALE

Memon S, Cheung BYK (2005) Long-term results of blunt traumatic renal artery dissection treated by endovascular stenting. Cardiovasc Intervent Radiol 28:668-669

Mirvis SE (2003) Injuries to the urinary system and retroperitoneum. In: Mirvis SE, Shanmuganathan K (eds) Imaging in Trauma and Critical Care. II Ed, Saunders, Pennsylvania, pp 483-517

Rha SW, Wani SP, Suh SY et al (2006) Successful percutaneous renal intervention in a patient with acute traumatic renal artery thrombosis. Circulation 114:583-585

CASO 58

Maurizio Centonze, Roberto Bonmassari*, Luisa Manes

Dipartimento di Radiodiagnostica, U.O. di Radiologia, Ospedale "S. Chiara", APSS di Trento, Trento
*U.O. di Cardiologia, Ospedale "S. Chiara", APSS di Trento, Trento

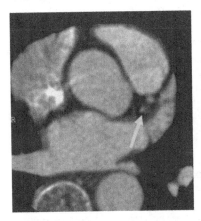

Figura 1

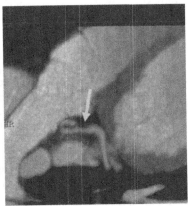

Figura 2

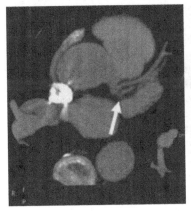

Figura 3

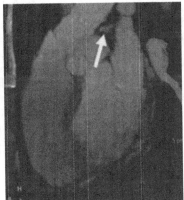

Figura 4

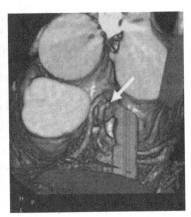

Figura 5

F, 42 anni. Dolore toracico acuto piuttosto atipico per *angina*, senza alterazioni significative all'ECG e lieve elevazione degli indici di necrosi miocardica (TNI). Esegue indagine MDCT (*Multidetector Computed Tomography*).

DOMANDE

1. Che tipo di lesione è indicato dalla freccia gialla nelle Figg. 1 e 2?
2. Che tipo di lesione è indicato dalla freccia bianca nelle Figg. 3, 4 e 5? È correlata alla prima lesione?
3. Quale ramo coronarico è interessato dalle lesioni?
4. Quale esame può essere utile per il successivo iter diagnostico-terapeutico?

CASO 58: Dissecazione spontanea di un'arteria coronaria

RISPOSTE

1. Dissecazione del tratto prossimale dell'arteria circonflessa.
2. Possibile piccolo pseudo-aneurisma all'origine dell'arteria circonflessa, complicanza della dissecazione.
3. Tratto prossimale dell'arteria circonflessa.
4. L'esame coronarografico con posizionamento di uno *stent*.

COMMENTO

La dissecazione spontanea di un'arteria coronaria (SCAD) è un'evenienza molto rara. In un terzo dei casi descritti in Letteratura, la SCAD si manifesta nelle donne al termine della gravidanza o nel *post-partum*, in conseguenza di alterazioni del flusso ematico. Altri fattori sono le malattie ereditarie, quali la Ehlers-Danlos tipo IV o la Sindrome di Marfan, l'esercizio fisico particolarmente intenso e lo stress emodinamico, anche farmacologicamente o chimicamente mediato (cocaina). Il lembo di dissecazione usualmente decorre nel contesto della tunica media, o tra questa e l'avventizia. La possibile evoluzione consiste nell'occlusione del vaso da parte dell'ematoma, che si può formare all'interno della parete vasale. Dal punto di vista clinico, solitamente, la SCAD si presenta come una sindrome coronarica acuta in un soggetto a bassa probabilità di malattia aterosclerotica. Poiché non si può prevedere la progressione, prossimale o distale, della SCAD è indispensabile mettere in atto una procedura di rivascolarizzazione, che viene più frequentemente realizzata posizionando uno *stent*, in grado di bloccare il processo di dissecazione. Nei casi in cui la SCAD sia particolarmente estesa, multivasale o interessi il tronco comune sinistro si preferisce l'opzione chirurgica classica (by-pass aorto-coronarico). Nel caso illustrato, l'esame TC, effettuato con apparecchiatura a 16 detettori e *gating* cardiaco retrospettivo, mostra un ispessimento parietale circumferenziale del tratto prossimale dell'arteria circonflessa, con consensuale riduzione piuttosto irregolare del lume vasale (segmento XI), che a valle torna normale. A ciò si contrappone una piccola dilatazione sacciforme del vaso, immediatamente in prossimità della sua origine dal tronco comune, verosimilmente riferibile a piccolo pseudo-aneurisma: le sue limitanti sono sfumate ed irregolari, ciò che consente di distinguerlo da una vera dilatazione aneurismatica. Pur non apprezzandosi un *flap* intimale (rilevato invece nell'esame coronarografico, eseguito due giorni più tardi per un aggravamento della sintomatologia dolorosa e comparsa di segni elettrocardiografici di ischemia cardiaca) il quadro TC è molto suggestivo per dissecazione con trombosi del falso lume. L'esame coronarografico ha consentito il posizionamento di uno *stent* nel tratto prossimale dell'arteria circonflessa, con completa risoluzione del quadro clinico.

BIBLIOGRAFIA ESSENZIALE

Butler R, Webster MWI, Davies G et al (2005) Spontaneous dissection of native coronary arteries. Heart 91:223-224

Chabrot P, Motreff P, Boyer L (2006) Postpartum spontaneous coronary artery dissection: a case of pseudoaneurysm evolution detected on MDCT. AJR Am J Roentgenol 187:W660

Tsimikas S, Giodano F, Tarazi R et al (1999) Spontaneous coronary artery dissection in patients with renal transplantation. J Invas Cardiol 11:316–321

CASO 59

Orlando Catalano, Alfredo Siani
U.O.C. di Radiodiagnostica, IRCCS Istituto Nazionale Tumori, Fondazione "G. Pascale", Napoli

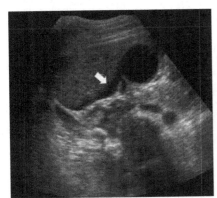

Figura 1

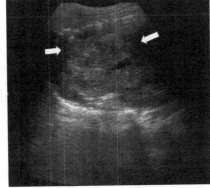

Figura 2

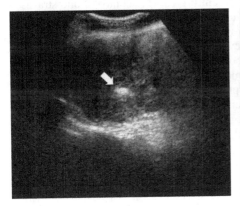

Figura 3

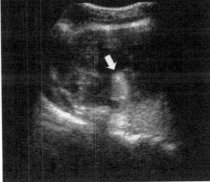

Figura 4

F, 20 anni. Splenectomia 12 ore prima per trauma chiuso. Grave anemizzazione nelle ore successive. Ecografia effettuata al letto della paziente, nel reparto di chirurgia.

DOMANDE

1. Cosa dimostrano le scansioni ecografiche dello spazio sottoepatico (Fig. 1), quelle della loggia splenica in basale (Fig. 2) e quelle dopo iniezione di mdc ecografico (Figg. 3, 4)?
2. Dinanzi ad una rapida anemizzazione nel post-operatorio precoce, cosa è corretto fare?
3. I reperti rilevati, nel caso specifico, erano sufficienti per un trattamento adeguato oppure erano necessarie ulteriori indagini?

117

CASO 59: Emoperitoneo da deiscenza del moncone dell'arteria splenica

RISPOSTE

1. Versamento peritoneale libero, anecogeno omogeneo. Immagine *complex* da coaguli in loggia splenica, che dopo infusione di mdc e.v. presenta al suo interno uno stravaso ingravescente, quale segno di emorragia in atto.
2. Monitorare attentamente l'emocromo e gli altri dati laboratoristici, in relazione anche a quelli di "partenza". Garantirsi un accesso venoso, valutando lo stato pressorio del paziente e preparando plasmaespansori e sangue compatibile da trasfondere. Praticare un'ecografia.
3. La chiara dimostrazione di un'emorragia in atto pone, in questo caso, l'indicazione al trattamento chirurgico (o embolizzante) immediato, senza esecuzione di ulteriori accertamenti (quali una TC con mdc e.v.).

COMMENTO

In questo caso il contesto clinico di un'anemizzazione post-operatoria oltre il "calo fisiologico", unitamente al quadro ecografico basale, potevano anche essere sufficienti per una decisione chirurgica o per uno studio TC d'urgenza. Tuttavia, il riscontro di un versamento peritoneale e di un insieme di coaguli "oltre il fisiologico" nella sede della splenectomia poteva anche essere soggettivo, e consigliare l'operatore timoroso ad uno stretto monitoraggio, in luogo di un immediato intervento chirurgico. Il riscontro di uno stravaso contrastografico all'ecografia con mdc, eseguita al letto del paziente, ha modificato totalmente lo scenario, dimostrando un'emorragia in corso. Il sanguinamento poteva provenire sia dai vasi gastrici brevi che direttamente dal peduncolo splenico legato, ma in ogni caso richiedeva un trattamento cruento.

La diagnosi differenziale di uno stravaso di mdc ecografico si pone con: calcificazioni (già presenti in basale e comunque persistenti se si torna estemporaneamente alla modalità US convenzionale - non contrastografica), vasi normali (anatomia specifica per origine e decorso), pseudo-aneurismi (aspetto delimitato, senza propagazione del materiale stravasato), aree di parenchima indenne nel contesto di focolai traumatici o di aree infartuali (l'aspetto non è isoecogeno con i vasi ed iperecogeno rispetto al parenchima restante come nello stravaso, ma rispettivamente ipoecogeno rispetto ai vasi ed isoecogeno con il parenchima).

BIBLIOGRAFIA ESSENZIALE

Catalano O, Cusati B, Nunziata A et al (2006) Active abdominal bleeding: contrast-enhanced sonography. Abdom Imaging 31:9-16

Catalano O, Sandomenico F, Mattace Raso M et al (2005) Real-time, contrast-enhanced sonography: a new tool for detecting active bleeding. J Trauma 59:933-939

Catalano O, Siani A (2007) Vasi addominali. In: Quaia E (ed) Mezzi di contrasto in ecografia. Applicazioni addominali. Springer-Verlag Italia, Milano, pp 185-200

CASO 60

Orlando Catalano, Alfredo Siani

U.O.C. di Radiodiagnostica, IRCCS Istituto Nazionale Tumori, Fondazione "G. Pascale", Napoli

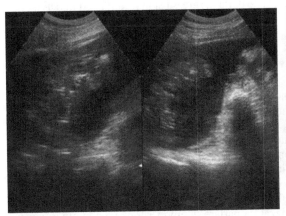

Figura 1

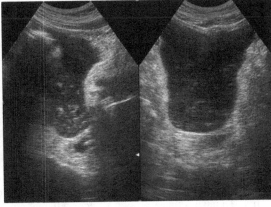

Figura 2

F, 60 anni. Progressiva anemizzazione dopo splenectomia diagnostico-terapeutica per via laparoscopica, in paziente con splenomegalia linfomatosa isolata.

DOMANDE

1. Qual è il reperto riconoscibile nella scansione della loggia splenica (Fig. 1) e in quella pelvica (Fig. 2)?
2. Qual è la diagnostica differenziale?

CASO 60: Emoperitoneo da sanguinamento dei vasi gastrici brevi dopo splenectomia

RISPOSTE

1. Versamento e coaguli, prevalentemente declivi, nella sede della pregressa splenectomia ed in pelvi.
2. Versamento non ematico, eventualmente anche pre-esistente all'atto chirurgico (ascite, coleperitoneo, uroperitoneo, dialisi peritoneale, ecc.).

COMMENTO

Nel trauma addominale il versamento peritoneale viene generalmente osservato nella fase acuta, quando è "fresco", risultando quindi anecogeno e non distinguibile da liquido di altra natura (come nell'ascite). Eventualmente, nelle forme massive o prodotte progressivamente, si osservano degli strati ecogeni adesi alla fonte emorragica (segno del coagulo sentinella, mutuato dalla semeiotica TC). Nell'emoperitoneo non traumatico, quale quello che talora si osserva dopo biopsie addominali o dopo interventi chirurgici, l'emorragia si produce di solito progressivamente, per stillicidio nell'arco di diverse ore, e pertanto vi è la possibilità di stabilirsi di una semeiotica più ricca: strati di coaguli in prossimità della sede del sanguinamento o nei recessi declivi, fini echi mobili nel liquido, grossolani echi allungati sparsi nel liquido, specie in sede declive. Dinanzi a questo reperto l'ecografista è autorizzato a parlare di emoperitoneo e non più di versamento peritoneale. L'indicazione al trattamento cruento (chirurgico o embolizzante) è chiara, poiché è improbabile che dinanzi ad un versamento così esteso (all'ecografia preoperatoria non vi era alcuna falda liquida intraperitoneale) le sole trasfusioni siano sufficienti. Chiaramente, i dati clinici e laboratoristici sono cruciali nella scelta terapeutica.

Per quanto riguarda il caso in oggetto, bisogna segnalare come la letteratura non sia concorde sulla scelta laparotomica o laparoscopica nel caso di asportazione di milze di dimensioni cospicue, poiché alcuni Autori hanno segnalato una maggior incidenza di complicanze nell'approccio laparoscopico mentre altri non hanno rilevato differenze in questo senso rispetto all'exeresi a cielo aperto.

BIBLIOGRAFIA ESSENZIALE

Catalano O, Siani A (2007) Ecografia in oncologia. Testo-atlante di ultrasonologia diagnostica e interventistica dei tumori, Springer-Verlag Italia, Milano, pp 332-340

Park A, Targarona EM, Trias M (2001) Laparoscopic surgery of the spleen: state of the art. Langenbecks Arch Surg 386:230-239

Patel AG, Parker JE, Wallwork B et al (2003) Massive splenomegaly is associated with significant morbidity after laparoscopic splenectomy. Ann Surg 238:235-240

CASO 61

Orlando Catalano, Alfredo Siani
U.O.C. di Radiodiagnostica, IRCCS Istituto Nazionale Tumori, Fondazione "G. Pascale", Napoli

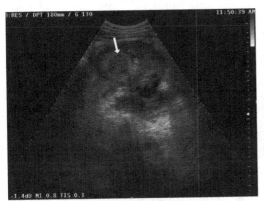

Figura 1

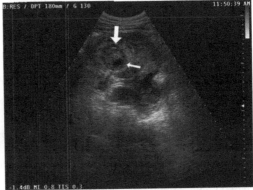

Figura 2

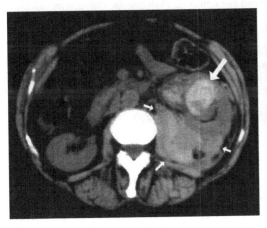

Figura 3

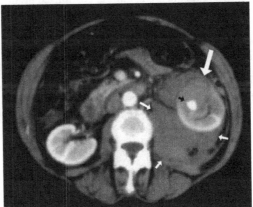

Figura 4

F, 72 anni. Dolenzia al fianco sinistro da tre giorni e progressiva lieve anemizzazione, senza ematuria.

DOMANDE

1. Cosa indicano le frecce nella scansione ecografica del rene sinistro (Figg. 1, 2)?
2. Cosa indicano le frecce nella scansione TC basale (Fig. 3) e dopo somministrazione di mdc e.v. (Fig. 4)?
3. Cosa ha prodotto verosimilmente l'emorragia retroperitoneale?
4. Cosa avrebbe potuto fare l'ecografista anziché condurre la paziente alla TC?

CASO 61: Emorragia retroperitoneale da rottura di pseudo-aneurisma intratumorale renale

RISPOSTE

1. Emorragia perirenale posteriore, formazione intrarenale ipoecogena, immagine sacciforme anecogena intralesionale.
2. Emorragia perirenale posteriore, formazione intrarenale ipodensa, pseudo-aneurisma intralesionale.
3. Rottura dello pseudo-aneurisma, al momento arrestatasi.
4. Insospettirsi per l'immagine anecogena all'interno della lesione e documentarne la natura vascolare con eco-color Doppler o con eco-contrastografia.

COMMENTO

Il rischio di sanguinamento nel paziente con angiomiolipoma renale dipende soprattutto dalle dimensioni della lesione: segni di emorragia si osservano in circa la metà degli angiomiolipomi superiori ai 4 cm, rimossi chirurgicamente. Il sanguinamento avviene sia all'interno che all'esterno della lesione, con insorgenza di un ematoma retroperitoneale e/o di ematuria.

Il riscontro di un angiomiolipoma emorragico non costituisce un'evenienza rara, ma solo talora è possibile identificare all'interno un vero e proprio pseudo-aneurisma, espressione diretta delle modifiche angioerosive che conducono all'emorragia stessa. Il riscontro di un eventuale pseudo-aneurisma aumenta sensibilmente il rischio di risanguinamento e, quindi, costituisce un ulteriore elemento nella decisione chirurgica.

BIBLIOGRAFIA ESSENZIALE

Corso R, Carrafiello G, Rampoldi A et al (2005) Pseudoaneurysm after spontaneous rupture of renal angiomyolipoma in tuberous sclerosis: successful treatment with percutaneous thrombin injection. Cardiovasc Intervent Radiol 28:262-264

Lapeyre M, Correas JM, Ortonne N et al (2002) Color-flow Doppler sonography of pseudoaneurysms in patients with bleeding renal angiomyolipoma. AJR Am J Roentgenol 179:145-147

Yamamoto S, Nakamura K, Kawanami S et al (2000) Renal angiomyolipoma: evolutional changes of its internal structure on CT. Abdom Imaging 25:651-654

CASO 62

Orlando Catalano, Alfredo Siani

U.O.C. di Radiodiagnostica, IRCCS Istituto Nazionale Tumori, Fondazione "G. Pascale", Napoli

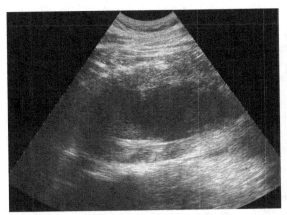

Figura 1

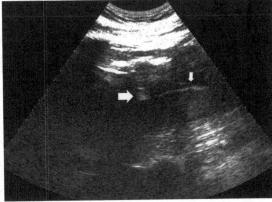

Figura 2

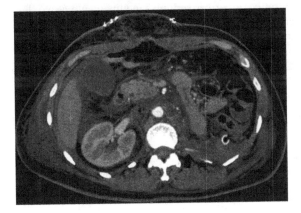

Figura 3

F, 46 anni. Operata 48 ore prima di nefrectomia radicale sinistra per carcinoma e trombectomia cavale. Eparinizzata nel post-operatorio. Progressiva, grave anemizzazione. Ecografia effettuata al letto della paziente, nel reparto di Terapia Intensiva.

DOMANDE

1. Cosa dimostra la scansione ecografica della regione retroperitoneale sinistra, condotta prima in basale (Fig. 1) e poi 16 secondi dopo l'iniezione di mdc ecografico attraverso una vena centrale (Fig. 2)?
2. Quale poteva essere l'effettiva indicazione alla TC (Fig. 3) in questo caso?
3. Qual è in generale la condotta terapeutica più adatta in un caso come questo?

CASO 62: Emorragia retroperitoneale attiva da lesione chirurgica della I arteria lombare

RISPOSTE

1. Raccolta liquida disomogenea in sede retroperitoneale sinistra con fuoriuscita di mdc ecografico nel suo contesto.
2. La TC ha permesso di identificare con esattezza la fonte emorragica, corrispondente alla prima arteria lombare sinistra, rendendo così più rapido l'eventuale approccio interventistico embolizzante.
3. Essendo il sanguinamento retroperitoneale (il versamento peritoneale associato era ancora relativamente scarso) e la paziente scoagulata, in generale è preferibile lasciare la revisione chirurgica come estrema ratio. L'embolizzazione, poi di fatto praticata con successo in questa paziente, appare l'approccio più razionale.

COMMENTO

Dinanzi ad una progressiva e significativa anemizzazione del post-operatorio, l'iniziale approccio ecografico al letto rappresenta la scelta più razionale, pur considerando che la sensibilità della metodica per un'emorragia retroperitoneale (la paziente era stata sottoposta a nefrectomia, seppur con approccio laparotomico anteriore) è inferiore a quella per l'emoperitoneo. Evitare la mobilizzazione di questi complessi pazienti è in generale preferibile.

Una volta identificata una cospicua raccolta nel focolaio chirurgico (circa 13x6 cm), l'opzione più coerente è apparsa quella di un'immediata iniezione di mdc ecografico, alla ricerca di un sanguinamento attivo. Di fatto, lo stravaso contrastografico, a pochi secondi dall'iniezione, dimostra la presenza di un'emorragia ancora in atto e ne evidenzia la natura arteriosa. A questo punto le alternative erano un monitoraggio ecografico ed ecocontrastografico, oltre che chiaramente clinico-laboratoristico, oppure un trattamento cruento. Nell'attesa di un'embolizzazione arteriosa trans-catetere si decideva di praticare una TC multistrato preliminare. Quest'ultima, a differenza dell'eco-contrastografia, forniva una mappa vascolare precisa, con documentazione esatta del vaso arterioso sanguinante e con documentazione dell'integrità del settore venoso cavale (coinvolto nell'ampia exeresi).

BIBLIOGRAFIA ESSENZIALE

Catalano O, Cusati B, Nunziata A et al (2006) Active abdominal bleeding: contrast-enhanced sonography. Abdom Imaging 31:9-16

Catalano O, Sandomenico F, Mattace Raso M et al (2005) Real-time, contrast-enhanced sonography: a new tool for detecting active bleeding. J Trauma 59:933-939

Catalano O, Siani A (2007) Vasi addominali. In: Quaia E (ed) Mezzi di contrasto in ecografia. Applicazioni addominali. Springer-Verlag Italia, Milano, pp 185-200

Willmann JK, Roos JE, Platz A et al (2002) Multidetector CT: detection of active hemorrhage in patients with blunt abdominal trauma. AJR Am J Roentgenol 179:437-444

CASO 63

Bruno Balbi, Greta Gardelli, Maurizio Mughetti
Dipartimento di Radiologia, Ospedale "M. Bufalini", Cesena

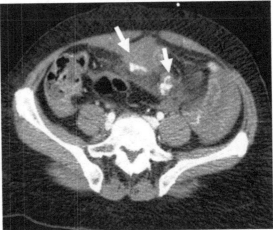

Figura 2

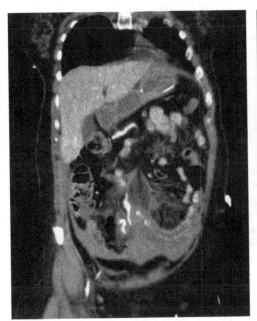

Figura 1

F, 54 anni. Politrauma toraco-addominale emodinamicamente stabile.

DOMANDE

1. Qual è il nome della lesione indicata dalle frecce?
2. Perché in un paziente di questo tipo è importante eseguire la fase arteriosa?
3. Sono utili le ricostruzioni MPR in questo contesto?
4. L'indagine ecografica permette di rilevare questo tipo di lesioni?

CASO 63: Emorragia vasale attiva post-traumatica a partenza da un ramo dell'arteria mesenterica superiore

RISPOSTE

1. Emorragia vasale attiva da rottura di un ramo dell'arteria mesenterica superiore.
2. La fase arteriosa è fondamentale perché permette di distinguere con certezza un sanguinamento arterioso attivo da uno venoso, indirizzando il paziente verso il trattamento terapeutico opportuno.
3. Certamente sì. La confidenza diagnostica aumenta integrando le immagini TC assiali con le ricostruzioni MPR.
4. L'ecografia ha altissima sensibilità nella valutazione del versamento peritoneale, mentre ha scarsissima specificità nella ricerca dell'origine del sanguinamento.

COMMENTO

I traumi chiusi dell'arteria mesenterica superiore (AMS), sono infrequenti (5-10%) e dipendono per lo più da incidenti stradali, impatti diretti e, raramente, caduta da grandi altezze. Per la posizione retroperitoneale dell'origine del vaso, e la prossimità anatomica di vari organi addominali, il danno della AMS spesso non è isolato. Spesso alla lesione dell'AMS si associa quella della vena mesenterica superiore. L'AMS può essere danneggiata in ciascuna delle sue quattro zone. La principale causa di morte è il dissanguamento, in quanto le rotture della AMS si associano ad imponente perdita ematica, difficile da controllare chirurgicamente. La prognosi è correlata alla presenza di shock all'ammissione, al reperto di eventuali alterazioni ischemiche intestinali all'ispezione chirurgica, al numero, alla gravità ed alla sede anatomica di lesioni associate, alla tecnica di riparazione adottata. Cause di morte tardiva sono l'insorgenza di *multi organ failure*, sepsi e sequele dell'ischemia intestinale. La chiave per un efficace trattamento delle rotture dell'AMS prevede la diagnosi tempestiva ed un adeguato approccio chirurgico.

Nei pazienti emodinamicamente stabili l'angio-MDCT (*Multidetector Computed Tomography*) ha un'accuratezza del 97,5%; permette di identificare la sede e l'origine del sanguinamento attivo, risultando determinante nella diagnosi e nel successivo approccio terapeutico. In tali evenienze questa metodica può considerarsi "salvavita" per la sua rapidità di esecuzione e l'accuratezza diagnostica. Importante è la corretta esecuzione tecnica dell'indagine. Con le apparecchiature TC allo stato dell'arte, l'acquisizione eseguita in fase arteriosa e con sottile spessore di strato, corredata da ricostruzioni MPR, MIP e VR, consente di ottenere una precisa mappa vascolare non-invasiva, fornendo i criteri per l'applicazione di presidi terapeutici specifici e selettivi.

BIBLIOGRAFIA ESSENZIALE

Brofman N, Atri M, Hanson JM et al (2006) Evaluation of bowel and mesenteric blunt trauma with multidetector CT. RadioGraphics 26:1119-1131

Fullen WD, Hunt J, Altemeier WA (1972) The clinical spectrum of penetrating injury to the superior mesenteric arterial circulation. J Trauma 12:656-564

Scaglione M, de Lutio di Castelguidone E, Scialpi M et al (2004) Blunt trauma to the gastrointestinal tract and mesentery: is there a role for helical CT in the decision-making process? Eur J Radiol 50:67-73

CASO 64

Arnaldo Scardapane, Amato A. Stabile Ianora, Giuseppe Angelelli
Sezione di Diagnostica per Immagini, Policlinico, Università degli Studi di Bari, Bari

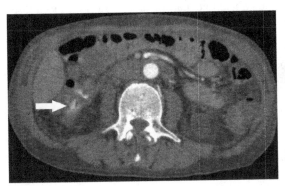

Figura 1

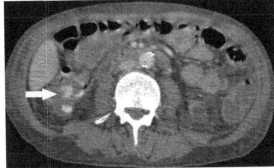

Figura 2

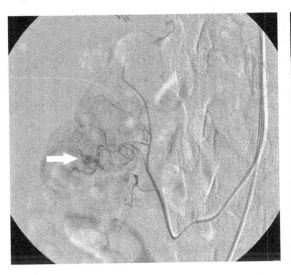

Figura 3

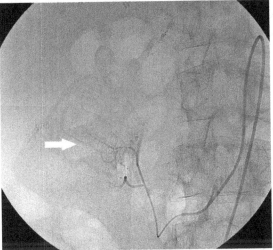

Figura 4

M, 79 anni. Proctorragia insorta 15 giorni dopo polipectomia endoscopica del colon.

DOMANDE
1. Quali sono i reperti indicati dalla freccia nelle scansioni TC?
2. Quale vaso è verosimilmente responsabile dell'emorragia?
3. Quali sono i reperti indicati dalla freccia nelle Figure 3 e 4?

CASO 64: Emorragia arteriosa colica destra post-polipectomia endoscopica

RISPOSTE

1. La presenza di stravaso arterioso di mdc nel lume colico a livello della flessura destra (Fig. 1). In fase venosa (Fig. 2) la quantità di mdc nel lume intestinale è aumentata.
2. Sanguinamento arterioso a livello del colon destro, sostenuto da un ramo colico di destra proveniente dalla mesenterica superiore.
3. Lo stravaso attivo di mdc durante l'arteriografia superselettiva dell'arteria colica destra, previo cateterismo dell'arteria mesenterica superiore (Fig. 3); l'arresto dell'emorragia (Fig. 4) dopo embolizzazione con particelle di polivinil alcool.

COMMENTO

Il sanguinamento acuto del tratto gastroenterico inferiore interessa le anse intestinali a valle del Treitz ed è meno frequente di quello del tratto superiore, con una prevalenza di circa il 30% di tutte le emorragie intestinali.

La recente diffusione nella pratica clinica degli interventi endoscopici ha portato all'osservazione di sanguinamenti in seguito a procedure di polipectomia. Sebbene l'endoscopia rimanga il primo approccio diagnostico e terapeutico, in questi casi, la presenza di sangue nel lume intestinale può impedire l'identificazione della sede dell'emorragia. Il ricorso alla TC spirale, meglio se con tecnologia multistrato, è considerato di prima scelta per la ricerca della sede e della causa del sanguinamento. La tecnica d'esame prevede l'esecuzione di scansioni di base per la ricerca di materiale ematico spontaneamente iperdenso nel lume intestinale, seguite da scansioni dopo iniezione endovenosa di mdc uroangiografico nelle fasi arteriosa e venosa (100-140 mL alla velocità di 3,5-4 mL/sec con iniettore automatico) per evidenziare lo stravaso attivo di mdc. Nei casi in cui le indagini non invasive evidenzino la sede del sanguinamento, l'arteriografia selettiva deve essere presa in considerazione, specie nei pazienti instabili, per eseguire un trattamento di embolizzazione selettiva che ha elevate percentuali di successo per il tratto gastroenterico basso (81-91%).

Nel caso presentato l'embolizzazione trans-catetere ha determinato la risoluzione del quadro sintomatico ed ha consentito la completa guarigione del paziente, poiché il sanguinamento non era sostenuto da alcuna lesione, ma rappresentava verosimilmente una complicanza del recente intervento di polipectomia del colon destro.

BIBLIOGRAFIA ESSENZIALE

Ettorre GC, Francioso G, Garribba AP et al (1997) Helical CT angiography in gastrointestinal bleeding of obscure origin. AJR Am J Roentgenol 168:727-731

Laing CJ, Tobias T, Rosenblum DI et al (2007) Acute gastrointestinal bleeding: emerging role of multidetector CT angiography and review of current imaging techniques. RadioGraphics 27:1055-1070

Lim CM, Shridhar I, Tan L et al (2006) Contrast CT in localization of acute lower gastrointestinal bleeding. Asian J Surg 29:92-94

Padia SA, Bybel B, Newman JS (2007) Radiologic diagnosis and management of acute lower gastrointestinal bleeding. Cleve Clin J Med 74:417-420

CASO 65

Michele Tonerini, Roberto Cioni*, Piero Lippolis**, Chiara Bagnato**, Luca Grassi, Eugenio Orsitto
*U.O.C. Radiologia Pronto Soccorso, A.O. Universitaria Pisana, Pisa. *U.O.C. Radiologia Diagnostica ed Interventistica
A.O. Universitaria Pisana, Pisa. **U.O.C. Chirurgia d'Urgenza A.O. Universitaria Pisana, Pisa*

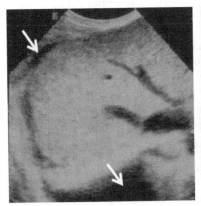

Figura 1

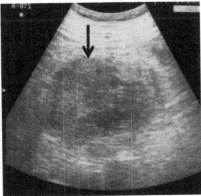

Figura 2

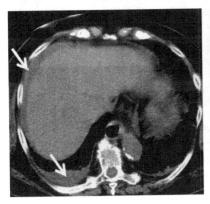

Figura 3

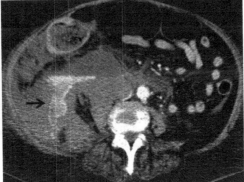

Figura 4

F, 86 anni. Vasculopatica in terapia anticoagulante. Lamenta lombalgia destra dopo un trauma di scarso significato.

DOMANDE

1. Quali tipi di alterazioni sono sospettabili all'esame ecografico (Figg. 1, 2) ed alla TC (Figg. 3, 4) eseguiti in fase acuta?
2. Quale ne può essere stata la causa favorente?
3. È sufficiente per la diagnosi l'esame ecografico, eventualmente associato ad una MDCT (*Multidetector Computed Tomography*) senza mdc e.v.?
4. Quale terapia può essere attuata?

CASO 65: Ematoma retroperitoneale da rottura di arteria lombare associato ad emoperitoneo ed emotorace

RISPOSTE

1 Ematoma retroperitoneale destro, rifornito in fase arteriosa per rottura di arteria lombare (Figg. 2, 4); emoperitoneo in sede periepatica associato ad emotorace a destra (Figg. 1, 3).
2. Terapia anticoagulante.
3. L'esame ecografico e la MDCT senza mdc e.v. non sono sufficienti per la diagnosi, in quanto non consentono di stabilire se e come sia rifornito l'ematoma. La MDCT con mdc e.v. consente di rilevare la natura arteriosa della raccolta emorragica (Fig. 4).
4. Embolizzazione in caso di rifornimento arterioso.

COMMENTO

Le emorragie retroperitoneali sono gravate da un'elevata mortalità e possono essere definite "spontanee" quando si verificano in assenza di traumi significativi, di interventi chirurgici o di cateterismi vascolari. Gli ematomi retroperitoneali provocati dalla rottura di un'arteria lombare sono rari. L'esame ecografico può documentare un versamento sia intra che retro-peritoneale, ma spesso quest'ultimo risulta difficilmente visualizzabile a causa della costituzione fisica del paziente e/o del meteorismo interposto. Altri limiti dell'esame ecografico consistono nell'identificazione di un eventuale rifornimento ematico del versamento e nella determinazione della sua natura. L'esame MDCT, senza e con mdc e.v., assume pertanto un ruolo fondamentale, in quanto consente di precisare la sede della raccolta emorragica, la presenza di eventuali lesioni predisponenti e soprattutto un rifornimento attivo che, se arterioso, si può avvalere di una terapia embolizzante.

BIBLIOGRAFIA ESSENZIALE

Fortina M, Carta S, Del Vecchio EO et al (2007) Retroperitoneal hematoma due to spontaneous lumbar artery rupture during fondaparinux treatment. Case report and review of the literature. Acta Biomed 78:46-50

Shigematsu Y, Kudoh K, Nakasone Y et al (2006) Nontraumatic rupture of lumbar artery causing an intravertebral body pseudoaneurysm: treatment by transcatheter embolization. Cardiovasc Intervent Radiol 29:870-874

Silberzweig JE (1999) Ruptured lumbar artery pseudoaneurysm: a diagnostic dilemma in retroperitoneal hemorrhage after abdominal trauma. J Trauma 46:531-532

CASO 66

Mario Rojas, Emanuele Casciani
Dipartimento di Radiologia, Policlinico "Umberto I", Roma

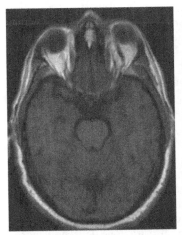

Figura 1

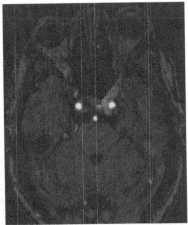

Figura 2

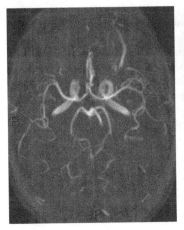

Figura 3

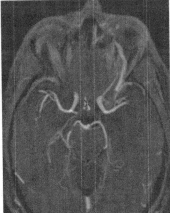

Figura 4

M, 54 anni. Cefalea ed esoftalmo ingravescente in occhio sinistro, chemosi della congiuntiva, specialmente al settore infero-temporale, e diplopia.

DOMANDE

1. Quali sono i reperti patologici nelle diverse sequenze?
2. Qual è la diagnosi?
3. Quale sequenza è indispensabile per la diagnosi?

CASO 66: Fistola durale carotido-cavernosa

RISPOSTE

1. L'immagine T1-pesata sul piano assiale (Fig. 1) dimostra aumento di calibro della vena oftalmica superiore sinistra, tributaria del seno cavernoso. La sequenza T1-pesata, dopo infusione di Gadolinio (Fig. 2) dimostra strutture di elevato segnale, adiacenti alle pareti del seno, da riferire a rami arteriosi meningei. La sequenza MIP TOF 3D (Fig. 3) e la ricostruzione MIP parassiale della sequenza volumetrica T1-pesata dopo somministrazione di Gadolinio (Fig. 4) dimostrano marcato aumento di calibro della vena oftalmica superiore di sinistra ed arterializzazione del seno cavernoso.
2. Fistola durale carotido-cavernosa.
3. La sequenza indispensabile è la MIP TOF 3D perché produce il segnale solo dal sangue con velocità arteriosa, in quanto viene saturato totalmente il sangue venoso.

COMMENTO

Le fistole arterovenose durali intracraniche (FAV) rappresentano il 10-15% di tutte le malformazioni vascolari intracraniche. Sono una condizione patologica sostenuta da *shunt* anomali nel contesto della dura endocranica. Le FAV sono alimentate principalmente dai rami meningei delle carotidi interna ed esterna e delle arterie vertebrali. Tra le FAV, quelle del seno cavernoso sono le più frequenti.

Le FAV possono essere responsabili di diversi segni e sintomi e la diagnosi clinica può essere difficile. I sintomi dipendono comunque dalla sede e dal tipo di drenaggio. In particolare, l'ostruzione del seno venoso coinvolto è stata frequentemente associata con le FAV. Quando il seno rimane pervio, il flusso anterogrado attraverso il seno persiste senza un danno del parenchima cerebrale. In alcuni casi, invece, si sviluppa un significativo incremento della pressione nel seno, dovuto o ad un aumento della portata o all'ostruzione del seno stesso o ad entrambe le condizioni. In questi casi si verifica una trasmissione retrograda della pressione dal seno alle vene corticali.

Il *gold standard* per la diagnosi è rappresentato dall'esame angiografico, ma trattandosi di una metodica invasiva che utilizza radiazioni ionizzanti, non scevra da rischi di complicanze neurologiche permanenti, sono stati recentemente ottenuti ottimi risultati con la RM. Questa, infatti, presenta elevata affidabilità nel rilevare la presenza di una FAV, in quanto è in grado evidenziare la presenza di strutture di elevato segnale, curvilinee o nodulari, adiacenti alle pareti del seno, che corrispondono ai rami arteriosi meningei (rappresentando il peduncolo vascolare della fistola artrero-venosa), e la presenza di vene di scarico ipertrofiche ad alto flusso, per la presenza di arterializzazione del vaso. La RM ha quindi la potenzialità di diagnosticare una FAV in modo non invasivo e di selezionare i pazienti che devono essere sottoposti all'esame angiografico.

BIBLIOGRAFIA ESSENZIALE

Meckel S, Maier M, Ruiz DSM et al (2007) MR angiography of dural arterovenous fistulas: diagnosis and follow-up after treatment using a Time-resolved 3D contrast-enhanced technique. AJNR 28:877-884

Noguchi K, Melhem R, Kanazawa T el al (2004) Intracranial dural arteriovenous fistulas: evaluation with combined 3D Time-of-Flight MR angiography and MR digital substraction angiography. AJR Am J Roentgenol 182:183-190

CASO 67

Luca Bertini, Elisabetta Polettini
Dipartimento di Radiologia, Policlinico "Umberto I", Roma

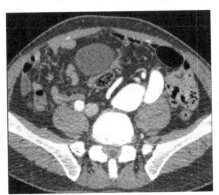

Figura 1

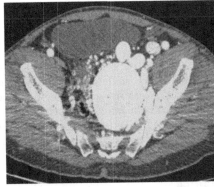

Figura 2

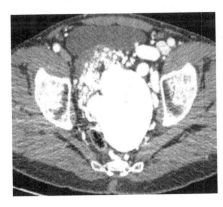

Figura 3

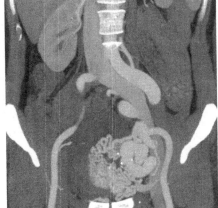

Figura 4

M, 41 anni. Dolenzia addominale e massa pulsante in addome inferiore, con reperto ecografico di aneurisma di 10 cm dell'arteria iliaca comune di sinistra. Esegue esame TC per la pianificazione diagnostico-terapeutica.

DOMANDE

1 Qual è il vaso che si opacizza in modo precoce ed anomalo nella fase arteriosa?
2. Per quale motivo?
3. Qual è la diagnosi?

CASO 67: Fistola artero-venosa iliaco-iliaca

RISPOSTE

1 Il vaso che si opacizza precocemente nella fase arteriosa è la vena iliaca comune di sinistra.
2. Per la presenza di una voluminosa fistola artero-venosa tra arteria iliaca interna di sinistra e vena iliaca comune di sinistra.
3. Voluminosa malformazione artero-venosa pelvica con voluminose dilatazioni aneurismatiche.

COMMENTO

Le malformazioni artero-venose (MAV) pelviche congenite sono rare e derivano da una abnorme comunicazione tra strutture vascolari arteriose e venose. Le MAV pelviche rappresentano una causa poco comune di massa pelvica palpabile, ma possono manifestarsi anche con ematuria, ostruzione ureterale o sciatalgia. La MDCT (*Multidetector Computed Tomography*) è la metodica ottimale per la diagnosi e per il planning terapeutico, che si avvale della chirurgia endovascolare o dell'escissione chirurgica.

BIBLIOGRAFIA ESSENZIALE

Ashley RA, Patterson DE, Bower TC, Stanson AW (2006) Large congenital pelvic arteriovenous malformation and management options. Urology 68(1):203.e11-13
Game X, Berlizot P, Hassan T et al (2002) Congenital pelvic arteriovenous malformation in male patients: a rare cause of urological symptoms and role of embolization. Eur Urol 42:407-412

CASO 68

Rosaria De Ritis, Luigi D'Anna, Francesco Di Pietto

Dipartimento di Diagnostica per Immagini, U.O.S. RM Body, U.O.C. di Radiologia Vascolare e Interventistica, A.O.R.N. "A. Cardarelli", Napoli

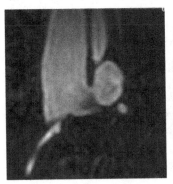

Figura 1

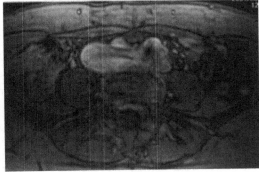

Figura 2

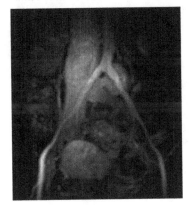

Figura 3

F, 42 anni. Ricoverata per scompenso cardiaco ad alta portata con imponenti edemi agli arti inferiori. Due mesi prima era stata sottoposta ad intervento chirurgico di emi-laminectomia per ernia del disco L4-L5. Dopo un esame eco-color Doppler dell'aorta addominale e della vena cava inferiore si pone l'indicazione allo studio angio-RM.

DOMANDE

1. Quali alterazioni si rilevano dalle acquisizioni in fase arteriosa dello studio angio-RM?
2. Quali informazioni morfologiche e funzionali si ottengono dalle scansioni T1-pesate, ottenute sul piano assiale dopo infusione di mdc e.v., e dall'immagine nativa angiografica?
3. Quale diagnosi può essere formulata?
4. La fase arteriosa dell'acquisizione angio-RM rappresenta un fattore critico per la diagnosi?

CASO 68: Fistola iliaco-cavale iatrogena

RISPOSTE

1. Anomala visualizzazione in fase arteriosa della vena cava inferiore ectasica con presenza di pseudo-aneurisma della arteria iliaca comune di sinistra, comunicante attraverso un tramite fistoloso con la vena iliaca comune di sinistra a livello della confluenza nella vena cava inferiore.
2. Alterazioni delle pareti dell'arteria iliaca comune sinistra (pseudo-aneurisma, tramite fistoloso, ectasia della vena cava inferiore) con disomogeneità del segnale endoluminale della vena cava a livello della fistola per la turbolenza del flusso.
3. Fistola artero-venosa di origine iatrogena, secondaria al pregresso intervento di emi-laminectomia L4-L5.
4. L'accurato *timing* nell'acquisizione arteriografica dello studio RM è fondamentale per l'evidenza della comparsa precoce del mdc nelle strutture vascolari venose in caso di *shunt* artero-venoso.

COMMENTO

Le fistole artero-venose iliaco-cavali possono rappresentare una complicanza degli interventi chirurgici di ernia discale lombare (0,06-0,17% dei casi) e si verificano soprattutto a seguito di laminectomia a livello di L4-L5, più raramente L5-S1 ed eccezionalmente a livello L3-L4. La complicanza più frequente è rappresentata dalla lacerazione parziale transmurale dell'arteria iliaca sinistra, che nel 10-20% dei casi esita in una fistola iliaco-cavale che si manifesta tardivamente con scompenso cardiaco da *shunt* artero-venoso.

L'angio-RM, eseguita con un *timing* appropriato, consente di identificare con accuratezza le alterazioni di calibro, decorso e lume dei vasi, consentendo di formulare diagnosi di fistola artero-venosa e fornendo in maniera non invasiva tutta la documentazione iconografica necessaria alla pianificazione terapeutica.

BIBLIOGRAFIA ESSENZIALE

Cinara S, Davidovic LB, Kostic DM et al (2005) Aorto-caval fistulas: a review of eighteen years experience. Acta Chir Belg 105:616-620

Wang EA, Lee MH, Wang MC et al (2004) Case report: Iatrogenic left iliac-caval fistula: imaging and endovascular treatment. AJR Am J Roentgenol 183:1032-1034

CASO 69

Raffaella Niola, Franco Maglione

Dipartimento di Diagnostica per Immagini, U.O.S. di Interventistica Endovascolare, U.O.C. di Radiologia Vascolare e Interventistica, A.O.R.N. "A. Cardarelli", Napoli

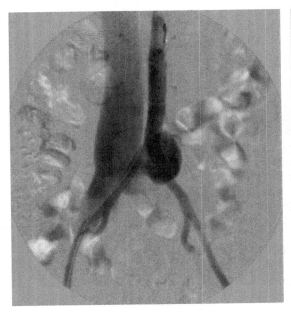

Figura 1

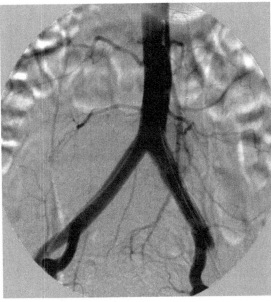

Figura 2

F, 55 anni. Operata per ernia del disco 12 mesi prima. Sintomatologia da iperafflusso del cuore destro senza causa apparente.

DOMANDE

1. Qual è la patologia che può provocare un iperafflusso cardiaco in paziente non cardiopatico?
2. Quale può essere l'indagine eseguita prima dell'angiogramma?
3. Di quale patologia è suggestiva la Figura 1?
4. Quale può essere stato il trattamento per la risoluzione della patologia in questione?

CASO 69: Fistola artero-venosa iliaco-cavale iatrogena

RISPOSTE

1. Una fistola artero-venosa che, a seconda della sua portata, provoca un iperafflusso cardiaco più o meno importante.
2. Una TC o una RM.
3. Una fistola tra arteria iliaca comune sinistra e vena cava.
4. Un trattamento endovascolare per l'esclusione della fistola.

COMMENTO

Le lesioni vascolari sono complicanze rare della chirurgia dell'ernia discale lombare. Una revisione della letteratura ha mostrato che sono più frequenti nella chirurgia effettuata a livello di L4-L5, piuttosto che a livello di L5-S1, e che la frequenza aumenta nei reinterventi. L'incidenza è molto bassa (0,05%), ma probabilmente è sottostimata dal momento che le manifestazioni cliniche sono molto varie e dipendono dall'estensione del danno traumatico, a seconda che esso riguardi solo l'arteria o la vena o entrambe. In una revisione di 8.099 interventi chirurgici per ernia discale lombare, eseguiti in 14 anni, sono stati identificati 4 casi di lesioni vascolari. La maggior parte dei casi, comunque, è stata descritta prima del 1965, quando la diagnostica per immagini non era così sofisticata come quella attuale.

Una diagnosi tempestiva ed un trattamento radicale possono ridurre sensibilmente l'indice di mortalità, che nelle forme non trattate è stimata intorno al 50%.

L'intervento chirurgico può essere rappresentato dalla legatura cavale, da un *patching* ileo-cavale, onde evitare la legatura, oppure, come nel caso descritto, dal posizionamento di un'estensione iliaca di protesi aortica che, determinando l'esclusione vascolare della fistola, ha ristabilito l'equilibrio emodinamico.

BIBLIOGRAFIA ESSENZIALE

Franzini M, Altana P, Annessi V et al (1987) Iatrogenic vascular injuries following lumbar disc surgery. Case report and review of the literature. J Cardiovasc Surg 28:727-730

Jue-Denis P, Kieffer E, Benhamou M et al (1984) Injuries to abdominal vessels after surgery of disk erniation. Rev Chir Orthop Rep Appar Mot 70:141-145

Prabhakar H, Bithai PK, Dash M et al (2005) Rupture of aorta and inferior vena cava during lumbar disc surgery. Acta Neurochr 14:327-329

CASO 70

Luigia Romano, Loredana Di Nuzzo, Rosa Ignarra

Dipartimento di Diagnostica per Immagini, U.O.C. di Radiologia Generale e Pronto Soccorso, A.O.R.N. "A. Cardarelli", Napoli

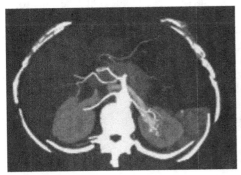

Figura 1

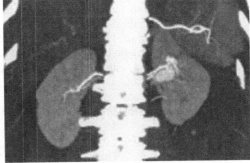

Figura 2

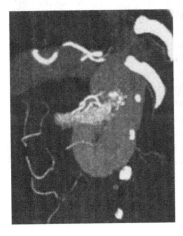

Figura 3

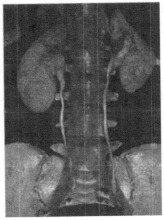

Figura 4

F, 24 anni. Si ricovera per violento dolore in regione lombare sinistra con ematuria macroscopica. Non ha subito traumi, biopsie, né è portatrice di disordini della coagulazione. L'ecografia ha dimostrato una minima idronefrosi a sinistra. Non vi è proteinuria. Alla cistoscopia l'ematuria proviene dal meato ureterale sinistro.

DOMANDE

1. Qual è la diagnosi più probabile?
2. Qual è la tecnica di studio con MDCT (*Multidetector Computed Tomography*)?
3. Quali sono i segni specifici evidenti alla MDCT?
4. Qual è il trattamento terapeutico più idoneo?

CASO 70: Fistola artero-venosa localizzata al polo superiore del rene sinistro

RISPOSTE

1. La diagnosi più probabile è quella di fistola artero-venosa congenita (fistola cirsoide) del rene sinistro.
2. Il protocollo prevede uno studio di base e bifasico con mdc e.v.. Parametri di iniezione del mdc: concentrazione 400 mg/mL; flusso: 4-5 mL/sec; volume 120 mL; soluzione fisiologica: flusso 2 mL/sec; volume 40 mL; fase arteriosa ottenuta con il *bolus tracking*; fase tardiva ottenuta con ritardo di 180 secondi. Lo studio va integrato con ricostruzioni MIP ottenute in fase arteriosa e VR in fase pielografica.
3. Lo studio MDCT in fase arteriosa, integrato con le ricostruzioni MIP, ha mostrato l'anomalia vascolare costituita da un fitta rete di fini diramazioni vasali con piccole varicosità nel contesto, associata alla precoce opacizzazione della vena renale.
4. Il trattamento più idoneo delle fistole artero-venose congenite è l'embolizzazione per via endovascolare.

COMMENTO

Le fistole artero-venose renali sono una ben nota causa di ematuria. Nella maggior parte dei casi sono secondarie a procedure invasive, quali l'applicazione di *stent* pielostomici o le biopsie. Possono anche svilupparsi in seguito a traumi, neoplasie o affezioni flogistiche del rene. Le fistole congenite (fistole cirsoidi) sono molto rare e caratterizzate da un groviglio di vasi di minimo calibro, con multiple varicosità che creano uno *shunt* artero-venoso. I vasi interessati possono presentare una irregolare fibrosi o un'iperplasia dell'intima con ipertrofia della media, oppure essere costituiti da una sottile parete formata solo da uno strato di cellule endoteliali che la rendono estremamente fragile, con conseguenti eventi emorragici che avvengono prevalentemente nel contesto della via escretrice. L'ematuria è in genere massiva e causa anemia ed ostruzione della via escretrice da coaguli ematici, con dolore alla regione lombare ed all'addome. Solo nel 10% dei casi il paziente presenta microematuria. L'ipertensione è presente nel 40% dei pazienti.
In passato la diagnosi veniva praticata con l'angiografia; attualmente l'angio-MDCT rappresenta la metodica di scelta, potendo dimostrare la presenza di una neovascolarizzazione tortuosa, costituita da sottili canali interposti tra una branca di suddivisione dell'arteria renale e la vena renale.
Il caso illustrato, diagnosticato tempestivamente con MDCT, è stato successivamente trattato con successo con embolizzazione per via endovascolare.

BIBLIOGRAFIA ESSENZIALE

Milovic N, Bencevic V, Jakovljevic O et al (2006) Supraselective embolization as a method for the management of renal vascular injuries. Vojnosanit Pregl 63:897-901

Montoya G, Vega J, Moreno O et al (2004) Spontaneus renal arterovenous fistula-caused hematuria: case report. Gac Med Mex 140:85-87

ShinoJima H, Seki T, Kumagai A et al (1999) Non-traumatic renal arteriopelvic fistula. Int J Urol 6:260-263

CASO 71

Luigia Romano, Loredana Di Nuzzo, Giuseppe Ruggiero

Dipartimento di Diagnostica per Immagini, U.O.C. di Radiologia Generale e Pronto Soccorso, A.O.R.N. "A. Cardarelli", Napoli

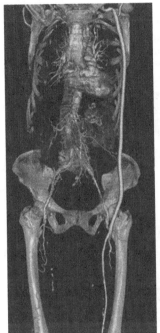

Figura 1

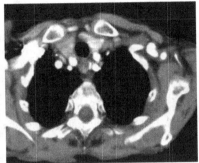

Figura 2

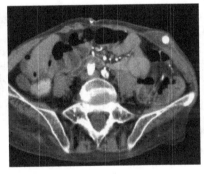

Figura 3

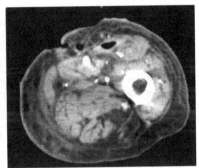

Figura 4

F, 74 anni. Sottoposta quattro mesi prima ad intervento di by-pass axillo-femorale sinistro per vasculopatia cronica dell'arto inferiore omolaterale. Si ricovera per febbre e fistola secernente del III superiore della coscia sinistra.

DOMANDE

1. Qual è la diagnosi più probabile?
2. Quali sono i segni TC più specifici che consentono di diagnosticare la patologia?
3. Quale protocollo di studio con MDCT (*Multidetector Computed Tomography*) deve essere utilizzato?
4. In quale altra condizione può manifestarsi l'affezione?

CASO 71: Ascesso peri-protesico localizzato nel sottocute in fossa iliaca sinistra, complicato da fistola alla radice della coscia

RISPOSTE

1. La diagnosi più probabile è un'infezione del by-pass axillo-femorale sinistro.
2. All'altezza del tunnel sottocutaneo addominale del *graft* risulta evidente una raccolta corpuscolata. L'infezione circonda l'intero by-pass fino all'anastomosi femorale dove, nel contesto del muscolo quadricipite, sono evidenti nuclei gassosi che si fanno strada verso l'esterno attraverso un tramite fistoloso.
3. Il protocollo prevede uno studio pre-contrastografico che consente di rilevare l'eventuale presenza di sangue fresco spontaneamente iperdenso in corrispondenza dell'anastomosi, in caso di deiscenza della sutura, seguito da uno studio in fase arteriosa con mdc e.v.. Parametri di iniezione del mdc: concentrazione 400 mg/mL; flusso: 4-5 ml/sec; volume 120 mL; soluzione fisiologica: flusso 2 mL/sec; volume 40 mL; fase arteriosa ottenuta con il *bolus tracking*.
4. Con uno pseudo-aneurisma anastomotico complicato da eventuale emorragia per deiscenza della sutura chirurgica.

COMMENTO

L'infezione, precoce o tardiva, di un *graft* protesico è una grave complicanza della chirurgia vascolare, a causa dell'elevato tasso di mortalità (10-50% dei casi).

I germi possono infettare il by-pass per un impianto diretto all'atto chirurgico, per via ematogena o linfatica da siti remoti infetti (vie urinarie, endocardite, ulcere settiche, carie dentarie, cateteri venosi centrali, ecc.). L'ambiente anatomico che circonda i biomateriali è un eccellente substrato per la proliferazione batterica e costituisce una barriera alle difese immunitarie ed alla terapia antibiotica. Le infezioni precoci hanno un'incidenza pari al 2%, sono più frequenti in caso di tunnellizzazione sottocutanea (by-pass axillo-femorale) e possono essere responsabili di sepsi generalizzata, falso aneurisma anastomotico infetto e drenaggio spontaneo del fluido purulento all'esterno. L'infezione rimane in genere confinata al *graft*, ma vi può anche essere una diffusione alle strutture anatomiche adiacenti, con grave danno tissutale locale, distruzione delle pareti del biomateriale ed eventuale emorragia. Le complicanze dipendono infatti dalla virulenza del germe, dalla risposta dell'ospite e dalla sede dell'infezione. L'amputazione dell'arto in cui ha avuto luogo l'anastomosi può rendersi necessaria in caso di fascite necrotizzante o di emorragia anastomotica.

BIBLIOGRAFIA ESSENZIALE

O'Hara PJ, Hertzer NR, Beven EG et al (1986) Surgical management of infected abdominal-aortic graft: review of 25-year experience. J Vasc Surg 3:725-731

Tricot JF, Kieffer E, Maraval M et al (1978) Axillary-femoral by-passes. Technic. complications. Results (92 patients). J Chir 115:229-236

Velinovic MM, Davidovic BL, Lotina IS et al (2000) Complications of operative treatment of injuries of peripheral arteries. Cardiovascular Surg 8:256-264

CASO 72

Ciro Acampora, Amelia Sparano, Silvana Nicotra

Dipartimento di Diagnostica per Immagini, U.O.S. Ecocolor Doppler, U.O.C. di Radiologia Generale e Pronto Soccorso, A.O.R.N. "A. Cardarelli", Napoli

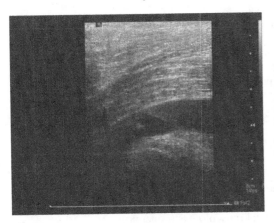

Figura 1

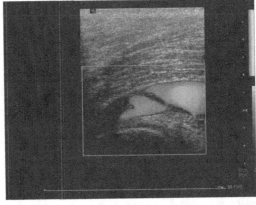

Figura 2

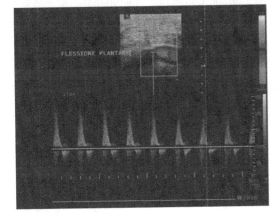

Figura 3

M, 27 anni. Sportivo non agonista, con *claudicatio intermittens* e dolore ad entrambi gli arti inferiori.

DOMANDE

1. In un giovane paziente con attacco ischemico temporaneo o cronico della regione del polpaccio, qual è la diagnosi più probabile?
2. Qual è la causa della insufficienza vascolare intermittente rappresentata nelle immagini?
3. Quali sono i segni ecografici indicativi per sindrome da intrappolamento dell'arteria poplitea?
4. Quali sono le complicanze?

CASO 72: Insufficienza vascolare intermittente da intrappolamento dell'arteria poplitea

RISPOSTE

1. L'occlusione trombotica e/o l'embolia dell'arteria poplitea.
2. Sindrome da intrappolamento, relativa alla presenza di anomala formazione fibrotica a "ponte" nel cavo popliteo.
3. In condizioni basali il riconoscimento dell'anomalia vascolare o muscolotendinea; in condizioni dinamiche la riduzione del flusso ed il tipo di movimento che maggiormente determina la compressione.
4. La proliferazione intimale, la trombosi, la dilatazione post-stenosi e l'embolia.

COMMENTO

La sindrome da intrappolamento dell'arteria poplitea è una rara ma importante causa di insufficienza vascolare periferica. Può essere congenita o funzionale. Nel primo caso è dovuta ad anomalo decorso del vaso o dell'attacco prossimale del capo mediale del muscolo gemello (nel qual caso arteria e vena decorrono separate), oppure a neoformazioni di strutture muscolari o tendinee che passano a ponte sul cavo popliteo; infine, più raramente, ad eccessive esostosi, che determinano compressione del vaso. Nel secondo caso si ha una regolare anatomia del cavo popliteo, ma con ipertrofia del muscolo gastrocnemio.

Il trauma iterativo comporta aterosclerosi precoce e determina l'instaurarsi dell'insufficienza vascolare, che può andare da uno stadio iniziale di compromissione arteriosa intermittente, ad una compromissione arteriosa permanente, sino all'occlusione cronica con sviluppo di circoli collaterali. Qualunque sia il tipo di compressione è comunque necessaria una diagnosi il più possibilmente precoce. Una diagnosi precoce è fondamentale sia per la correzione dell'alterazione che ne è la causa, sia per evitare possibili complicanze determinate dalla compressione vascolare cronica, che vanno dalla trombosi al progressivo instaurarsi di una dilatazione post-stenotica, sino ad episodi tromboembolici distali.

L'eco-color Doppler permette una valutazione morfologica ed emodinamica, consentendo di fare diagnosi e di valutare la comparsa di eventuali complicanze. L'esame eseguito in condizioni basali valuta il decorso del vaso e/o la presenza di un'anomalia muscolare o fibrotica (Figg. 1, 2). L'esame dinamico, utile specie in caso di compressione arteriosa intermittente, eseguito con ripetute flessioni plantari del piede e seguente contrazione del muscolo gastrocnemio, o con movimenti tipici in casi particolari (ciclisti, ballerine, ecc.), consente di valutare la riduzione del flusso indotta dalla compressione dell'arteria (Fig. 3). L'arteriografia non fornisce dati aggiuntivi che possano incidere sul *management* terapeutico. Pertanto è bene tenere presente che un'insufficienza vascolare isolata dell'arteria poplitea, come anche una dilatazione o trombosi del vaso, specie in soggetti giovani, possono essere espressione di una sindrome da intrappolamento.

BIBLIOGRAFIA ESSENZIALE

Goh BK, Tay KH, Tan SG (2005) Diagnosis and surgical management of popliteal artery entrapment syndrome. ANZ J Surg 75:869-873

Macedo TA, Johnson CM, Hallett JW et al (2003) Popliteal artery entrapment syndrome: role of imaging in the diagnosis. AJR Am J Roentgenol 181:1259-1265

CASO 73

Raffaella Niola, Franco Maglione

Dipartimento di Diagnostica per Immagini, U.O.S. di Interventistica Endovascolare, U.O.C. di Radiologia Vascolare e Interventistica, A.O.R.N. "A. Cardarelli", Napoli

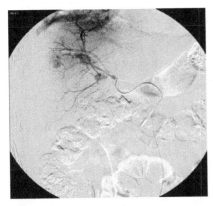

Figura 1

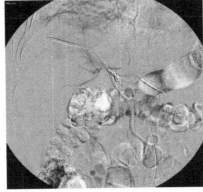

Figura 2

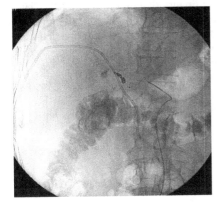

Figura 3

M, 67 anni. Affetto da colangiocarcinoma della via biliare principale, con ittero ingravescente, viene sottoposto a procedura di colangiografia percutanea con posizionamento di drenaggio biliare. Dopo circa 12 ore mostra un grave stato anemico con segni iniziali di shock ipovolemico.

DOMANDE

1. Qual è l'indagine mostrata nella Figura 1?
2. Cos'è apprezzabile in tale immagine?
3. Qual è l'ipotesi diagnostica più probabile per questo caso?
4. Cosa è stato effettuato?

CASO 73: Lesione iatrogena dell'arteria epatica in corso di procedura biliare

RISPOSTE

1. Arteriografia selettiva dell'arteria epatica.
2. Areole di spandimento di mdc a carico dei rami dell'arteria epatica, indice di sanguinamento attivo.
3. Lesione iatrogena di rami dell'arteria epatica durante le manovre di puntura-cateterismo della via biliare per apposizione di drenaggio interno-esterno in paziente itterico per neoplasia della via biliare.
4. Un'embolizzazione selettiva dell'arteria epatica con microspirali attraverso un catetere coassiale.

COMMENTO

L'uso tempestivo delle procedure interventistiche percutanee è fondamentale nel *management* iniziale delle complicanze emorragiche del posizionamento di un drenaggio biliare esterno.

Nel caso illustrato, in corso di puntura percutanea del parenchima epatico con successive manovre interventistiche (dilatazione di tramite, posizionamento di drenaggio), si è verificata una lesione iatrogena di un ramo dell'arteria epatica, che ha determinato un grave emoperitoneo con shock. La lesione vascolare, una volta accertata, è stata tuttavia prontamente trattata con l'embolizzazione. Prima di effettuare un'embolizzazione dell'arteria epatica è comunque importante verificare la pervietà dell'asse portale, nonché il buon flusso epatico: in caso di negatività di tali requisiti bisogna evitare un'embolizzazione "maggiore".

La selezione degli agenti occludenti dipende dal numero dei vasi sanguinanti, dalla loro sede nonché dall'intensità del sanguinamento; la maggior parte dei vasi periferici è ben occlusa dalle sostanze particolate; le spirali vanno in genere il più possibile evitate, dal momento che producono un'occlusione di tipo centrale che potrebbe diventare un ostacolo per eventuali future embolizzazioni.

BIBLIOGRAFIA ESSENZIALE

Ben Menachem Y, Handel SF, Ray RD et al (1985) Embolization procedures in trauma: a matter of urgency. Semin Intervent Radiol 2:107-117

Perlberger R (1977) Control of hemobilia by angiographic embolization AJR Am J Roentgenol 128:672-673

Sclafani SJ (1985) Angiographic control of intraperitoneal hemorrhage caused by injuries to the liver and spleen. Semin Intervent Radiol 2:139-147

CASO 74

Raffaella Niola, Franco Maglione
Dipartimento di Diagnostica per Immagini, U.O.S. di Interventistica Endovascolare, U.O.C. di Radiologia Vascolare e Interventistica, A.O.R.N. "A. Cardarelli", Napoli

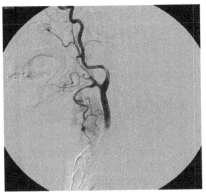

Figura 1

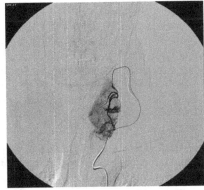

Figura 2

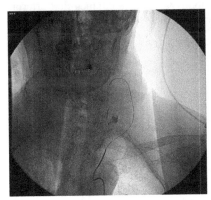

Figura 3

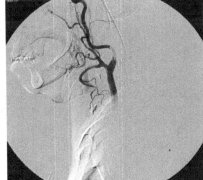

Figura 4

F, 65 anni. Sottoposta a cateterismo della vena centrale giugulare interna sinistra, a seguito del quale si verifica un ematoma del collo associato ad anemizzazione e dispnea.

DOMANDE

1. Qual è l'arteria sede del sanguinamento e quali sono, e da dove prendono origine, le arterie "sorelle"?
2. Cosa si riscontra nella Figura 2?
3. Qual è la procedura effettuata?
4. Quale segno denuncia l'efficacia della procedura?

CASO 74: Lesione iatrogena dell'arteria tiroidea superiore sinistra

RISPOSTE

1. Arteria tiroidea superiore sinistra, che prende origine dalla carotide esterna; tiroidea inferiore, che prende origine dal terzo medio-distale della succlavia; tiroidea ima, che prende origine (quando presente, 6%) tra il tronco brachio-cefalico e la succlavia sinistra (1%) dal tronco brachio-cefalico (3%), dalla carotide comune destra (1%), dalla mammaria interna, succlavia o tiroidea inferiore (1%).
2. Spandimento emorragico nel contesto del parenchima ghiandolare tiroideo.
3. Cateterismo superselettivo dell'arteria tiroidea superiore sinistra con catetere coassiale.
4. Lo "stampo" di colla acrilica dell'arteria tiroidea sinistra.

COMMENTO

L'incannulamento di una vena centrale può essere gravato da complicanze, alcune delle quali fatali: nel caso illustrato la puntura per l'incannulamento della vena giugulare interna ha determinato una lesione iatrogena dell'arteria tiroidea superiore sinistra con ematoma del collo, dispnea ingravescente e shock ipovolemico. L'importanza della terapia endovascolare embolizzante nel trattamento dei sanguinamenti arteriosi è indiscutibile: la chiave del suo successo è la diagnosi precoce. Le lesioni critiche devono essere sospettate e ricercate indipendentemente dai sintomi; l'angiogramma diagnostico deve essere pianificato in relazione al meccanismo del trauma ed alla sua capacità lesiva.

Il caso illustrato si è fortunatamente risolto in tempi brevi con l'embolizzazione percutanea dell'arteria tiroidea superiore sinistra, lesa dalla procedura di applicazione di catetere venoso centrale.

BIBLIOGRAFIA ESSENZIALE

Blake HA, Manion WC (1962) Thoracic arterial arch anomalies. Circulation 26:251-265
Jeganath V, McElwaine JG, Stewart P (2001) Ruptured superior thyroid artery from central vein cannulation: treatment by coil embolization. Br J Anaesth 87:302-305
Sharma AK, Agarwal P, Roy S et al (1994) Interventional radiology in the management of superior thyroid artery injury which presents as a diagnostic dilemma. Australas Radiol 38:70-71

CASO 75

Angelo Vanzulli, Diana Artioli
Dipartimento di Radiodiagnostica, Ospedale Niguarda "Ca' Granda", Milano

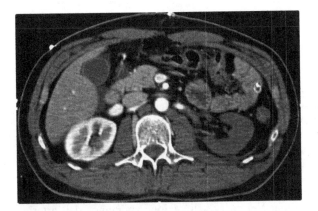

Figura 1

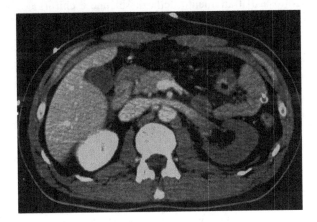

Figura 2

M, 36 anni. Trauma.

DOMANDE

1. Qual è il vaso interessato dalla lesione?
2. Di che lesione si tratta?
3. L'ecografia FAST è positiva in questo caso?
4. Quali sono le ipotesi diagnostiche alternative?

CASO 75: Lesione post-traumatica dell'arteria renale

RISPOSTE

1. Arteria renale.
2. Dissezione intimale post-traumatica.
3. No.
4. Rottura arteriosa, rottura venosa, ipoperfusione.

COMMENTO

Le lesioni retroperitoneali post-traumatiche possono essere sospettate in base alla dinamica del trauma, ai dati di laboratorio ed all'esame obiettivo, ma spesso non danno molte manifestazioni di sé. L'ecografia FAST non è sufficientemente accurata in questo tipo di affezioni, sia per la possibile assenza di liquido addominale, sia per le difficoltà esplorative legate al meteorismo intestinale ed alla costituzione somatica dei soggetti. La TC è la metodica di imaging preferita per la diagnosi; la tecnica ottimale è quella multifasica, in cui ogni acquisizione mette in risalto differenti affezioni: basale (ematoma); fase arteriosa (lesioni vascolari arteriose); fase venosa (lesioni vascolari venose e parenchimali); tardiva (lesioni delle vie urinarie).

La dissezione dell'arteria renale è un evento raro; più frequentemente sono interessati i rami dell'arteria con conseguente ischemia segmentaria del parenchima. Nei casi di dissezione spontanea dell'arteria renale l'ipertensione è l'elemento clinico che suggerisce l'evento; nei casi post-traumatici non sempre l'ipertensione è presente e la diagnosi risulta difficoltosa. Il trattamento della dissezione è chirurgico (by-pass, dilatazione) e deve essere effettuato in breve tempo, in modo da ripristinare rapidamente la perfusione renale.

Nel caso clinico presentato solo la tonaca intima è interessata; si può notare come non si apprezzino spandimenti di mdc né ematomi perirenali, poiché non vi è rottura a tutto spessore della parete vasale e quindi assenza di fuoriuscita di sangue dal circolo; si osserva, invece, ischemia completa del rene sinistro, non perfuso a causa del mancato apporto arterioso, dovuto all'ematoma parietale che comprime il lume vasale e possibile trombosi sovrapposta. In fase venosa (Fig. 2) si evidenzia l'integrità della vena renale.

BIBLIOGRAFIA ESSENZIALE

Miller LA, Shanmuganathan K (2005) Multidetector CT evaluation of abdominal trauma. Radiol Clin North Am 43:1079-1095
Müller BT, Reiher L, Pfeiffer T et al (2003) Surgical treatment of renal artery dissection in 25 patients: indications and results. J Vasc Surg 37:761-768
Stanescu AL, Gross JA, Bittle M et al (2006) Imaging of blunt abdominal trauma. Semin Roentgenol. 41:196-208

CASO 76

Angelo Vanzulli, Diana Artioli

Dipartimento di Radiodiagnostica, Ospedale Niguarda "Ca' Granda", Milano

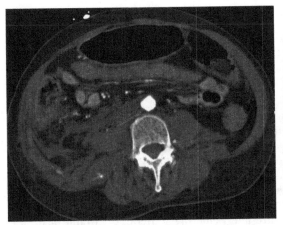

Figura 1

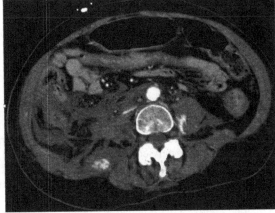

Figura 2

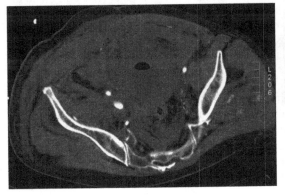

Figura 3

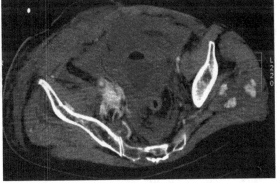

Figura 4

F, 72 anni. Trauma della strada.

DOMANDE

1. Quali vasi sono interessati?
2. Di che lesione si tratta?
3. L'ecografia FAST è utile in questo caso?
4. Qual è il trattamento terapeutico preferibile?

CASO 76: Lesione dell'arteria iliaca esterna di destra, dell'arteria glutea superiore di sinistra e delle arterie ileo-lombari di destra e sinistra

RISPOSTE

1. Arteria iliaca esterna destra, arteria glutea superiore sinistra, arterie ileo-lombari destra e sinistra.
2. Lacerazione arteriosa polidistrettuale postraumatica.
3. Sì.
4. Endovascolare.

COMMENTO

L'emorragia pelvica è una grave complicanza delle fratture di bacino; può essere correlata alla perdita ematica dovuta alla lacerazione dei vasi propri dell'osso interessati dal focolaio di frattura, alla lacerazione venosa (plesso venoso pelvico, vene pelviche maggiori) oppure arteriosa (rami dell'arteria iliaca). Nei primi due casi è sufficiente una fissazione esterna dell'anello del bacino, in modo da ridurre il volume pelvico, aumentare la pressione pelvica per contenere l'ematoma e stabilizzare la frattura. L'emorragia arteriosa è l'evenienza più temibile, associata alle fratture di bacino, e ne rimane la principale causa di morte. L'embolizzazione endovascolare è il trattamento elettivo per arrestare l'emorragia arteriosa dei rami iliaci. La morte causata dall'emorragia arteriosa pelvica in genere avviene entro 24 ore dal trauma; la diagnosi precoce nei soggetti candidati all'embolizzazione risulta una necessità per migliorare efficacemente la prognosi dei pazienti; tale ruolo viene svolto con accuratezza dalla TC multidetettore con mdc. Essa è in grado di determinare la presenza di un sanguinamento attivo, la natura venosa o arteriosa dell'emorragia e quali rami siano lesionati. Pertanto per il radiologo del *team* d'emergenza è necessario conoscere l'anatomia dei vasi pelvici, nonché la semeiotica dell'emorragia venosa ed arteriosa.

Nel caso presentato si possono osservare multipli focolai di sanguinamento attivo a livello dei muscoli ileopsoas, quadrato dei lombi, glutei ed a livello dell'arteria iliaca esterna di destra, che rappresenta il punto più critico a causa del maggior calibro del vaso. Si tratta di emorragia arteriosa in tutti i siti elencati, con spandimento di mdc già evidente in fase contrastografica arteriosa (Figg. 1, 3) e che aumenta nella fase contrastografica successiva (Figg. 2, 4). L'imponente incremento della fuoriuscita di mdc dall'arteria iliaca esterna destra (Figg. 3, 4), nei pochi secondi che distanziano le due acquisizioni contrastografiche, depone per una prognosi sfavorevole con alta probabilità di morte.

BIBLIOGRAFIA ESSENZIALE

Ben-Menachem Y, Coldwell DM, Young JW, Burgess AR (1991) Hemorrhage associated with pelvic fractures: causes, diagnosis, and emergent management. AJR Am J Roentgenol 157:1005–1014

Yoon W, Kim JK, Jeong YY et al (2004) Pelvic arterial hemorrhage in patients with pelvic fractures: detection with contrast-enhanced CT. RadioGraphics 24(6):1591-1606

CASO 77

Orlando Catalano, Alfredo Siani
U.O.C. di Radiodiagnostica, IRCCS Istituto Nazionale Tumori, Fondazione "G. Pascale", Napoli

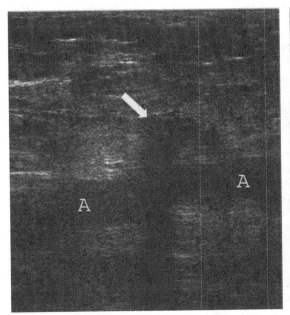

Figura 1

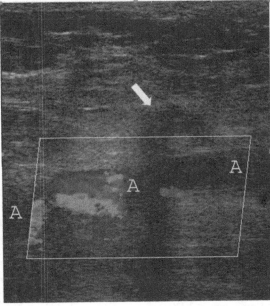

Figura 2

F, 72 anni. Arto inferiore freddo, pallido, dolente ed iposfigmico dopo linfadenectomia inguinale per carcinoma vulvare. Esegue esame ecografico (US) ed eco-color Doppler (ECD).

DOMANDE

1. Qual è il reperto in corrispondenza dell'arteria femorale comune all'ecografia (Fig. 1) ed all'eco-color Doppler (Fig. 2)?
2. Quali evenienze si pongono in diagnosi differenziale?
3. Quali sono le opzioni diagnostiche proponibili?

CASO 77: Ostruzione dell'arteria femorale da legatura iatrogena

RISPOSTE

1. Assenza di flusso nell'arteria femorale comune destra a valle di un'immagine disomogenea con ombra posteriore (*freccia*).
2. Ostruzione trombotica dell'arteria (anche di natura tumorale, ad esempio da masse intracardiache embolizzanti), confusione con ostruzione venosa, erroneo settaggio dei parametri Doppler.
3. Eco-color Doppler, TC con mdc e.v., angiografia.

COMMENTO

Le lesioni dell'arteria femorale consistono essenzialmente nella rottura, nella dissecazione, nella trombosi e nella formazione di pseudo-aneurismi; possono conseguire a traumi chiusi, traumi penetranti, lesioni indotte in tossicodipendenti, cateterismi percutanei, interventi chirurgici (vascolari e non).
Nel caso illustrato l'ostruzione al flusso è stata determinata da materiale di sutura che ha compresso nettamente l'arteria femorale e si è manifestato clinicamente ben cinque giorni dopo l'intervento di svuotamento linfonodale, quando la paziente aveva già iniziato a deambulare. La metodica di scelta, in questo caso, è rappresentata dall'eco-color Doppler. Poiché il materiale trombotico recente è praticamente anecogeno, come il lume vasale normale, la semplice ecografia convenzionale può non riconoscere l'assenza di flusso, anche perché per un'arteria non vi è il criterio dell'incomprimibilità applicato costantemente alle vene trombotiche. L'ECD dimostra invece chiaramente l'assenza di flusso. Il sospetto di una natura iatrogena è derivato dalla corrispondenza esatta tra sede della linfadenectomia e sede dell'ostruzione, e dall'improvviso *cut off* del segnale di colore nell'arteria a livello di un'immagine "estranea" contigua, non riferibile a reperti normali di un post-operatorio precoce. Proprio perché anche un trombo recente sarebbe stato ipo-anecogeno, l'ECD non poteva escludere che l'ostruzione non fosse compressiva, bensì trombotica (sebbene la paziente fosse in terapia con calcieparina). Altre opzioni diagnostiche, in questo caso, potevano essere rappresentate dalla TC con mdc e.v., la quale probabilmente non avrebbe aggiunto reperti sostanziali, e l'angiografia, più proponibile tuttavia nel caso di una sospetta tromboembolia, anche al fine di un'immediata fibrinolisi locale trans-catetere.

BIBLIOGRAFIA ESSENZIALE

Gaarenstroom KN, Kenter GG, Trimbos JB et al (2003) Postoperative complications after vulvectomy and inguinofemoral lymphadenectomy using separate groin incisions. Int J Gynecol Cancer 13:522-527
Giswold ME, Landry GJ, Taylor LM et al (2004) Iatrogenic arterial injury is an increasingly important cause of arterial trauma. Am J Surg 187:590-592
Sarosi Z, Bosze P, Danczig A et al (1994) Complications of radical vulvectomy and adjacent lymphadenectomy based on 58 cases of vulvar cancer. Orv Hetil 135:743-746

CASO 78

Mariano Scaglione, Rosario Galasso, Sonia Fulciniti
Dipartimento di Diagnostica per Immagini, U.O.S. TC Body in Emergenza, U.O.C. di Radiologia Generale e Pronto Soccorso, A.O.R.N. "A. Cardarelli", Napoli

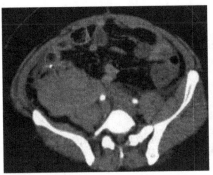

Figura 1

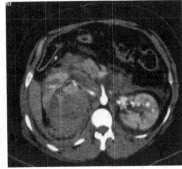

Figura 2

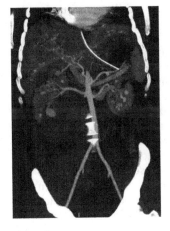

Figura 3

M, 28 anni. Appendicectomia 3 giorni prima. Dolore in fossa iliaca destra. Ipotensione.

DOMANDE

1. Di quale patologia si tratta?
2. Tale patologia poteva essere sospettata sulla scorta dei soli elementi clinici?
3. Si sarebbe giunti alla medesima conclusione diagnostica se lo studio TC fosse stato limitato alla fossa iliaca destra?
4. Nel sospetto di appendicite, o nella valutazione delle complicanza da appendicectomia, è sufficiente effettuare solo l'indagine TC senza mdc e.v.?

CASO 78: Poliarterite nodosa complicata da rottura di multipli aneurismi

RISPOSTE

1. Poliarterite nodosa (PAN).
2. No.
3. No; sarebbe stato inoltre metodologicamente scorretto.
4. La diagnosi di appendicite con TC senza mdc e.v. è possibile nei due terzi dei casi; il massimo raccolto diagnostico si ottiene solo dopo somministrazione del mdc. Nella diagnosi differenziale e nelle complicanze l'utilizzo del mdc e.v. è sovente indispensabile.

COMMENTO

La poliarterite nodosa è una vasculite che colpisce le arterie di medio e piccolo calibro, distruggendo la parete del vaso sanguigno. Le parti infiammate della parete dell'arteria diventano più deboli e, sotto la pressione del flusso del sangue, si formano piccole cavità nodulari simili a dilatazioni (aneurismi) lungo l'arteria (da cui il termine "nodosa").

Il caso presentato evidenzia una condizione clinica pre-esistente misconosciuta. La rottura dei molteplici aneurismi splancnici ha portato il giovane alla morte, nonostante alcuni tentativi di emostasi chirurgica successivi alla diagnosi TC; non è escluso che la suddetta rottura sia stata scatenata dall'atto chirurgico. In principio, quando si è reso evidente lo stato ipotensivo, si pensava che si fosse allentata o potesse aver ceduto la legatura sul meso entro cui decorre l'arteria appendicolare; a rigore di termini, dunque, non c'era indicazione ad eseguire un esame TC d'urgenza ed il paziente sarebbe dovuto rientrare in sala operatoria direttamente. Tuttavia, l'esperienza dimostra (e questo caso limite ne è la riprova) che effettuare un esame TC d'urgenza è spesso utilissimo perché si evidenziano condizioni clinicamente impreviste. Perché ciò sia possibile sono necessari la corretta allocazione delle risorse nel DEA e della sala TC (in prossimità della sala operatoria e della sala di rianimazione) e la consapevolezza che l'identificazione delle cause di addome acuto sia spesso problematica per le complesse implicazioni diagnostico-differenziali.

Nel sospetto di appendicite, o di complicanza da appendicite, importanti considerazioni metodologiche sono rappresentate dalla necessità di non limitare lo studio TC alla sola fossa iliaca destra, come spesso ci viene richiesto, ma di effettuare la valutazione di tutta la cavità addominale e, in caso di negatività, di estendere lo studio anche al torace: oltre alla variabilità della localizzazione appendicolare vi sono, infatti, problematiche diagnostico-differenziali ben più insidiose della diagnosi stessa di appendicite, che includono molteplici condizioni morbose addominali (anche non chirurgiche) o addirittura toraciche, quali l'embolia polmonare e la tubercolosi polmonare. Di qui, inoltre, la necessità a non esitare a perfondere il mdc iodato per e.v., che consente di ottenere il massimo dell'informazione diagnostica e di orientare correttamente il *management* del paziente attraverso un referto immediato e conclusivo.

BIBLIOGRAFIA ESSENZIALE

Nikolaidis P, Hwang CM, Miller FH et al (2004) The nonvisualized appendix: incidence of acute appendicitis when secondary inflammatory changes are absent. AJR Am J Roentgenol 183:889-892

Rhea JT (2000) CT evaluation of appendicitis and diverticulitis. Part I: appendicitis. Emerg Radiol 7:160-172

CASO 79

Luigia Romano, Loredana Di Nuzzo, Nicola Bellucci

Dipartimento di Diagnostica per Immagini, U.O.C. di Radiologia Generale e Pronto Soccorso, A.O.R.N. "A. Cardarelli", Napoli

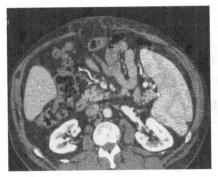

Figura 1

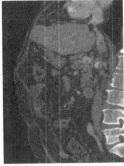

Figura 2

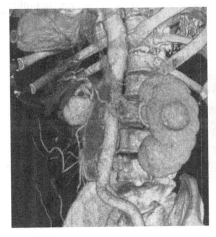

Figura 3

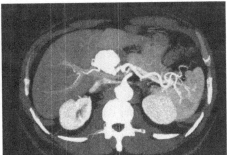

Figura 4

M, 46 anni. Si ricovera per laparocele mediano a 6 mesi dall'intervento di trapianto ortotopico di fegato (OLT) in follow-up con eco-color Doppler. Esegue TC per la valutazione dell'ampiezza della porta e del contenuto erniario per l'intervento di ricostruzione della parete addominale.

DOMANDE

1. Qual è la diagnosi più attendibile?
2. Quali sono le cause più frequenti di complicanze a carico dell'arteria epatica post OLT?
3. Quale protocollo di studio con MDCT (*Multidetector Computed Tomography*) deve essere utilizzato per la valutazione delle anastomosi vascolari post-OLT?
4. È prioritario il trattamento chirurgico del laparocele, della parete addominale o della complicanza vascolare?

CASO 79: Pseudo-aneurisma anastomotico dell'arteria epatica

RISPOSTE

1. Pseudo-aneurisma anastomotico dell'arteria epatica post trapianto epatico.
2. Le cause più frequenti sono: difficoltà tecniche nel confezionamento dell'anastomosi tra l'arteria del ricevente e quella del donatore, fattori emodinamici, immunitari o settici correlati ad infezione delle vie biliari (colangiti).
3. Il protocollo prevede uno studio di base e trifasico con mdc e.v.. Parametri di iniezione del mdc: concentrazione 400 mg/mL; flusso: 4-5 mL/sec; volume 120 mL; soluzione fisiologica: flusso 2 mL/sec; volume 40 mL; fase arteriosa ottenuta con il *bolus tracking*; fase portale ottenuta con ritardo di 75 secondi; fase venosa tardiva ottenuta con ritardo di 180 secondi. Lo studio tardivo è indispensabile per rilevare l'anastomosi cavo-cavale.
4. È prioritario il trattamento dello pseudo-aneurisma, a causa del temibile rischio di rottura con grave emoperitoneo che può condurre a morte il paziente.

COMMENTO

La comparsa di uno pseudo-aneurisma dell'arteria epatica dopo il trapianto di fegato è una rara ma temibile complicanza. Le complicanze arteriose post-OLT sono la trombosi, la stenosi, la fistola e lo pseudo-aneurisma dell'arteria epatica. Hanno globalmente un'incidenza che varia tra il 2 ed il 25%, secondo le varie casistiche. Lo pseudo-aneurisma ha un'incidenza pari all'1%, ma la mortalità dovuta all'improvvisa rottura con emoperitoneo, all'emorragia digestiva o all'emobilia è estremamente elevata.

L'arteria epatica è un vaso relativamente esile (da 3 a 6 mm di diametro nel soggetto adulto), con uno strato intimale estremamente fragile. Le varianti anatomiche, il diametro e la lunghezza del vaso, il trauma correlato al clampaggio, l'ematoma di parete dovuto ad una perfusione eccessiva dopo il clampaggio e la qualità della parete vascolare del ricevente sono le cause più frequenti delle complicanze arteriose. Le cause più comuni di pseudo-aneurisma extraepatico sono il prolungato clampaggio, le infezioni locali ed il *leak* biliare. L'imaging svolge un ruolo fondamentale nel follow-up dei pazienti sottoposti ad OLT. Viene eseguito con l'eco-color Doppler e con la MDCT. L'eco-color Doppler rappresenta la metodica di scelta nel follow-up dell'OLT; in tutti i casi positivi, o dubbi, per complicanze dell'arteria epatica deve essere integrato con la MDCT. Tuttavia, come descritto in letteratura, può presentare falsi negativi, perché talora lo pseudo-aneurisma extra-epatico può essere integralmente mascherato dal meteorismo del duodeno, come si è verificato nel caso descritto, in cui la complicanza è stata accidentalmente individuata in corso di valutazione con MDCT delle caratteristiche di un laparocele post-operatorio, al fine dell'intervento di ricostruzione della parete addominale.

BIBLIOGRAFIA ESSENZIALE

Kim HJ, Kim KW, Kim AH et al (2005) Hepatic artery pseudoaneurysm in adult living-donor liver transplantation: efficacy of CT and doppler sonography. AJR Am J Roentgenol 184:1549-1555

Leelaudomlipi S, Bramhall SR, Gunson BK et al (2003) Hepatic-artery aneurysm in adult liver transplantation. Transpl Int 16:257-261

CASO 80

Raffaella Niola, Franco Maglione

Dipartimento di Diagnostica per Immagini, U.O.S. di Interventistica Endovascolare, U.O.C. di Radiologia Vascolare e Interventistica, A.O.R.N. "A. Cardarelli", Napoli

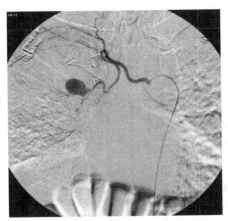

Figura 1

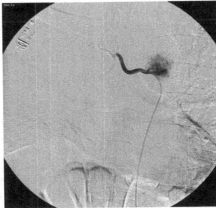

Figura 2

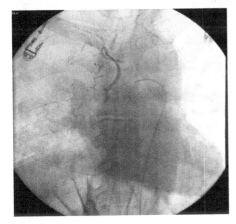

Figura 3

M, 70 anni. Giunge alla nostra osservazione per grave episodio di emottisi post-intervento di lobectomia polmonare superiore destra, effettuato tre mesi prima. Esegue indagine angiografica.

DOMANDE

1. Cosa si evidenzia al cateterismo dell'arteria bronchiale destra evidente nella Figura 1?
2. Cosa viene evidenziato nella Figura 2?
3. Cosa si evidenzia nella Figura 3?
4. Qual è il segno angiografico indiretto di sanguinamento?

CASO 80: Pseudo-aneurisma dell'arteria bronchiale destra

RISPOSTE

1. Un piccolo pseudo-aneurisma dell'arteria bronchiale destra localizzato a livello della resezione del lobo polmonare superiore omolaterale.
2. Un modesto reflusso retrogrado per l'elevata pressione dell'iniezione di mdc.
3. Uno "stampo" del vaso post-embolizzazione.
4. L'aumento di calibro e la tortuosità dell'arteria bronchiale destra.

COMMENTO

L'embolizzazione delle arterie bronchiali è una procedura frequentemente utilizzata nel trattamento delle emottisi primitive o recidivanti causate da neoplasie maligne o da condizioni benigne quali bronchiectasie, fistole artero-venose, malformazioni vascolari e pseudo-aneurismi.

La procedura è basata sull'occlusione del vaso da cui origina il sanguinamento con cateterismo superselettivo effettuato con microcateteri coassiali, onde ridurre al minimo il danno endoteliale.

Lo pseudo-aneurisma delle arterie bronchiali si associa, nell'11% dei casi, ad uno pseudo-aneurisma di un ramo periferico dell'arteria polmonare ed angiograficamente si presenta come uno *shunt* artero-polmonare.

Può pertanto essere visualizzato nell'angiogramma sistemico, in considerazione del flusso invertito nelle branche dell'arteria polmonare e negli eventuali *shunts*.

Nelle emottisi recidivanti è buona norma effettuare entrambi gli studi angiografici (sistemico e polmonare) al fine di un'efficace esclusione vascolare dello pseudo-aneurisma.

BIBLIOGRAFIA ESSENZIALE

Kwon W, Kim YL, Lee YH et al (2006) The effectiveness of embolotherapy for treatment of hemoptysis in patients with varying severity of tuberculosis by assessment of chest radiography. Med J 47:377-383

Sakuma K, Takase K, Saito H et al (2001) Bronchial artery aneurysm treated with percutaneous transluminal coil embolization. Jpn J Thorac Cardiovasc Surg 49:330-332

Sbano H, Mitchell AW, Ind PW et al (2005) Peripheral pulmonary artery pseudoaneurysms and massive hemoptysis. AJR Am J Roentgenol 184:1253-1259

CASO 81

Mariano Scaglione, Giovanna Russo, Gianluca Ponticiello
Dipartimento di Diagnostica per Immagini, U.O.S. TC Body in Emergenza, U.O.C. di Radiologia Generale e Pronto Soccorso, A.O.R.N. "A. Cardarelli", Napoli

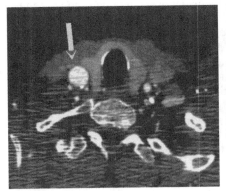

Figura 1

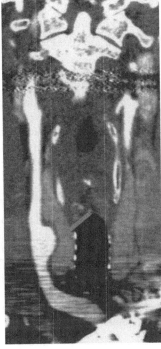

Figura 2

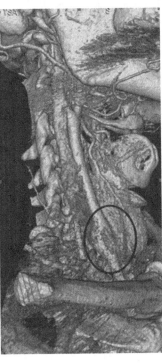

Figura 3

M, 56 anni. Trauma da impatto diretto della regione del collo (cintura di sicurezza di autovettura). Tumefazione laterocervicale. Esegue indagine MDCT (*Multidetector Computed Tomography*) a completamento di un esame ecografico.

DOMANDE

1. Qual è il nome della lesione indicata dalle frecce e dal cerchio?
2. Qual è la complicanza più temibile?
3. A cosa si deve la variabilità morfologica di tali lesioni?
4. Qual è il principale contributo delle ricostruzioni volumetriche in MDCT in questo genere di lesioni?

CASO 81: Pseudo-aneurisma post-traumatico dell'arteria carotide comune (trauma da cintura di sicurezza)

RISPOSTE

1. Pseudo-aneurisma dell'arteria carotide comune.
2. La rottura dello pseudo-aneurisma.
3. Al danno anatomico delle tuniche vasali eventualmente coinvolte.
4. La rappresentazione spaziale del danno anatomico per il planning terapeutico.

COMMENTO

I traumi chiusi della carotide sono in genere determinati da un colpo diretto sul collo o da iperestensione cervicale (trauma decelerativo). Essi rappresentano un'evenienza rara, stimata nell'ordine dello 0,5% dei pazienti ammessi nei grossi *Trauma Center* nord-americani; in genere sono clinicamente asintomatici. Gli pseudo-aneurismi (PSA) sono causati dalla rottura incompleta delle tuniche vasali (intima e/o media) con l'avventizia che, solitamente, contiene la rottura. Gli PSA post-traumatici della carotide sono anche una complicanza frequente delle dissezioni post-traumatiche. Alla TC essi presentano morfologia variabile e possono manifestarsi come: irregolare alterazione o dilatazione focale del profilo vasale (come nel caso presentato), *spot*, *jet* o *pooling* di stravaso ematico attivo all'interno di un ematoma. La variabilità morfologica degli PSA si deve al *continuum* delle possibili lesioni a carico degli strati della parete vasale.

Il caso presentato è da considerarsi tipico per morfologia (estensione longitudinale relativamente piccola, pareti sottili e nette). Negli PSA carotidei risulta importante identificare la sede della biforcazione, così da non confondere uno PSA col bulbo carotideo. L'angio-MDCT rappresenta attualmente la metodica di *screening* più semplice, rapida ed efficace per evidenziare tali lesioni. Il trattamento è generalmente affidato a procedure interventistiche endovascolari. Oltre che nel trauma diretto, anche nel trauma decelerativo tali lesioni devono essere tenute a mente dal radiologo che effettua la TC che, nel piano di studio, deve sempre includere la regione del collo per valutare le carotidi.

BIBLIOGRAFIA ESSENZIALE

Berne JD, Norwood SH, McAuley CE et al (2004) Helical computed tomographic angiography: an excellent screening test for blunt cerebrovascular injuries. J Trauma 57:11-19

Harris JH, Harris WH, Novelline RA (1993) Chest. In: Harris JH, Harris WH, Novelline RA (eds) The radiology of emergency medicine. III Ed, Williams & Wilkins, Baltimore, pp 469-622

Mirvis SE (2004) Imaging diagnosis of thoracic aorta and great vessels injuries. In: Mann FA (ed) Categorial course in diagnostic radiology: Emergency Radiology. RSNA Inc, Chicago, pp 81-89

Nunez DB Jr, Berkmen T (2006) Imaging of blunt cerebrovascular injuries. Eur J Radiol 59:317-329

CASO 82

Raffaella Niola, Franco Maglione
Dipartimento di Diagnostica per Immagini, U.O.S. di Interventistica Endovascolare, U.O.C. di Radiologia Vascolare e Interventistica, A.O.R.N. "A. Cardarelli", Napoli

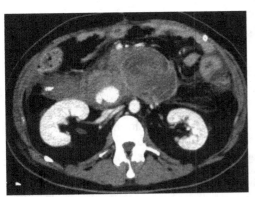

Figura 1

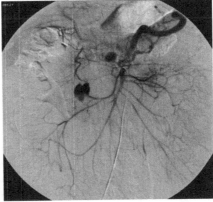

Figura 2

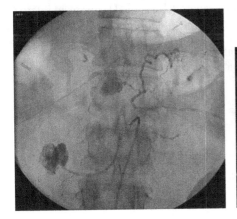

Figura 3

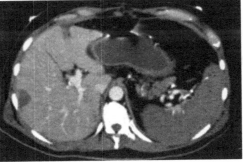

Figura 4

M, 53 anni. Operato in altro ospedale per pancreatite acuta necrotico-emorragica (PANE). Si ricovera per dolore addominale, ipotensione e calo dell'ematocrito.

DOMANDE

1. Cosa raffigurano le areole rotondeggianti di impregnazione contrastografica in fase arteriosa (immagine TC ed angiografica)?
2. Da dove originano tali lesioni?
3. Qual è il trattamento da adottare in questi casi?
4. Quale potrebbe essere un effetto collaterale del trattamento (immagine TC ed angiografica)?

CASO 82: Duplice pseudo-aneurisma dell'arteria mesenterica superiore

RISPOSTE

1. Pseudo-aneurismi arteriosi.
2. Arteria mesenterica superiore.
3. Dopo il cateterismo selettivo dell'arteria mesenterica superiore e del tripode celiaco, al fine di evidenziare l'origine precisa delle lesioni pseudo-aneurismatiche, è stata effettuata un'embolizzazione intrarteriosa percutanea.
4. Embolizzazione puntiforme del fegato e della milza.

COMMENTO

La PANE (pancreatite acuta necrotico-emorragica) è spesso sottoposta ad intervento chirurgico di necrosectomia della ghiandola. Nel caso illustrato, la TC effettuata nel post-operatorio per dolore addominale, ipotensione e calo dell'ematocrito, ha fatto rilevare due pseudo-aneurismi dell'arteria mesenterica superiore con esteso ematoma retroperitoneale, confermati dallo studio agiografico, che ha evidenziato anche una stenosi dell'arteria celiaca con circoli collaterali. Dopo cateterismo superselettivo con catetere coassiale idrofilico dell'arteria mesenterica superiore, è stata effettuata l'embolizzazione degli pseudo-aneurismi utilizzando colla acrilica. A 24 ore dalla procedura, per il perdurare del dolore addominale, è stato effettuato un ulteriore esame TC che ha mostrato l'interruzione del sanguinamento retroperitoneale, con un diffuso infarto della milza e multiple piccole aree triangolari ipodense sub-capsulari del fegato, da riferire ad infarti. Nel caso illustrato l'embolizzazione degli pseudo-aneurismi, pur avendo garantito l'interruzione del sanguinamento retroperitoneale, ha tuttavia presentato degli svantaggi dovuti alla migrazione embolica delle particelle di colla acrilica al di fuori delle zone *target*, attraverso i circoli collaterali del tronco celiaco, con conseguenti infarti multipli del fegato e della milza. Il paziente è stato pertanto successivamente splenectomizzato.

BIBLIOGRAFIA ESSENZIALE

Baiocchi GL, Piardi T, Cuomo R et al (2007) Endovascular treatment for bleeding gastroduodenal pseudoaneurysm after acute pancreatitis. Ann Ital Chir 78:145-148

Takahira N, Shindo M, Tanaka K et al (2001) Gluteal muscle necrosis following transcatheter angiographic embolisation for retroperitoneal haemorrhage associated with pelvic fracture. Injury 32:27-32

CASO 83

Antonella Filippone, Roberta Cianci

Dipartimento di Scienze Cliniche e Bioimmagini, Sezione di Scienze Radiologiche, Università degli Studi "G. d'Annunzio", Chieti

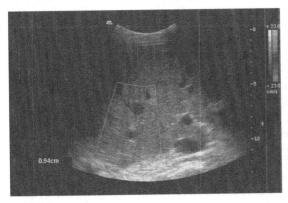

Figura 1

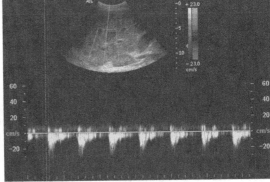

Figura 2

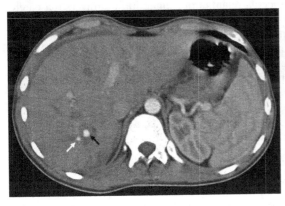

Figura 3

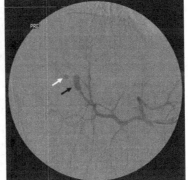

Figura 4

M, 21 anni. Eco-color Doppler a 72 ore per controllo di trauma epatico, completato con esame TC multidetettore e con angiografia.

DOMANDE

1. In presenza di lesione a contenuto liquido, in paziente con alterazioni traumatiche epatiche, quale informazione fornisce il modulo colore?
2. Quale diagnosi consente di formulare il Doppler pulsato?
3. L'indagine TC conferma la diagnosi Doppler?
4. In pazienti con trauma epatico, dopo contrasto è sufficiente l'acquisizione nella sola fase portale?

CASO 83: Pseudo-aneurismi post-traumatici del fegato

RISPOSTE

1. Il modulo colore consente di diagnosticare la natura vascolare della lesione.
2. Grazie al rilievo di segnale vascolare di tipo arterioso, consente di formulare la diagnosi di pseudo-aneurisma.
3. Sì, e documenta anche un altro pseudo-aneurisma sub-centimetrico (*freccia bianca*), confermato dalla fase diagnostica dell'esame angiografico eseguito ai fini del trattamento mediante embolizzazione.
4. No, in presenza di lesioni traumatiche del fegato l'esame TC deve essere condotto nelle fasi arteriosa, portale e tardiva.

COMMENTO

Il fegato è l'organo intra-addominale volumetricamente più ampio, con una posizione relativamente fissa, che lo predispone a lesioni di natura traumatica. Nel passato la gran parte dei traumi epatici veniva trattata chirurgicamente. Attualmente, grazie all'affinamento dell'imaging, la maggioranza dei traumi epatici viene trattata conservativamente.

Le complicanze del trauma epatico si verificano nel 20% dei pazienti ed includono la rottura tardiva (molto rara), l'embolia, la fistola artero-venosa, lo pseudo-aneurisma, il biloma e l'ascesso. In particolare, lo pseudo-aneurisma e la fistola artero-venosa rappresentano le due complicanze vascolari del trauma epatico.

Lo pseudo-aneurisma si forma quando è presente una lesione parziale della parete vascolare di un ramo arterioso intraparenchimale; conseguentemente, una piccola quantità di sangue filtra attraverso la parete vascolare ed è contenuta e circoscritta dall'avventizia o dal tessuto parenchimale circostante.

Le fistole artero-venose e gli pseudo-aneurismi hanno lo stesso aspetto all'esame TC e possono essere differenziati sulla base dell'esame angiografico. Entrambe le lesioni, all'esame TC in fase arteriosa, appaiono come aree rotondeggianti iperdense, circondate da una sottile ipodensità. Nelle successive fasi di *enhancement*, tali lesioni mantengono solo una lieve iperdensità o appaiono isodense al resto al parenchima circostante. Da qui l'utilità diagnostica di acquisire anche la fase arteriosa, oltre alla fase portale e tardiva, nei pazienti con trauma addominale chiuso.

L'esame ecografico, coadiuvato dalla tecnica color Doppler, è utile nel porre il sospetto di pseudo-aneurisma. Nei pazienti traumatizzati, a poche ore dal trauma, ma soprattutto nel follow-up, bisogna sempre prestare particolare attenzione alle lesioni che ecograficamente hanno l'aspetto di formazioni cistiche. L'attivazione del modulo color Doppler consente di differenziare la cisti semplice, che non mostra segnale vascolare, dallo pseudo-aneurisma. In presenza di complicanza vascolare il trattamento di scelta è l'embolizzazione sotto guida angiografica.

BIBLIOGRAFIA ESSENZIALE

Hagiwara A, Murata A, Matsuda T et al (2002) The efficacy and limitations of transarterial embolization for severe hepatic injury. J Trauma 52:1091-1096

Miller LA, Shanmuganathan K (2005) Multidetector CT evaluation of abdominal trauma. Radiol Clin North Am 43:1079-1095

Romano L, Giovine S, Guidi G et al (2004) Hepatic trauma: CT findings and considerations based on our experience in emergency diagnostic imaging. Eur J Radiol 50:59-66

CASO 84

Mauro Ferrari, Daniela Coser, Maurizio Centonze
Dipartimento di Radiodiagnostica, U.O. di Radiologia, Ospedale "S. Chiara", APSS di Trento, Trento

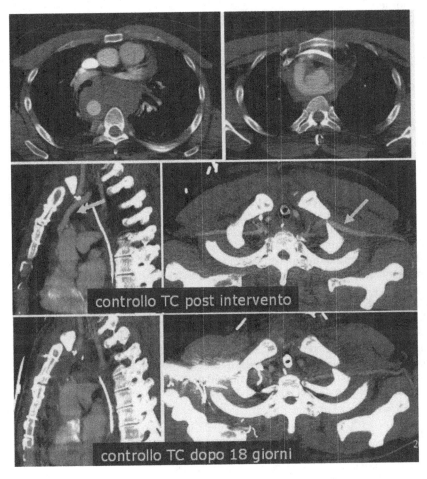

Figura 1

M, 63 anni. Trauma della strada. Codice rosso. Esegue MDCT (*Multidetector Computed Tomography*) per l'identificazione delle lesioni e il planning chirurgico.

DOMANDE

1. Quale anomalia vascolare è presente?
2. Quale lesione vascolare è presente e a carico di quale vaso?
3. In che modo è stato ripristinato il flusso?
4. Quale complicanza si è verificata nel controllo TC a 18 giorni e quale meccanismo ne è responsabile?

CASO 84: Pseudo-aneurisma post-traumatico dell'arteria succlavia sinistra in destro-posizione dell'arco aortico

RISPOSTE

1. Destro-posizione dell'arco aortico.
2. Pseudo-aneurisma post-traumatico dell'arteria succlavia sinistra che presenta decorso retro-esofageo.
3. By-pass tra l'aorta ascendente e l'arteria ascellare sinistra.
4. Occlusione del by-pass per competizione di flusso da parte dell'arteria succlavia nativa, rifornita per via retrograda dall'arteria vertebrale.

COMMENTO

Tra le anomalie congenite dell'arco aortico la destro-posizione è una delle più frequenti e, quando non associata ad altre malformazioni cardio-vascolari, può risultare asintomatica e di riscontro occasionale, come nel caso in oggetto. In circa il 90% delle evenienze le lesioni traumatiche dell'aorta toracica sono localizzate a livello dell'istmo, subito distalmente all'origine dell'arteria succlavia sinistra, in seguito a meccanismo di forte decelerazione. In una minoranza di casi sono coinvolti i tronchi sovra-aortici. La lesione può interessare il complesso medio-intimale del vaso o tutte tre le tuniche di cui è costituita la parete.

La TC spirale, in particolare con le apparecchiature multidetettore, ha dimostrato sensibilità, specificità ed accuratezza diagnostica prossime, se non pari, al 100% nell'identificare la patologia traumatica dell'aorta, rappresentando pertanto la metodica di riferimento.

Nel caso presentato si è verificato, a seguito di trauma stradale ad elevata velocità, uno pseudo-aneurisma dell'arteria succlavia sinistra, immediatamente a valle dell'origine, con vistoso ematoma mediastinico. Successivamente, il flusso ematico all'interno dell'arteria succlavia è stato ripristinato chirurgicamente, mediante by-pass tra l'aorta ascendente e l'arteria ascellare.

In seguito al rilievo di iposfigmia del polso radiale sinistro a 10 giorni dall'intervento, è stato eseguito un esame TC di controllo che ha evidenziato la completa occlusione del by-pass aorto-ascellare sinistro. Ciononostante permaneva un modesta opacizzazione del vaso a valle del by-pass. L'occlusione del by-pass anche relativamente precoce, è una delle complicanze possibili in questo tipo di intervento. Nel caso presentato, il meccanismo fisiopatologico responsabile è rappresentato dalla competizione di flusso sostenuta dall'arteria vertebrale sinistra per via retrograda, nei confronti del by-pass.

BIBLIOGRAFIA ESSENZIALE

Alkadhi H, Wildermuth S, Desbiolles L et al (2004) Vascular emergencies of the thorax after blunt and iatrogenic trauma: multi–detector row CT and threedimensional imaging. RadioGraphics 24:1239-1255

Byrne J, Darling RC, Roddy SP et al (2007) Long term outcome for extra-anatomic arch reconstruction. An analysis of 143 procedures. Eur J Vasc Endovasc Surg 34:444-450

Creasy JD, Chiles C, Routh WD et al (1997) Overview of traumatic injury of the thoracic aorta. RadioGraphics 17:27-45

CASO 85

Emanuele Casciani, Gianfranco Gualdi

Dipartimento di Radiologia, Policlinico "Umberto I", Roma

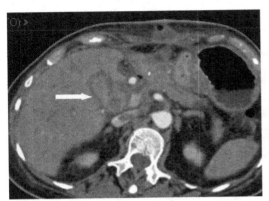

Figura 1

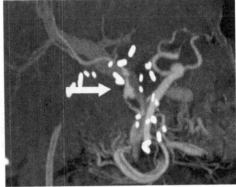

Figura 2

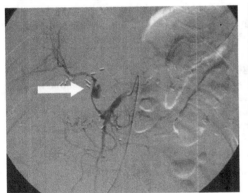

Figura 3

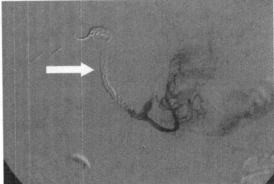

Figura 4

F, 63 anni. Episodio di melena a sei giorni da intervento di duodeno-cefalo-pancreasectomia per carcinoma della testa del pancreas. Anomalia funzionale di vascolarizzazione del fegato attraverso l'arteria pancreatico-duodenale. Quest'ultima, dopo legatura chirurgica, ha determinato ischemia del fegato. Tale complicanza ha richiesto un'anastomosi vascolare tra l'arteria pancreatico-duodenale e l'arteria epatica.

DOMANDE

1. Che cosa indica la freccia bianca nella Figura 1?
2. Che cosa indica la freccia bianca nella Figura 2?
3. Che cosa rileva l'angiografia selettiva dell'arteria mesenterica superiore?
4. Che cosa indica la freccia nella Figura 4?

CASO 85: Pseudo-aneurisma anastomotico dell'arteria pancreatico-duodenale ed arteria epatica comune in paziente con anomalia di vascolarizzazione del fegato sottoposto a duodeno-cefalo-pancreasectomia

RISPOSTE

1. La freccia nella Figura 1 indica la presenza di materiale ematico nel lume dell'ansa anastomizzata, che giustifica la melena, senza evidenza di emoperitoneo.
2. La freccia nella Figura 2 indica la presenza di uno pseudo-aneurisma a livello dell'anastomosi tra l'arteria pancreatico-duodenale e l'arteria epatica comune.
3. La cateterizzazione selettiva dell'arteria mesenterica superiore conferma lo pseudo-aneurisma già rilevato alla MDCT (*Multidetector Computed Tomography*).
4. Nella Figura 4 si dimostra la completa chiusura dell'arteria pancreatico-duodenale e dell'arteria epatica comune. Durante la procedura non è stato infatti possibile risolvere l'emorragia solo con *stent* coronarici, ma è stato necessario chiuderli con spirali.

COMMENTO

Le emorragie a seguito di duodeno-cefalo-pancreasectomia (DCP) si verificano nel 7% dei casi. La MDCT è in grado di rilevare le complicanze vascolari, come lo pseudo-aneurisma, individuando non solo il sangue "fresco" nelle scansioni condotte in condizioni di base, ma anche il vaso che sanguina, nelle scansioni eseguite durante la fase arteriosa. La possibilità di retro-ricostruire a strato sottile le scansioni TC acquisite è indispensabile per ottenere le ricostruzioni multiplanari e MIP, importanti, in questi casi, per localizzare con esattezza il vaso interessato e per mirare la successiva angiografia.

Le emorragie post-DCP generalmente richiedono una valutazione endoscopica, una laparoscopia diagnostica d'urgenza o la necessità di un'arteriografia che, come nel caso descritto, ha permesso di confermare lo pseudo-aneurisma e di trattarlo con spirali. Sia l'intervento chirurgico che l'embolizzazione hanno un ruolo, a seconda dei casi, nella gestione delle emorragie precoci (entro i primi tre giorni) e tardive (dal quarto giorno) dopo DCP. La possibilità di eseguire un'embolizzazione arteriosa di emergenza dovrebbe comunque essere considerata come una valida alternativa all'intervento chirurgico in tutti i pazienti che sviluppano un'emorragia gastrointestinale dopo DCP, in quanto permette non solo il controllo temporaneo dell'emorragia (nel caso sia massiva), ma anche la stabilizzazione emodinamica, evitando la necessità di un re-intervento chirurgico, sempre ad alto rischio in queste circostanze.

Dal momento che la maggior parte delle complicanze degli interventi chirurgici sul pancreas vengono diagnosticate con la TC, i radiologi devono conoscere l'aspetto della normale anatomia post-chirurgica e riconoscere precocemente i reperti delle complicanze.

BIBLIOGRAFIA ESSENZIALE

Blanc T, Cortes A, Goere D et al (2007) Hemorrhage after pancreaticoduodenectomy: when is surgery still indicated? Am J Surg 194:3-9

Gervais DA, Fernandez-del castillo C, O'Neill MJ et al (2001) Complications after pancreatoduodenectomy: imaging and imaging-guided interventional procedures. RadioGraphics 21:673-690

Sato N, Yamaguchi K, Shimizu S et al (1998) Coil embolization of bleeding visceral pseudoaneurysms following pancreatectomy: the importance of early angiography. Arch Surg 133:1099-1102

CASO 86

Orlando Catalano, Alfredo Siani

U.O.C. di Radiodiagnostica, IRCCS Istituto Nazionale Tumori, Fondazione "G. Pascale", Napoli

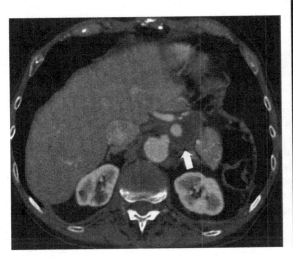

Figura 1

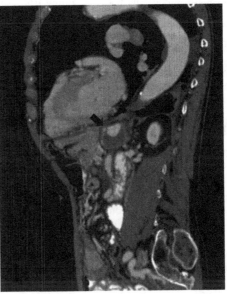

Figura 2

M, 70 anni. Dolori addominali un mese dopo gastrectomia e splenectomia per carcinoma gastrico.

DOMANDE

1. Qual è il reperto indicato dalle frecce?
2. Quale meccanismo d'azione ne è responsabile?
3. È necessario intervenire in maniera invasiva?
4. Quali sono i trattamenti invasivi possibili?

CASO 86: Pseudo-aneurisma post-chirurgico dell'arteria splenica

RISPOSTE

1. Sacca pseudo-aneurismatica, con ampia trombosi eccentrica all'origine di un vaso splancnico (arteria splenica, legata poco a valle, quindi in sede molto prossimale).
2. Trauma chirurgico o infezione locale post-operatoria.
3. La letteratura non è concorde sull'effettivo rischio emorragico degli aneurismi e pseudo-aneurismi splancnici. Considerando che le dimensioni sono contenute e che il lume è in gran parte trombizzato, si potrebbe anche decidere per un trattamento conservativo.
4. Chirurgia o embolizzazione trans-catetere.

COMMENTO

Gli pseudo-aneurismi splancnici sono la conseguenza di infezioni, traumi o procedure chirurgiche, con interruzione della continuità vasale, stravaso di sangue nei tessuti circostanti e formazione di una capsula fibrosa che progressivamente si allarga in conseguenza delle spinte pressorie.

Nel caso presentato era stata probabilmente l'estesa dissezione linfonodale a determinare una lesione incidentale del vaso: dinanzi ad un'emorragia nel post-operatorio si può sospettare uno pseudo-aneurisma e, soprattutto, che l'atto chirurgico abbia in qualche modo coinvolto vasi splancnici di rilievo. L'importanza del riconoscimento degli pseudo-aneurismi è legata soprattutto al potenziale rischio emorragico, con emoperitoneo anche massivo. In caso di sanguinamento, la metodica preferibile è la TC, in grado di rilevare il sangue fuoriuscito, la formazione pseudo-aneurismatica ed il vaso di appartenenza. Sulla guida dei dati TC si può poi procedere ad un trattamento per via endovascolare o laparotomica, aggredendo direttamente il vaso in questione.

BIBLIOGRAFIA ESSENZIALE

Beattie GC, MacDonald A, Powell JJ (2000) Angiographic embolization for major haemorrhage after upper gastrointestinal surgery. Br J Surg 87:362-373

Kim DY, Joo JK, Ryu SY et al (2003) Pseudoaneurysm of gastroduodenal artery following radical gastrectomy for gastric carcinoma patients. World J Gastroenterol 9:2878-2879

Satoh H, Morisaki T, Kishikawa H (1989) A case of a postoperative aneurysm of the common hepatic artery which ruptured into the remnant stomach after a radical gastrectomy. Jpn J Surg 19: 241-245

CASO 87

Roberto Iezzi, Daniela Gabrielli, Antonio R. Cotroneo

Dipartimento di Scienze Cliniche e Bioimmagini, Sezione di Scienze Radiologiche, Università degli Studi "G. d'Annunzio", Chieti

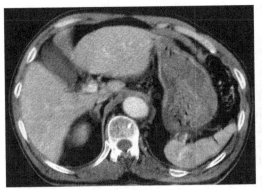

Figura 1

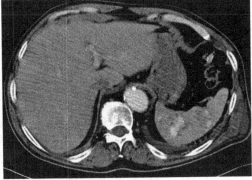

Figura 2

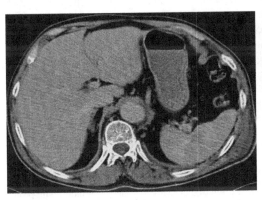

Figura 3

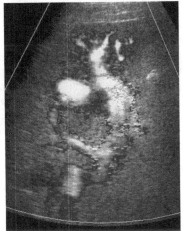

Figura 4

M, 43 anni. Trauma chiuso addominale.

DOMANDE

1. Vi sono lesioni a livello del parenchima splenico? Qual è il loro comportamento TC (Figg. 1-3)?
2. Quali sono le ipotesi diagnostiche?
3. Sulla base dell'integrazione dell'esame eco-color Doppler, qual è la diagnosi finale?
4. Quali sono le lesioni spleniche di natura traumatica?

CASO 87: Pseudo-aneurismi splenici post-traumatici

RISPOSTE

1. In fase arteriosa si evidenziano delle raccolte di mdc a margini definiti nel contesto del parenchima splenico, che non mostrano incremento di *enhancement* nelle ulteriori fasi eseguite.
2. La semeiotica TC delle lesioni descritte pone la diagnosi differenziale tra angiomi, pseudo-aneurismi post-traumatici e fistole artero-venose.
3. Pseudo-aneurismi post-traumatici.
4. Ematoma, lacerazione, emorragia in atto e le lesioni vascolari.

COMMENTO

La milza rappresenta l'organo addominale più frequentemente coinvolto nei traumi chiusi addominali. Le principali lesioni post-traumatiche della milza sono: l'ematoma, la lacerazione, l'emorragia attiva e le lesioni vascolari. Le lesioni spleniche vascolari sono rappresentate dagli pseudo-aneurismi e dalle fistole artero-venose. Queste lesioni hanno caratteristiche TC simili: appaiono come aree focali circoscritte, iperdense rispetto al parenchima circostante, con *enhancement* di tipo vascolare in fase arteriosa, minimamente iperdense o isodense in fase tardiva. Possono essere distinte solo sulla base del reperto angiografico, previo cateterismo selettivo dell'arteria splenica, oppure, a volte, sulla base del reperto eco-color Doppler (caratteristiche di flusso). L'incidenza di tali lesioni, comunque rare, è aumentata negli ultimi anni per una crescente tendenza a scegliere un approccio di tipo conservativo per lesioni traumatiche spleniche in pazienti stabili, alla luce della riscoperta funzione immunitaria dell'organo e delle complicanze, prevalentemente settiche, post-splenectomia chirurgica. Gli pseudo-aneurismi post-traumatici sono secondari a danni alla parete vascolare, con creazione di una nuova parete formata dall'avventizia e dal tessuto circostante. La storia naturale dello pseudo-aneurisma post-traumatico non è chiara: seppur alcuni possono andare incontro ad una spontanea trombosi, senza necessità di trattamento, in recenti studi è apparso che circa il 67% di tali lesioni va incontro a rottura tardiva, e conseguente rottura splenica. La comparsa di pseudo-aneurismi rappresenta un fattore altamente predittivo di fallimento del *management* conservativo del paziente. Considerando che nel 15-30% dei pazienti con trauma chiuso addominale la rottura splenica avviene in due tempi, e la comparsa di pseudo-aneurismi può avvenire anche dopo alcune settimane dal trauma, risulta fondamentale uno stretto monitoraggio nel tempo mediante esame eco-color Doppler ed eventualmente TC nei pazienti con trauma addominale chiuso e lesione splenica in cui si è scelto un trattamento di tipo conservativo.

BIBLIOGRAFIA ESSENZIALE

Federle MP, Griffiths B, Minage H et al (1987) Splenic trauma: evaluation with CT. Radiology 162:69-71

Mirvis SE, Whitley NO, Gens DR (1989) Blunt splenic trauma in adults: CT-based classification and correlation with prognosis and treatment. Radiology 171:33-39

Shanmuganathan K. Mirvis SE, Boyd-Kranis R et al (2000) Nonsurgical management of blunt splenic injury: use of CT criteria to select patients for splenic arteriography and potential endovascular therapy. Radiology 217:75-82

CASO 88

Raffaella Niola, Franco Maglione
*Dipartimento di Diagnostica per Immagini, U.O.S. di Interventistica Endovascolare, U.O.C. di Radiologia Vascolare e
Interventistica, A.O.R.N. "A. Cardarelli", Napoli*

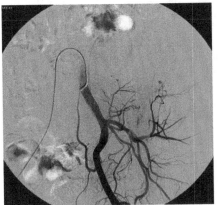

Figura 1

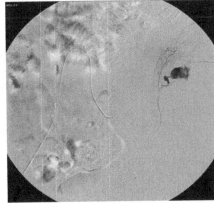

Figura 2

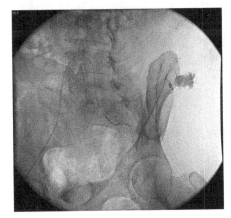

Figura 3

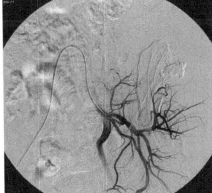

Figura 4

M, 25 anni. Giunge in Pronto Soccorso per ferita da taglio al gluteo sinistro, già trattata in altro ospedale
con *packing* chirurgico.

DOMANDE

1. A quale distretto anatomico vascolare si riferisce l'immagine angiografica?
2. A cosa corrisponde lo spandimento di mdc evidente nella fase tardiva dell'angiogramma?
3. Quali sono le modifiche contrastografiche che ha subito l'alterazione patologica trattata?
4. Perché si deve effettuare nuovamente un angiogramma panoramico dopo l'embolizzazione?

CASO 88: Pseudo-aneurisma post-traumatico dell'arteria glutea sinistra

RISPOSTE

1. Arteriografia selettiva dell'arteria ipogastrica sinistra in fase precoce, che non evidenzia chiare e definite immagini di sanguinamento attivo.
2. Nella fase tardiva dell'angiogramma lo spandimento di mdc è dovuto ad uno pseudo-aneurisma dell'arteria glutea sinistra.
3. Lo pseudo-aneurisma è intensamente radiopaco per l'accumulo di materiale embolizzante (colla acrilica) misto a Lipiodol.
4. Per evidenziare l'avvenuta esclusione vascolare della lesione al fine di proseguire la procedura, ove necessario.

COMMENTO

Gli aneurismi dell'arteria glutea sono rari e spesso secondari a fratture pelviche, traumi contusivi o penetranti. Il trattamento percutaneo si fonda essenzialmente sull'embolizzazione vasale, che comporta l'esclusione vascolare del vaso leso attraverso l'occlusione.

È fondamentale eseguire un esame angiografico panoramico preliminare, che consente di ottenere una "mappa angiografica" con tutte le possibili varianti anatomiche, per meglio indirizzare la procedura, al fine di rendere definitiva l'embolizzazione ed evitare sanguinamenti tardivi della lesione vascolare.

Il caso presentato, corrispondente ad uno pseudo-aneurisma dell'arteria glutea da ferita da taglio, è stato trattato con successo con l'embolizzazione percutanea.

BIBLIOGRAFIA ESSENZIALE

Goslings JC, Van Delden OM (2007) Angiography and embolization to control bleeding after blunt injury to the abdomen or pelvis. Ned Tijdschr Geneeskd 151:345-352

Lee D, Legiehn GM, Munk PL (2007) Pseudoaneurysm of the superior gluteal artery following politrauma. Skeletal Radiol 36:875-878

Rossaint R, Duranteauu J, Stahel PF et al (2007) Non surgical treatment of major bleeding. Anesthesiol Clin 25:35-48

CASO 89

Luca Volterrani, Maria A. Mazzei*

*Dipartimento di Scienze Ortopedico-Riabilitative, Radiologiche e Otorinoloringoiatriche, Università degli Studi di Siena, Siena. *Radiologia Universitaria, Azienda Ospedaliera Universitaria Senese, Siena*

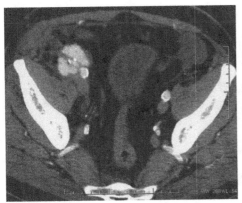

Figura 1

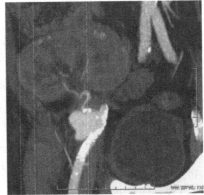

Figura 2

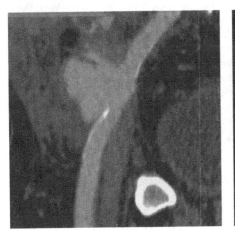

Figura 3

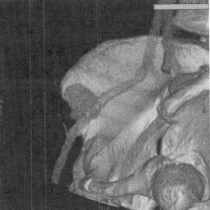

Figura 4

M, 51 anni. Recente trapianto renale.

DOMANDE

1. Qual è la diagnosi del caso in oggetto?
2. È sufficiente eseguire un esame TC senza mdc e.v. per effettuare la diagnosi?
3. Con quali formazioni tale lesione entra più comunemente in diagnosi differenziale?
4. Quali ricostruzioni 2D/3D nel *post-processing* possono aiutare per effettuare una corretta diagnosi?
5. Quale potrebbe essere il trattamento per tale lesione?

CASO 89: Pseudo-aneurisma extra-renale post trapianto renale

RISPOSTE

1. Pseudo-aneurisma extra-renale post trapianto renale.
2. No, non è sufficiente.
3. All'esame senza mdc con raccolta peri-anastomotica.
4. Le ricostruzioni curve multiplanari in 2D, spesso utilizzate per le analisi vascolari, rappresentano le ricostruzioni di scelta, poiché consentono di evidenziare correttamente la sede dell'origine dello pseudo-aneurisma.
5. *Stenting* intravascolare per via percutanea sull'iliaca esterna ed eventuale embolizzazione dello pseudo-aneurisma.

COMMENTO

Le complicanze vascolari rappresentano un'importante causa di rigetto precoce dopo trapianto renale, con una percentuale che oscilla tra il 5 ed il 10%. A differenza degli pseudo-aneurismi (PSA) intra-parenchimali, quelli extra-renali sono estremamente rari e necessitano di un trattamento precoce, nel tentativo del salvataggio dell'organo trapiantato.

L'eco-color Doppler è la metodica di imaging più idonea al monitoraggio dei pazienti sottoposti a trapianto di rene. Essa può infatti consentire di identificare precocemente le complicanze vascolari. Tuttavia è possibile che PSA, soprattutto se di piccole dimensioni o se associati a complicanze flogistiche, non vengano riconosciuti all'esame ecotomografico e che manifestazioni cliniche che suggeriscono un rigetto acuto necessitino quindi di un approfondimento diagnostico con tecniche quali TC o RM.

Il caso in oggetto mostra uno PSA extra-renale, in corrispondenza dell'anastomosi termino-laterale fra arteria iliaca esterna ed arteria renale del rene trapiantato, studiato con TC multistrato a 16 banchi di detettori, dopo somministrazione di mdc e.v. e mediante tecnica di acquisizione con monitoraggio della somministrazione del contrasto (*smart prep* o simili) al fine di ridurre la quantità di contrasto utilizzato. La scansione TC sul piano assiale (Fig. 1) mostra lo PSA che circonda l'origine dell'arteria renale, ma sono sicuramente le ricostruzioni 2D di *reformat* multiplanare (Fig. 2) e di analisi vascolare (2D curve) (Fig. 3) che consentono di identificare i rapporti dello PSA con l'anastomosi tra arteria renale ed arteria iliaca esterna e, nello stesso tempo, di fornire indicazioni circa lo stato di perfusione del parenchima del rene trapiantato (ipoperfuso in questo caso), risultando più efficaci, dal punto di vista diagnostico, anche rispetto alle ricostruzioni di *Volume Rendering* (3D).

Il trattamento chirurgico di tale complicanza è stato descritto in passato, ma recentemente sono stati riportati anche casi trattati con successo mediante procedure di *stenting* endovascolare.

BIBLIOGRAFIA ESSENZIALE

Koo CK, Rodger S, Baxter GM (1999) Extra-renal pseudoaneurysm: an uncommon complication following renal transplantation. Clin Radiol 54:755-758

Kubal C, Cacciola R, Riley P et al (2007) Internal iliac artery pseudoaneurysm following renal transplant biopsy successfully treated with endovascular stenting and thrombosis: a case report. Transplantation Proceedings 39:1676-1678

Taghavi M, Shojaee Fard A, Meharsai R et al (2005) Late onset anastomotic pseudoanuerysm of renal allograft artery: case report diagnosis, and treatment. Transplant Proc 37:4297

CASO 90

Nicola Gagliardi, Stefania Daniele, Gennaro Barbato

Dipartimento di Diagnostica per Immagini, U.O.S. TC Body di Elezione e Interventistica, U.O.C. di Radiologia Generale e Pronto Soccorso, A.O.R.N. "A. Cardarelli", Napoli

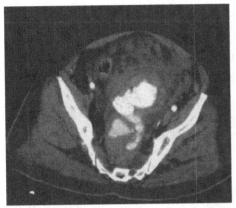

Figura 1

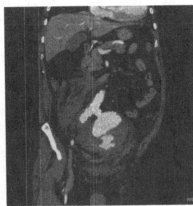

Figura 2

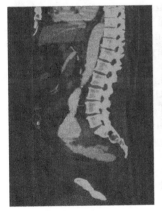

Figura 3

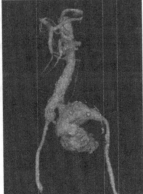

Figura 4

M, 67 anni. Lamenta intenso dolore addominale ai quadranti inferiori con imponente rettorragia e anemizzazione ingravescente.

DOMANDE

1. Qual è la diagnosi più attendibile?
2. Quali sono i segni clinici che più frequentemente si associano a questa patologia?
3. Vi sono ulteriori complicanze?
4. Quali sono le metodiche di imaging non invasive che consentono di effettuare un corretto *planning* terapeutico?

CASO 90: Aneurisma dell'arteria iliaca comune fistolizzato nel sigma

RISPOSTE

1. Aneurisma dell'arteria iliaca comune sinistra fistolizzato in un'ansa sigmoidea.
2. Massa pulsatile in fossa iliaca, segni di compressione delle vie escretrici urinarie, ipostenia dell'arto inferiore.
3. Rottura con emoretroperitoneo, fistolizzazione muscolare (muscolo psoas), fistola artero-venosa (vena iliaca), fistola enterica, trombosi completa del lume, ischemia dell'arto inferiore da migrazione di emboli.
4. MDCT (*Multidetector Computed Tomography*) e RM.

COMMENTO

Gli aneurismi isolati dell'arteria iliaca si riscontrano molto raramente. La loro incidenza è compresa tra lo 0,008 e lo 0,03% di tutti gli aneurismi addominali. Nella maggior parte dei casi (86%) interessano l'arteria iliaca comune, più raramente l'arteria iliaca interna (13,3%). La causa più frequente è l'arteriosclerosi, mentre una piccola quota è correlata alla sindrome di Marfan, a gravidanze multiple ed a cause infettive. Le procedure endovascolari possono costituire una causa iatrogena.

La sintomatologia appare strettamente connessa alle dimensioni dell'aneurisma che, se inferiore ai 4 cm, è quasi sempre asintomatico. Gli aneurismi di dimensioni maggiori determinano l'apprezzabilità di una massa pulsatile in fossa iliaca, che può esercitare compressione sulle strutture adiacenti. Possono essere coinvolti l'uretere, il plesso lombo-sacrale, le vene iliache e le anse intestinali, con idronefrosi, ipostenia dell'arto inferiore omolaterale, trombosi venosa e discanalizzazione intestinale. Il progressivo incremento volumetrico può causarne la rottura, che può realizzarsi anche nel contesto di un viscere adiacente, come il muscolo psoas, la vena iliaca, un'ansa intestinale o, raramente, la vescica. Più rara è la trombosi completa del lume.

La diagnosi clinica dei grossi aneurismi è agevolata dal rilievo di una massa pulsante, mentre quelli di piccole dimensioni costituiscono spesso un occasionale riscontro ecografico. La MDCT consente di identificare e localizzare l'aneurisma, di valutarne le dimensioni, la struttura interna e di esprimere un giudizio attendibile sul rischio di rottura. Evidenzia inoltre i rapporti con le strutture adiacenti, consentendo di individuare tempestivamente le eventuali complicanze. In caso di rottura dell'aneurisma, la presenza di sangue fresco e coaguli in fossa iliaca, e lo stravaso extraluminale del mdc, ne consentono una diagnosi tempestiva.

Il caso presentato mostra un voluminoso aneurisma isolato dell'arteria iliaca comune sinistra fistolizzato nel sigma, dimostrato dall'adesione della sacca ad un'ansa sigmoidea e dallo stravaso del mdc nel lume del viscere.

BIBLIOGRAFIA ESSENZIALE

Gardiner MD, Mangwani J, Williams WW (2006) Aneurysm of the common iliac artery presenting as a lumbosacral plexopathy. J Bone Joint Surg Br 88:1524-1526

Rubin GD (2003) MDCT imaging of the aorta and peripheral vessels. Eur J Radiol 45 [Suppl 1]:S42-49

Schuler JJ, Flanigan DP (1982) Iliac artery aneurysm. In: Bergan JJ, Yao JST (eds) Aneurism treatment. Grune & Stratton, New York, pp 469-485

CASO 91

Angelo Vanzulli, Diana Artioli

Dipartimento di Radiodiagnostica, Ospedale Niguarda "Ca' Granda", Milano

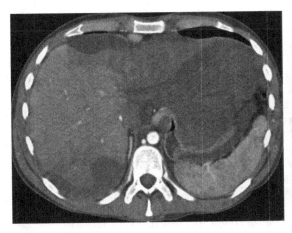

Figura 1

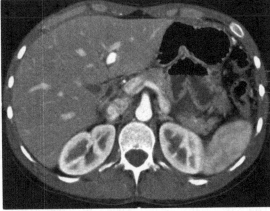

Figura 2

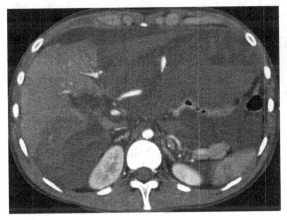

Figura 3

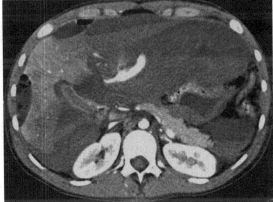

Figura 4

M, 26 anni. Addome acuto (Figg. 2, 3, 4). Figura 1 prima dell'evento acuto.

DOMANDE

1. Di che patologia si tratta?
2. La patologia di base è una frequente causa di emoperitoneo?
3. Qual è il trattamento terapeutico preferibile?
4. Quali diagnosi differenziali?

Caso 91: Rottura di aneurisma dell'arteria epatica

RISPOSTE

1. Rottura di aneurisma dell'arteria epatica.
2. No.
3. Endovascolare.
4. Emorragia in coagulopatia o associata a tumore, pancreatite emorragica con coinvolgimento dei vasi splancnici.

COMMENTO

La rottura di aneurisma dell'arteria epatica è una rara causa di emoperitoneo; esso tuttavia, dopo l'aneurisma dell'arteria splenica, è al secondo posto nell'incidenza di aneurismi viscerali, e ne rappresenta il 20%. È più comune nei giovani affetti da sindrome di Ehlers-Danlos tipo IV e si manifesta generalmente con dolore addominale acuto, decremento dell'ematocrito e molto più raramente esordisce come shock ipovolemico.
È un evento urgente che necessita di trattamento terapeutico immediato ed è gravato da un'alta mortalità.
L'embolizzazione endovascolare è rapida ed efficace nell'arrestare l'emorragia ma nei soggetti già vasculopatici, come quelli portatori di aneurismi viscerali, può complicarsi con la formazione di pseudo-aneurismi nel sito dell'accesso arterioso.
In questo caso il soggetto era già stato indagato in precedenza con TC per un evento urgente di origine gastrointestinale; nella prima TC è evidente l'aneurisma dell'arteria epatica non ancora rotto. Nella TC effettuata in evenienza della rottura si osserva un'ampia falda di emoperitoneo ed un abbondante sanguinamento arterioso (focale marcata ipedensità nel contesto della falda ematica peritoneale) in prossimità dell'aneurisma e che si estende inferiormente e medialmente. Data l'estensione del sanguinamento non è semplice dirimere la causa dell'emorragia, a meno che non si conoscano gli elementi anamnestici e non si disponga dell'esame TC precedente come in questo caso, che mostra l'aneurisma non ancora complicato, tipico per morfologia e sede.

BIBLIOGRAFIA ESSENZIALE

Lubner M, Menias C, Rucker C et al (2007) Blood in the belly: CT findings of hemoperitoneum. RadioGraphics 27:109-125

CASO 92

Elisabetta Polettini, Luca Bertini
Dipartimento di Radiologia, Policlinico "Umberto I", Roma

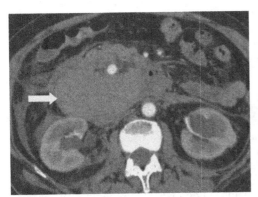

Figura 1

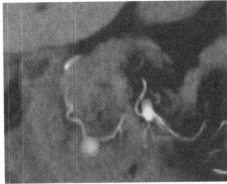

Figura 2

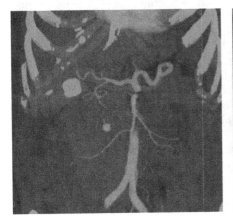

Figura 3

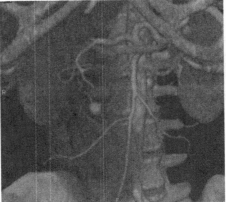

Figura 4

M, 54 anni. Alcolista con episodio recente di pancreatite acuta grave. Rapido peggioramento clinico con riduzione dell'emoglobina e ripresa di intensa sintomatologia dolorosa addominale. Esegue MDCT (*Multidetector Computed Tomography*) per l'identificazione dell'eventuale danno ed il *planning* gestionale.

DOMANDE

1. Che cosa indica la freccia nella Figura 1?
2. Quale è il vaso responsabile?
3. Come si chiama il tipo di lesione vascolare?
4. Quale indicazione terapeutica pongono le immagini TC?

CASO 92: Rottura di pseudo-aneurisma dell'arteria gastroduodenale secondario a pancreatite acuta necrotizzante

RISPOSTE

1. Presenza di sangue fresco localizzato posteriormente ad una formazione vascolare patologica.
2. L'arteria gastroduodenale.
3. Pseudo-aneurisma dell'arteria gastroduodenale rotto con evidenza di vasta raccolta ematica perilesionale.
4. L'utilizzo dell'angiografia con embolizzazione del vaso.

COMMENTO

Gli pseudo-aneurismi secondari a pancreatite acuta sono una complicanza rara (10% circa), potenzialmente fatale (mortalità 8-14%), dal momento che possono causare sanguinamento massivo nel contesto del parenchima pancreatico, nella cavità peritoneale o nel lume del tratto gastroduodenale. L'emorragia, conseguenza di una pancreatite acuta necrotizzante di grado severo, è dovuta o al danno alle pareti vasali da parte di enzimi pancreatici stravasati (in particolare la tripsina), o allo sviluppo di uno pseudo-aneurisma dell'arteria splenica, dell'arcata pancreatico-duodenale, gastro-duodenale complicato da rottura. L'endoscopia è considerata la prima modalità diagnostica nel sospetto di sanguinamento acuto del tratto digestivo alto, anche se nei casi di entità massiva, l'esatta sede può non essere rilevata. Vreeburg et al (Am J Gastroenterol 1997) ha constatato l'impossibilità di rilevare endoscopicamente il sanguinamento nel 24% dei casi, a causa dell'eccessivo quantitativo di sangue o per la presenza di coaguli.

La MDCT ha lo stesso potenziale diagnostico dell'angiografia nel rilevare il sanguinamento attivo da uno pseudo-aneurisma arterioso con il vantaggio di essere una tecnica meno invasiva, di più facile reperibilità e con una minore morbilità. Il sanguinamento è diagnosticato nella fase arteriosa come un'area focale di elevata attenuazione nel lume intestinale e tale area rappresenta una raccolta di mdc stravasato in associazione ad un sanguinamento arterioso. Lo stravaso arterioso attivo può essere differenziato da coaguli in base ai valori di attenuazione in TC. I livelli di stravaso arterioso attivo alla MDCT variano tra 91 HU e 274 HU (media 155 HU), mentre i valori dei coaguli variano tra 28 HU e 82 HU (media 54 HU).

L'angiografia conserva il vantaggio di poter effettuare ai fini terapeutici un'embolizzazione, che rappresenta tuttora una procedura relativamente invasiva, ma potenzialmente risolutiva.

La MDCT è una metodica sensibile ed accurata per l'individuazione delle emorragie arteriose in corso di pancreatite acuta e deve essere considerata come la prima metodica diagnostica nella gestione di questi pazienti.

BIBLIOGRAFIA ESSENZIALE

Hyare H, Desigan S, Nicholl H, et al (2006) Multi-section CT angiography compared with digital subtraction angiography in diagnosing major arterial hemorrhage in inflammatory pancreatic disease. Eur J Radiol 59:295-300

White AF, Baum S, Buranasiri S (1976) Aneurysms secondary to pancreatitis. AJR Am J Roentgenol 127:393-396

CASO 93

Maria L. Mandalà, Antonio Garufi, Domenico Patanè, Gian D. Priolo

Dipartimento di Diagnostica per Immagini, A.O. "Cannizzaro", Catania

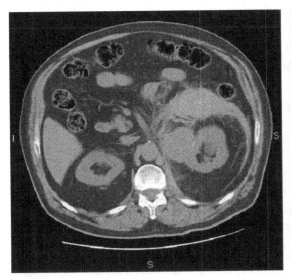

Figura 1

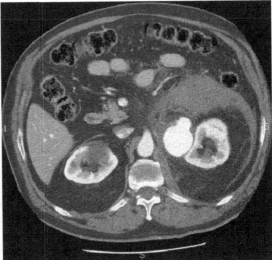

Figura 2

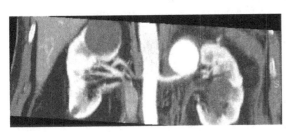

Figura 3

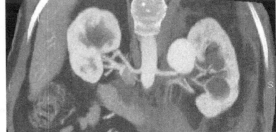

Figura 4

M, 72 anni. Improvvise algie addominali e calo pressorio. Esegue indagine MDCT (*Multidetector Computed Tomography*).

DOMANDE

1. Qual è la diagnosi presuntiva?
2. Bastano le assiali in basale per porre la corretta diagnosi?
3. Qual è l'utilità delle ricostruzioni?

CASO 93: Aneurisma arteria renale sinistra in fase di rottura

RISPOSTE

1. Aneurisma arteria renale sinistra in fase di rottura
2. Le basali dimostrano già il versamento retroperitoneale ma solo la fase angio-arteriosa ben localizza la lesione
3. Le ricostruzioni danno ancora una migliore valutazione spaziale della lesione

COMMENTO

Gli aneurismi dell'arteria renale sono dilatazioni localizzate nella stessa arteria o nei suoi rami di non frequente riscontro. L'incidenza nelle varie casistiche varia dallo 0,09-0,3%. La rottura ha una frequenza dell'12% di tutti i casi.

In elezione i progressi della terapia endovascolare hanno permesso che il radiologo interventista contribuisse al *management* degli aneurismi dell'arteria renale mediante trattamento di embolizzazione o posizionamento di *stent* coperti. In urgenza può essere richiesta la nefrectomia.

I principali meccanismi patogenetici dell'AAR sono: i difetti ereditari del tessuto connettivo (sindrome di Ehlers-Danlos, neurofibromatosi, sindrome di Marfan), la aterosclerosi, la fibrodisplasia, la stenosi dell'arteria renale (SAR), le vasculiti (panarterite nodosa, malattia di Behcet, granulomatosi di Wegener) e i traumatismi.

I fattori di rischio che possono influenzarne l'evoluzione sono: la gravidanza e l'IPA, mentre le complicanze più frequenti sono rappresentate dalla rottura, soprattutto in donne gravide, dalla trombosi e dall'embolizzazione distale.

Generalmente gli aneurismi dell'arteria renale sono asintomatici o possono dare una sintomatologia specifica come dolore subcostale, ematuria, ipertensione o ipotensione brusca con shock ipovolemico in caso di rottura.

In genere sono sacculari, localizzati spesso alla biforcazione dell'arteria renale.

La esecuzione di una angio-TC, con le ormai collaudate tecniche di ricostruzione, permette di dimostrare, già nelle immagini in basale, la presenza di aneurisma sanguinante dell'arteria renale.

BIBLIOGRAFIA ESSENZIALE

Barasolo E, Diacomanoli G, Donelli A et al (2002) Un caso di aneurisma sanguinante dell'arteria renale. Urologia 69:113-115

Milanesi F, Barbieri C (2004) Resistant hypertension and aneurysm of the renal artery. Giornale Italiano di Nefrologia 21:568-570

Sabharwal R, Vladica P, Law P et al (2007) Multidetector spiral CT renal angiography in the diagnosis of giant renal artery aneurysms. Abdom Imaging 32:17-20

Rodiguez Corchero J, Martin Calero J, Martinez Rodriguez J et al (2004) Aneurisma calcificado del la arteria renal en paciente monorrena, una patologia inusual. Actas Urol Esp 28:672-676

CASO 94

Arnaldo Scardapane, Amato A. Stabile Ianora, Giuseppe Angelelli
Sezione di Diagnostica per Immagini, Policlinico, Università degli Studi di Bari, Bari

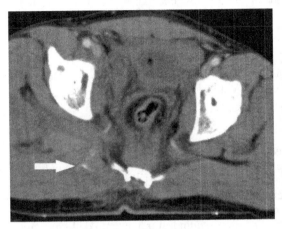

Figura 1

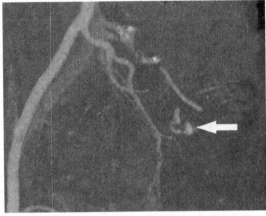

Figura 2

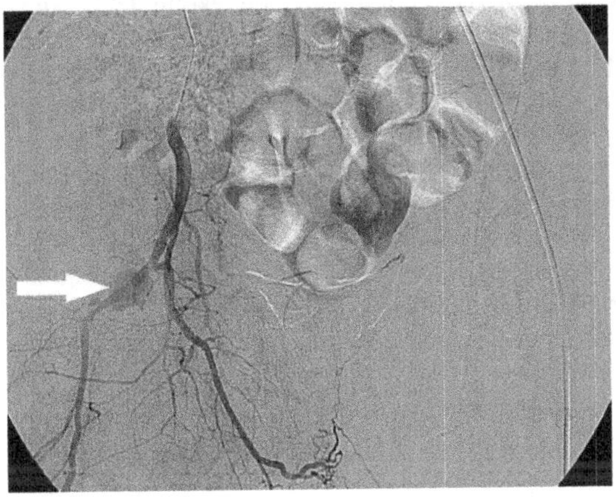

Figura 3

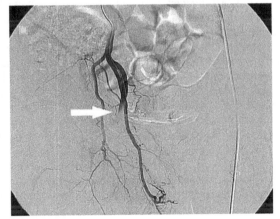

Figura 4

M, 23 anni. Vittima di un trauma della strada.

DOMANDE

1. Quali alterazioni indicano le frecce nelle Figure 1 e 2?
2. Tali lesioni generalmente si accompagnano a lesioni del bacino ?
3. Che tipo di ricostruzione è stata eseguita nella Figura 2?
4. Qual è il trattamento di scelta in tali evenienze?

CASO 94: Rottura post-traumatica di un ramo della arteria ipogastrica senza lesioni ossee

RISPOSTE

1. Presenza di ematoma gluteo destro con stravaso di mdc in fase arteriosa che indica un sanguinamento in atto.
2. Sì, è più frequente l'associazione con lesioni ossee a carico del bacino che sovente sono anche la causa di lesioni vascolari.
3. Ricostruzioni di tipo angiografico (3D MIP).
4. Arteriografia selettiva dell'arteria ipogastrica destra ed embolizzazione trans-catetere, utilizzando un materiale embolizzante definitivo quale le particelle di Poli-Vinil Alcool (PVA).

COMMENTO

L'arteria iliaca interna o ipogastrica con i suoi rami decorre a stretto contatto con le strutture del bacino e frequentemente può essere danneggiata dopo traumi pelvici associati o meno a fratture ossee. Nei traumi chiusi, il meccanismo patogenetico prevede la brusca compressione antero-posteriore con diastasi della sinfisi pubica, la frattura delle branche ileo ed ischio pubica e lesioni delle articolazioni sacro-iliache.
Circa il 10% dei pazienti con questo tipo di trauma del bacino ha un sanguinamento persistente che richiede un trattamento endovascolare. La stabilizzazione emodinamica, e quindi il trattamento dell'emorragia pelvica, è spesso il passo iniziale prima di affrontare le diverse problematiche cliniche che i pazienti politraumatizzati presentano.
La MDCT (*Multidetector Computed Tomography*) consente un bilancio completo delle lesioni del bacino e grazie all'utilizzo di mdc e.v. ed alla tecnica angiografica permette di riconoscere la presenza e la sede del sanguinamento sotto forma di stravaso attivo di mdc. Le ricostruzioni 3D di elevata qualità forniscono anche una mappa vascolare fedele alla realtà anatomica che può servire come guida al radiologo interventista per il successivo trattamento. L'angiografia in questi ha uno scopo essenzialmente terapeutico, anche se prevede una fase iniziale di tipo diagnostico. Infatti l'aortografia consente la visualizzazione di entrambi gli assi arteriosi iliaci comuni, esterni ed interni. Il campo di vista deve inoltre comprendere tutta la pelvi, incluse le articolazioni coxo-femorali. L'embolizzazione trans-catetere è il trattamento di scelta nelle emorragie post-traumatiche del bacino. I materiali embolizzanti più usati sono le particelle di PVA, o in alternativa, la spugna di gelatina, che però è una sostanza riassorbibile e non fornisce un'embolizzazione definitiva. Meno frequente è l'uso delle spirali, particolarmente utili nei casi di emorragie molto importanti che richiedono un'emostasi molto rapida. Inoltre è da sottolineare che, come nel caso preso in esame, l'embolizzazione dei rami o dell'intera arteria ipogastrica è ben tollerata dai pazienti, soprattutto quando il vaso controlaterale è pervio e garantisce numerosi rami anastomotici.

BIBLIOGRAFIA ESSENZIALE

Lopez PP (2007) Unstable pelvic fractures: the use of angiography in controlling arterial hemorrhage. J Trauma 62:S30-S31
Stambaugh LE, Blackmore CC (2003) Pelvic ring disruptions in emergency radiology. Eur J Radiol 48:71-87
Weishaupt D, Grozaj AM, Willmann JK et al (2002) Traumatic injuries: imaging of abdominal and pelvic injuries. Eur Radiol 12:1295-1311

CASO 95

Luigia Romano, Ciro Stavolo, Rosa Ignarra
Dipartimento di Diagnostica per Immagini, U.O.C. di Radiologia Generale e Pronto Soccorso, A.O.R.N. "A. Cardarelli", Napoli

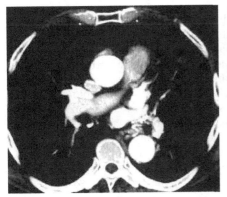

Figura 1

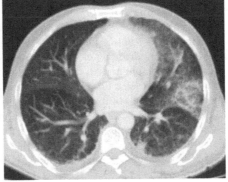

Figura 2

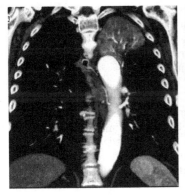

Figura 3

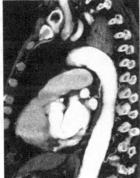

Figura 4

M, 65 anni. Fumatore di vecchia data, bronchitico cronico, apiretico, non iperteso, si ricovera per una grave emottisi avvenuta in pieno benessere. Il radiogramma standard del torace documenta una consolidazione dell'apice polmonare di sinistra e un tenue, sfumato addensamento del campo medio omolaterale. Viene eseguito uno studio con MDCT (*Multidetector Computed Tomography*).

DOMANDE

1. Perché è stato richiesto uno studio TC del torace in urgenza?
2. Qual è la tecnica di studio? Che estensione cranio-caudale deve prevedere lo studio angio-TC? Qual è l'obiettivo dello studio vascolare e di quello parenchimale?
3. Qual è la diagnosi più probabile?
4. Qual è il trattamento di scelta?

CASO 95: Emottisi "criptogenetica" da sanguinamento arterioso di provenienza dalle diramazioni bronchiali di sinistra

RISPOSTE

1. L'emottisi è un sintomo espressione di una condizione potenzialmente fatale.
2. Il protocollo prevede un'acquisizione del volume con alta collimazione ottenuta in fase arteriosa con il *bolus tracking* posizionato sull'aorta ascendente. Lo studio va esteso dalla base del collo ad un piano passante per le arterie renali, in modo da poter includere sia i vasi sovraortici che le arterie infradiaframmatiche, spesso responsabili di rami anomali di afflusso al polmone. Lo studio vascolare va finalizzato alla valutazione sia di eventuali arterie bronchiali ectasiche che della pervietà del circolo polmonare, entrambi potenzialmente responsabili di una grave emottisi. Esso deve inoltre essere finalizzato ad una accurata valutazione dell'albero tracheo-bronchiale e del parenchima polmonare per evidenziare tutte le probabili cause di emottisi (neoplasie in fase iniziale, bronchiectasie, infezioni necrotizzanti, tbc, ecc.).
3. Emottisi da sanguinamento proveniente dal territorio di distribuzione dell'arteria bronchiale sinistra.
4. Il trattamento di scelta è l'embolizzazione per via endovascolare del ramo bronchiale responsabile dell'emottisi.

COMMENTO

L'emottisi è dovuta ad un sanguinamento (da 100 a 1000 mL nelle 24 ore) proveniente dalle piccole vie respiratorie e costituisce una condizione per la quale si impone una diagnosi tempestiva per la possibile compromissione della pervietà delle vie respiratorie da parte di sangue e coaguli.

Il radiogramma del torace è utile particolarmente per indicare le cause extravascolari dell'emottisi; nel 50% dei pazienti può essere completamente negativo o comunque non dirimente.

La angiografia MDCT coadiuvata da programmi di riformattazione MIP e VR del torace consente di evidenziare accuratamente l'origine, il decorso, la eventuale tortuosità delle arterie bronchiali ectasiche dando precise indicazioni per un successivo trattamento embolizzante. È necessaria tuttavia anche una valutazione del sistema arterioso polmonare per escludere eventuali emboli cronici che in una minima percentuale di casi possono essere responsabili della emottisi.

Nel caso illustrato, l'accurata diagnosi di emottisi secondaria ad ectasia dell'arteria bronchiale sinistra (di calibro superiore rispetto alla destra), suffragata anche dai segni di atelettasia del segmento apico-dorsale del lobo superiore da occlusione per coaguli ematici del relativo ramo bronchiale e di alveolite emorragica della lingula, ha consentito l'immediato riconoscimento della fonte emorragica ed il successivo trattamento embolizzante con remissione completa della sintomatologia.

BIBLIOGRAFIA ESSENZIALE

Adelman M, Haponik EF, Bleecker ER et al (1985) Cryptogenetic hemoptysis: clinical features, bronchoscopic findings and natural history in 67 patients. Ann Int Med 102:829-834

Khail A, Fartoukh M, Tassart M et al (2007) Role of MDCT in identification of the bleeding site and the vessels causing hemoptysis. AJR Am J Roentgenol 188:117-125

Wong ML, Szkup P, Hopley MJ (2002) Percutaneous embolotherapy for life-threatening hemoptysis. Chest 121:95-102

CASO 96

Maria L. Mandalà, Antonio Garufi, Domenico Patanè, Gian D. Priolo

Dipartimento di Diagnostica per Immagini, A.O. "Cannizzaro", Catania

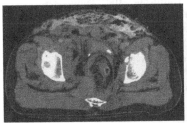

Figura 1

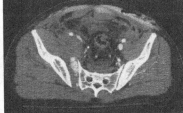

Figura 2

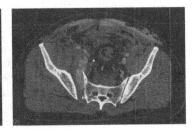

Figura 3

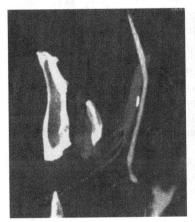

Figura 4

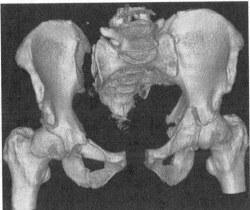

Figura 5

M, 50 anni. Grave trauma della strada, stato di shock instabile.

DOMANDE

1. Qual è la diagnosi presuntiva?
2. Bastano le scansioni assiali per porre la corretta diagnosi?
3. Quale fase di acquisizione è indispensabile per la corretta diagnosi?
4. Quali sono i vantaggi di uno studio TC multifasico in casi del genere?

CASO 96: Frattura-diastasi della sincondrosi sacro-iliaca con sanguinamento attivo a partenza dall'arteria glutea

RISPOSTE

1. Sanguinamento attivo nella sede della sincondrosi sacro-iliaca destra fratturata e diastasata.
2. Le assiali identificano esattamente il danno; le ricostruzioni localizzano perfettamente la sede dell'emorragia, semplificando il lavoro del radiologo interventista nella pianificazione del trattamento.
3. La fase arteriosa è da eseguire sempre in casi di frattura del bacino con sospetto sanguinamento attivo, poiché il 10% delle fratture del bacino che presentano complicanze emorragiche dipende da una lesione arteriosa da trattare quindi in urgenza.
4. Lo studio TC multifasico consente di distinguere con certezza se il sanguinamento pelvico è di origine arteriosa o venosa.

COMMENTO

La MDCT rappresenta l'indagine diagnostica di scelta nei traumi del bacino per l'elevata rapidità di esecuzione, l'elevato potere diagnostico, la possibilità di ricostruzioni *multiplanar reconstruction* (MPR) e 3D e la possibilità di valutazione delle lesioni associate. L'identificazione precoce dei segni di sanguinamento attivo è fondamentale per decidere il ricorso all'angiografia mirata e all'embolizzazione del vaso sanguinante se arterioso.

Punto di partenza è la necessità di considerare le condizioni cliniche e l'equilibrio emodinamico; tuttavia, il caso presentato dimostra che uno stato di relativa instabilità emodinamica non controindica affatto l'esecuzione di un esame TC (se ci si trova nelle condizioni logistiche opportune). È ormai assodato che il tempo "perso" in sala TC si traduce nella giusta opzione terapeutica. Dunque, è importante che il radiologo esegua, dopo una TC in basale, uno studio multifasico segnalando correttamente se il sanguinamento è arterioso o venoso. In caso di sanguinamento arterioso incoercibile, il paziente va inviato al radiologo interventista. Compito del radiologo interventista è quello di realizzare un'esclusione funzionale del vaso leso, mediante interruzione del flusso ematico, provocando l'embolia del vaso stesso. Occorre ribadire che il trattamento deve essere effettuato quanto più possibile vicino alla sede del danno, avendo la massima cura nell'evitare che l'emboloterapia possa interessare altri territori.

L'emorragia è provocata nella maggior parte dei casi da un sanguinamento venoso (90%) e solo nel 10% dei casi da una lesione arteriosa (più frequentemente l'arteria glutea superiore oppure l'arteria pudenda interna, ma anche una lesione dell'ipogastrica).

BIBLIOGRAFIA ESSENZIALE

Biffl WL, Smith WR, Moore EE, et al (2001) Evolution of a multidisciplinary clinical pathway for the management of unstable patients with pelvic fractures. Ann Surg 233:843-850

Coppola PT, Coppola M (2000) Emergency department evaluation and treatment of pelvic fractures. Emerg Med Clin North Am 18:1-27

CASO 97

Raffaella Niola, Franco Maglione

Dipartimento di Diagnostica per Immagini, U.O.S. di Interventistica Endovascolare, U.O.C. di Radiologia Vascolare e Interventistica, A.O.R.N. "A. Cardarelli", Napoli

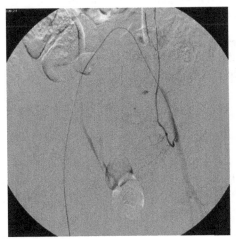 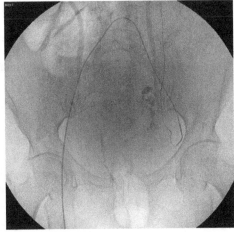

Figura 1   **Figura 2**

M, 78 anni. In trattamento con anticoagulanti, si ricovera per vasta ecchimosi della parete addominale da trauma domestico accidentale e progressivo calo dell'ematocrito. Esegue un esame TC che pone l'indicazione ad uno studio angiografico.

DOMANDE

1. Quale può essere una causa di sanguinamento in un trauma domestico relativamente non grave come una contusione?
2. Qual è l'indagine di elezione, prima di effettuare un'eventuale angiografia, per rivelare una perdita emorragica?
3. Nel caso rappresentato quale vaso è stato cateterizzato?
4. Qual è stata la tecnica adoperata?

CASO 97: Sanguinamento dell'arteria epigastrica inferiore sinistra

RISPOSTE

1. La scoagulazione può essere alla base di un sanguinamento per traumi relativamente banali.
2. La TC multistrato che consente l'individuazione del sanguinamento e ne localizza l'area così da indirizzare l'angiografia ai fini dell'embolizzazione.
3. In questo caso il sanguinamento era a carico dell'arteria epigastrica inferiore di sinistra.
4. Tecnica coassiale con *loop* del microcatetere: in questo modo è stata rilevata l'esatta localizzazione del sanguinamento; il vaso epigastrico è stato occluso con colla acrilica.

COMMENTO

I traumi domestici rappresentano in pazienti anziani, coagulopatici o sottoposti a terapia anticoagulante, un grave rischio di emorragia.

Un'anamnesi attenta può condurre all'effettuazione di una TC, portando rapidamente alla diagnosi di sanguinamento attivo nella sede del trauma, indicando la sede ed il territorio vascolare interessato.

Il successivo trattamento embolizzante del ramo vasale leso evita un intervento chirurgico inutile e stabilizza rapidamente il paziente arrestando la fonte emorragica.

BIBLIOGRAFIA ESSENZIALE

Basile A, Medina JC, Mundo E et al (2004) Transcatheter arterial embolization of concurrent spontaneous hematomas of the rectus sheat and psoas muscle in patients undergoing anticoagulation. Cardiovasc Intervent Radiol 27:659-662

Ben-Menachem, Handel SF, Ray RD et al (1985) Embolization procedure in trauma: a matter of urgency. Semin Intervent Radiol 2:158-181

Sharafuddin MJ, Andresen KJ, Sun S et al (2001) Spontaneous extraperitoneal hemorrhage with hemodynamic collapse in patients undergoing anticoagulation:management with selective arterial embolization. J Vasc Interv Radiol 12:1231-1234

CASO 98

Raffaella Niola, Franco Maglione

Dipartimento di Diagnostica per Immagini, U.O.S. di Interventistica Endovascolare, U.O.C. di Radiologia Vascolare e Interventistica, A.O.R.N. "A. Cardarelli", Napoli

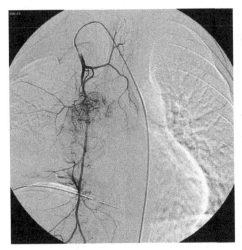 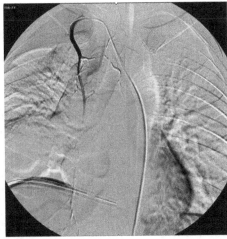

Figura 1　　　　　　　　　**Figura 2**

M, 33 anni. Paziente giunto in Pronto Soccorso per dispnea ingravescente ed ipotensione dopo un trauma toracico. Il radiogramma del torace evidenzia un opacamento massivo dell'emitorace destro con sbandamento controlaterale del mediastino. Esegue un esame TC in base al quale viene posta l'indicazione ad uno studio angiografico.

DOMANDE

1. A cosa può essere dovuto l'opacamento dell'emitorace destro svelato al radiogramma del torace?
2. Qual è l'indagine da effettuare subito dopo l'esame radiografico del torace?
3. Quale arteria è stata cateterizzata selettivamente all'angiografia e cosa si apprezza?
4. Cosa mostra la Figura 2?

CASO 98: Emotorace da sanguinamento dell'arteria mammaria interna destra dopo trauma contusivo del torace

RISPOSTE

1. Versamento pleurico.
2. La TC con mdc e.v. per identificare la fonte del sanguinamento.
3. L'arteria mammaria interna destra; si apprezza spandimento di mdc da riferire a sanguinamento attivo.
4. L'avvenuta embolizzazione denunciata dallo "stampo" di colla acrilica iniettata nel vaso per interrompere l'emorragia.

COMMENTO

Le lesioni dell'arteria mammaria interna possono essere dovute ad un trauma contusivo, penetrante o iatrogeno (da cateterismo cardiaco).

L'arteria mammaria interna non è un vaso agevole a reperirsi chirurgicamente, per cui l'embolizzazione percutanea rappresenta una valida alternativa quando sussista un sanguinamento attivo.

In questo caso è fondamentale effettuare un cateterismo superselettivo con microcatetere coassiale che consenta l'occlusione mirata e definitiva.

BIBLIOGRAFIA ESSENZIALE

Grande AM, Cattadori B, D'Armini AM et al (2006) Post-traumatic pseudoaneurysm of internal mammary artery: a case report. G Chir 27:377-379

Ritter DC, Chang FG (1995) Delayed hemothorax resulting from stab wounds to the interal mammary artery. J Trauma 83:586-589

Whigham CJ, Fisher RG, Goodman CJ et al (2002) Traumatic injury of the internal mammary artery: embolisation versus surgical and nonoperative management. Emerg Radiol 9:201-207

CASO 99

Raffaella Niola, Franco Maglione

Dipartimento di Diagnostica per Immagini, U.O.S. di Interventistica Endovascolare, U.O.C. di Radiologia Vascolare e Interventistica, A.O.R.N. "A. Cardarelli", Napoli

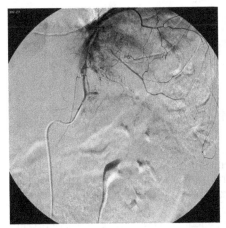

Figura 1

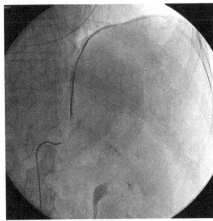

Figura 2

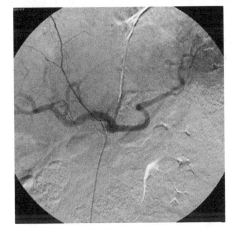

Figura 3

M, 45 anni. Paziente affetto da ripetuti episodi di ematemesi. La gastroscopia risulta positiva per area di ipervascolarizzazione gastrica da lesione sostitutiva; la biopsia della lesione è positiva per neoplasia.

DOMANDE

1. Cosa mostra l'angiogramma della Figura 1?
2. Cosa è stato effettuato, sulla base dell'anamnesi, dell'endoscopia e dell'angiografia?
3. Di cosa è patognomonica l'immagine della Figura 3?
4. Quale altro vaso può mimare l'arteria in questione?

CASO 99: Sanguinamento dell'arteria gastrica sinistra in paziente portatore di neoplasia gastrica

RISPOSTE

1. Sanguinamento di pertinenza dell'arteria gastrica sinistra in paziente affetto da neoplasia gastrica.
2. Un cateterismo selettivo dell'arteria gastrica sinistra.
3. Dell'avvenuta embolizzazione dell'arteria gastrica sinistra ("stampo" da bucrilato).
4. L'arteria frenica sinistra.

COMMENTO

I sanguinamenti gastrici vanno suddivisi in due tipi:
- lesioni superficiali della mucosa: si tratta di lesioni minime rappresentate da ulcere da stress, gastriti emorragiche diffuse, gastriti alcoliche, lacerazioni da sindrome di Mallory-Weiss. Il trattamento per via angiografia con vasopressina si mostra molto efficace, ottenendo un controllo del sanguinamento nell'80-84% dei casi. È stato documentato un sanguinamento ricorrente del 18 e 25% dei casi, rispettivamente dopo infusione selettiva e non selettiva. L'embolizzazione va riservata ai sanguinamenti ricorrenti;
- lesioni profonde della mucosa e lesioni neoplastiche: le ulcere peptiche non possono sempre essere controllate con la sola infusione di vasopressina per modificazioni della mucosa da stati infiammatori cronici e, pertanto, si interviene con l'embolizzazione. Nei sanguinamenti delle lesioni neoplastiche il trattamento di scelta è quello embolizzante dal momento che le lesioni non rispondono alla vasocostrizione. Tale trattamento è palliativo quando non sia effettuabile una radicalità chirurgica della neoplasia. Nel caso illustrato l'embolizzazione dell'arteria gastrica di sinistra ha consentito il controllo dell'emorragia gastrica. Il paziente è stato successivamente sottoposto a gastrectomia radicale.

BIBLIOGRAFIA ESSENZIALE

Eckstein RM, Kelemouridis V, Athanasoulis CA et al (1984) Gastric bleeding: therapy with intra-arterial vasopressin and transcathetere embolization. Radiology 152:643-646

Rosch J, Keller FS, Kozak B et al (1984) Gelfoam powder embolization of the left gastric artery in treatment of massive small-vessel gastric bleeding. Radiology 151:365-370

Sos TA, Lee JG, Wikson D et al (1978) Intermittent bleeding from minute to minute in acute massive gastrointestinal hemorrhage: arteriographic demonstration. AJR Am J Roentgenol 131:1015-1017

CASO 100

Raffaella Niola, Franco Maglione
Dipartimento di Diagnostica per Immagini, U.O.S. di Interventistica Endovascolare, U.O.C. di Radiologia Vascolare e Interventistica, A.O.R.N. "A. Cardarelli", Napoli

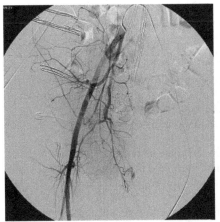

Figura 1

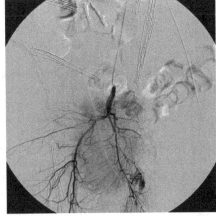

Figura 2

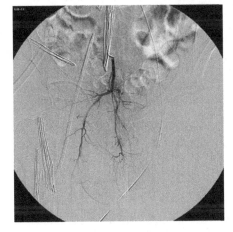

Figura 3

M, 35 anni. Paziente politraumatizzato per incidente stradale.

DOMANDE

1. Quale vaso è stato selettivamente cateterizzato nella Figura 1?
2. Qual è la branca di suddivisione del predetto ramo?
3. Di cosa è indice l'esilità vascolare che si apprezza nell'angiogramma?
4. Cosa si apprezza nella Figura 3?

CASO 100: Sanguinamento attivo dei vasi otturatori

RISPOSTE

1. L'arteria ipogastrica destra.
2. La branca ischiopubica, vasi otturatori.
3. Il vasospasmo.
4. L'esclusione vascolare del ramo sanguinante.

COMMENTO

I traumi pelvici sono sempre complessi e per la loro gravità possono portare il paziente allo shock emorragico, il quale non rappresenta, di per sé, una controindicazione all'esame angiografico: al contrario, quest'ultimo ha un'indicazione elettiva quando vi è un'équipe allenata prontamente disponibile.

I fattori predittivi di mortalità nei traumi pelvici dovrebbero essere disponibili prontamente nel corso del trattamento per risultare utili.

Il sopraggiungere della morte entro le 24 ore dal trauma è legato generalmente ad una perdita ematica acuta, mentre la morte sopraggiunta dopo le prime 24 ore è legata ad una *défaillance* multiorgano (MOF). L'aumento della sopravvivenza dipende essenzialmente dall'evoluzione dell'emorragia e dalle strategie di resuscitazione in pazienti ad elevato rischio di mortalità.

Fondamentale nei traumi pelvici non eseguire pielografie o cistoureterografie in prima istanza dal momento che i traumi urologici sicuramente non compromettono la vita del paziente; non solo, ma l'eventuale stravaso di mezzo di contrasto inficerebbe la diagnosi di stravaso extravasale.

Le tre fonti emorragiche pelviche sono date da lesioni arteriose, venose ed ossee che, con le tre fonti "remote" addome, torace e cosce, possono contribuire allo shock pelvico.

Nei casi gravi di trauma l'embolizzazione della fonte emorragica è spesso non selettiva, ma si procede all'occlusione del vaso alla sua origine (ad esempio arteria ipogastrica alla sua origine) ed in alcuni casi, per fermare completamente il sanguinamento dai collaterali, si procede all'occlusione di entrambe le arterie ipogastriche come misura "salvavita" per il paziente. L'embolizzazione, comunque, non rappresenta il trattamento definitivo; infatti, al momento del trattamento, il paziente presenta spesso una coagulopatia e una ipotermia da trauma che, se non corrette, permettono lo sviluppo di collaterali, nullificando l'azione dell'embolizzazione.

L'importanza dell'emboloterapia nel trattamento delle emorragie arteriose è indiscutibile. La chiave del successo è la rapida diagnosi. Il trattamento percutaneo deve essere pianificato in previsione o in sostituzione di quello chirurgico.

BIBLIOGRAFIA ESSENZIALE

Gililand MD, Ward RE, Barton RM et al (1982) Factors affecting mortality in pelvic fractures. J Trauma 22:691-693
Smith W, Williams A, Agudelo J et al (2007) Early predictor of mortality in hemodinamically unstable pelvis fractures. J Orthop Trauma 21:31-37

CASO 101

Nicola Gandolfo, Paolo Gazzo, Giacomo Garlaschi*

U.O. Radiologia, A.O. "Ospedale Santa Corona", Pietra Ligure, Savona
*Dipartimento di Radiologia, Università degli Studi di Genova, Genova

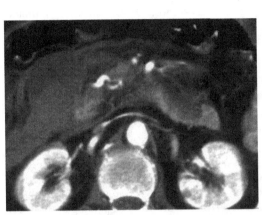

Figura 1

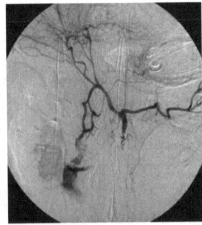

Figura 2

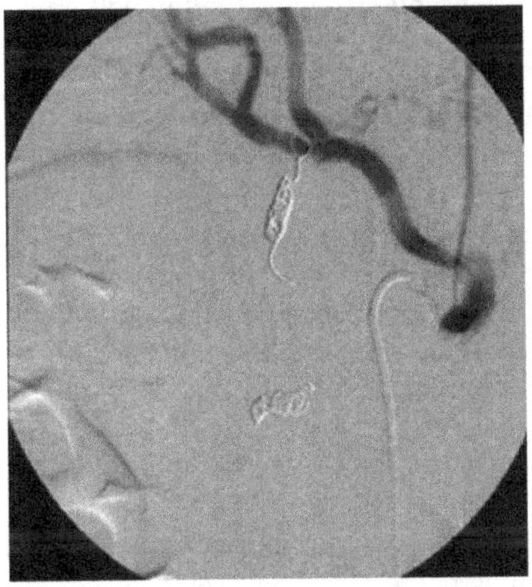

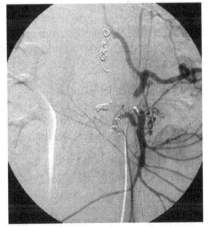

Figura 3

Figura 4

M, 46 anni. Trauma addominale chiuso.

DOMANDE

1. Quale arteria e spazio anatomico sono coinvolti?
2. Che tipo di lesioni vascolari possono essere riscontrate nel trauma?
3. Quali segni di semeiotica vascolare sono riconoscibili?
4. È corretto parlare di lesione vascolare di tipo "vitale"?

CASO 101: Sanguinamento attivo dell'arteria gastro-duodenale

RISPOSTE

1. Arteria gastro-duodenale, con voluminoso ematoma retroperitoneale nello spazio pararenale anteriore.
2. Quattro tipi di lesioni vascolari traumatiche: stravaso attivo di contrasto, formazione di pseudo-aneurisma, lesioni di arteria e vena limitrofe con conseguente fistola artero-venosa, dissecazione mio-intimale con potenziale ischemia od occlusione completa.
3. Segni diretti di lesione vascolare: stravaso attivo di contrasto (emorragia in fase acuta), ematoma retroperitoneale. Segni di shock ipovolemico: vasocostrizione venosa della cava inferiore, delle renali e della mesenterica superiore, con netta riduzione di calibro.
4. No.

COMMENTO

Le lesioni vascolari del retroperitoneo sono clinicamente subdole. La mancanza di segni clinici di peritonismo e la capacità contenitiva del retroperitoneo condizionano il quadro clinico, spesso tragico. La presenza di uno stato ipotensivo in clinostatismo (pressione sistolica < 100 mmHg), non responsivo al trattamento farmacologico e all'infusione di liquidi colloidi, correla con una perdita stimata fino al 40% del volume ematico totale. La capacità contenitiva e le modalità peculiari di diffusione dei processi patologici fluidi nei differenti spazi anatomici retroperitoneali giustificano la diagnosi TC di grossi ematomi.

La TC è la metodica di prima istanza nella valutazione del paziente con stabilità emodinamica borderline (classe II), potendo identificare il sanguinamento attivo e l'arteria responsabile (Fig. 1), l'entità dell'ematoma e la potenziale gravità del quadro clinico. I segni di shock ipovolemico emorragico (Fig. 1) confermano ulteriormente il quadro di precaria stabilità emodinamica.

La valutazione panoramica della TC (vasi e parenchimi) e la clinica del paziente orientano la strategia terapeutica più appropriata: terapia chirurgica vs terapia conservativa vs trattamento interventistico (triage del paziente traumatizzato).

L'arteria gastro-duodenale (GD) è connessa anatomicamente con rami provenienti dall'arteria pancreatico-duodenale superiore (PDS), in particolare con la branca anteriore della PDS (Fig. 2). Il trattamento percutaneo embolizzante dell'emorragia della GD (Fig. 3) richiede, pertanto, sempre un cateterismo della PDS (collaterale della mesenterica superiore) per confermare l'arresto dell'emorragia. In presenza di ricarica da parte della branca anteriore della PDS è obbligatorio procedere all'embolizzazione del ramo vicariante (Fig. 4).

La particolare anatomia della GD è un esempio di arteria definibile "non vitale", perché non dotata di vascolarizzazione terminale di tipo "vitale" per l'organo irrorato (ad esempio arteria renale).

Nel trauma addominale di alto grado con emorragia arteriosa viscerale, il trattamento angiografico terapeutico rappresenta sempre più frequentemente la scelta di prima intenzione nella strategia terapeutica.

BIBLIOGRAFIA ESSENZIALE

Hagiwara A, Fukushima H, Murata A et al (2005) Blunt splenic injury: usefulness of transcatheter arterial embolization in patients with a transient response to fluid resuscitation. Radiology 235:57-64

Shuman WP (2007) CT of blunt abdominal trauma in adults. Radiology 205:297-306

CASO 102

Rossella Fattori, Vincenzo Russo

Dipartimento Cardio-toraco-vascolare, Policlinico Universitario "S. Orsola", Bologna

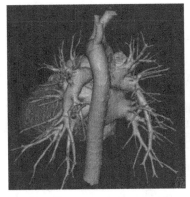

Figura 1

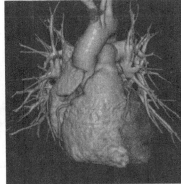

Figura 2

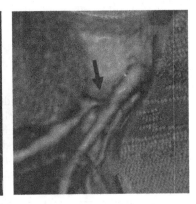

Figura 3

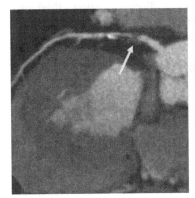

Figura 4

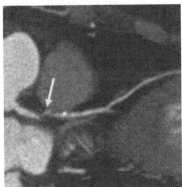

Figura 5

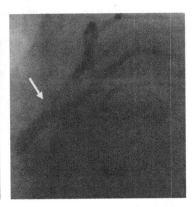

Figura 6

F, 74 anni. Dolore toracico lievemente oppressivo di lunga durata, non irradiato, profonda astenia. ECG: onde T invertite in V5 e V6, non onde Q o sopralivellamento del tratto ST.

DOMANDE

1. Che tipo di lesione è indicata dalle frecce?
2. Quale vaso è interessato?
3. Quali altre cause di dolore toracico acuto si possono escludere con certezza in base a quanto mostrato dalle immagini TC ?
4. Quali altri cause di dolore toracico acuto un esame TC del torace è in genere in grado di mostrare?

CASO 102: Sindrome coronarica acuta

RISPOSTE

1. Stenosi coronarica, da placca aterosclerotica non calcifica.
2. Origine e tratto prossimale del ramo interventricolare anteriore (IVA).
3. Embolia polmonare, sindrome aortica acuta.
4. Pneumotorace, fratture costali, focolai flogistici e patologia parenchimale polmonare, patologia pleurica, patologia esofagea, ernia iatale.

COMMENTO

Il caso mostra una stenosi severa dell'ostio e del tratto prossimale del ramo discendente anteriore della coronaria sinistra, causata da una placca non calcifica (fibro-adiposa) che ha determinato l'insorgenza del dolore toracico acuto. Pertanto, la diagnosi è sindrome coronarica acuta, nonostante la sintomatologia e l'ECG non fossero tipici. In attesa dei markers enzimatici e nell'ottica di una possibile eziologia non cardiaca, la paziente ha eseguito uno studio angio-TC del torace e, successivamente, sulla base di tali reperti, una coronarografia: la stenosi severa del ramo discendente anteriore è stata confermata e trattata con angioplastica e posizionamento di *stent*.

La sindrome coronarica acuta è una delle numerose cause di dolore toracico acuto. Tuttavia, secondo l'algoritmo diagnostico dell'infarto miocardico acuto proposto dalla *World Health Organization* (WHO), l'ospedalizzazione è obbligata per i pazienti con i segni tipici dell'*angina* instabile o dell'infarto acuto, mentre quelli che non hanno fattori di rischio per cardiopatia coronarica e non hanno un dolore toracico tipicamente cardiaco in presenza di un ECG normale, vengono solitamente dimessi o sottoposti ad altri accertamenti diagnostici. Purtroppo, un sostanziale numero di soggetti rientra nell'area di incertezza diagnostica e viene in genere sottoposto a coronarografia. In caso di negatività, per escludere altre cause di dolore toracico quali l'embolia polmonare, le sindromi aortiche acute o la patologia polmonare-pleurica, sono necessari ulteriori esami diagnostici, con aumento dei tempi di degenza e dei costi.

Con l'avvento delle apparecchiature MDCT (*Multidetector Computed Tomography*) e grazie alla possibilità di effettuare scansioni TC con gating cardiaco è divenuto possibile lo studio non invasivo del cuore e dell'albero coronarico. Le MDCT di ultima generazione consentono l'acquisizione cardiosincronizzata ad alta risoluzione dell'intero volume toracico, permettendo la valutazione delle arterie coronarie, dell'aorta, delle arterie polmonari e delle strutture toraciche (mediastino, polmoni, pleura e gabbia toracica).

BIBLIOGRAFIA ESSENZIALE

Hoffmann U, Pena AJ, Cury RC et al (2006) Cardiac CT in emergency department patients with acute chest pain. Radio-Graphics 26:963-978

Rubinshtein R, Halon DA, Gaspar T et al (2007) Usefulness of 64-slice cardiac computed tomographic angiography for diagnosing acute coronary syndromes and predicting clinical outcome in emergency department patients with chest pain of uncertain origin. Circulation 115:1762-1768

Schöepf UJ (2006) Cardiothoracic Multi-Slice CT in the Emergency Department. In: Ohnesorge BM, Flohr TG, Becker CR, Knez A, Reiser MF (eds) Multi-slice and Dual-source CT in cardiac imaging: Principles - Protocols - Indications – Outlook, Springer Berlin pp 224-231

CASO 103

Emanuele Casciani, Gianfranco Gualdi

Dipartimento di Radiologia, Policlinico "Umberto I", Roma

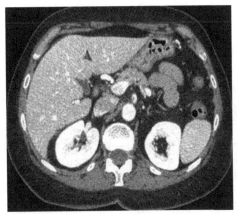

Figura 1

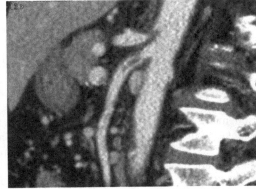

Figura 2

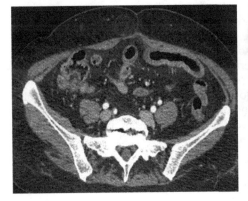

Figura 3

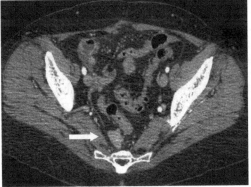

Figura 4

F, 58 anni. Affetta da dolori addominali in sede periombelicale con irradiazione a livello del fianco-fossa iliaca sinistra, nausea e vomito. La paziente, affetta da diverticolosi, era stata sottoposta 3 anni prima a terapia radiante per carcinoide dell'ano. Al momento dell'esame non prendeva farmaci.

DOMANDE
1. Quali sono i reperti patologici?
2. Qual è il motivo dei dolori addominali?
3. Quale potrebbe essere un'ipotesi diagnostica?

CASO 103: Sindrome paraneoplastica (trombosi dell'arteria mesenterica con sofferenza vascolare d'ansa ileale) da recidiva presacrale di pregresso carcinoide dell'ano

RISPOSTE

1. Trombosi dell'arteria mesenterica superiore (Figg. 1, 2), ispessimento delle pareti di un'ansa ileale in fossa iliaca sinistra (Fig. 3), tumefazione presacrale (freccia in Fig. 4).
2. I dolori addominali dipendono dalla sofferenza vascolare dell'ansa ileale.
3. Un'ipotesi diagnostica è quella di una sindrome paraneoplastica (trombosi dell'arteria mesenterica con sofferenza vascolare d'ansa ileale) da recidiva presacrale di pregresso carcinoide dell'ano.

COMMENTO

Le cause di ischemia intestinale possono essere ostruttive, non ostruttive e miste. Le cause ostruttive (50-70%) sono dovute a trombosi e/o embolia del circolo mesenterico arterioso e/o venoso. La trombosi arteriosa, che rappresenta fino al 70% dei casi di ischemia intestinale, colpisce nella maggior parte dei casi il tratto prossimale dell'arteria mesenterica superiore, come in questo caso.

L'associazione tra carcinoide ed ischemia intestinale è estremamente rara, ma è stata attribuita alle sostanze prodotte dal tumore ed alle modificazioni vascolari.

In questo caso, la trombosi dell'arteria mesenterica superiore è stata confermata con l'esame angiografico ed è stato posizionato uno *stent* nel lume del vaso.

La sintomatologia non si è risolta e la paziente è stata sottoposta ad intervento di laparoscopia con resezione dell'ansa ischemica ed asportazione anche di una tumefazione parenchimatosa in sede presacrale a destra che all'esame istologico è risultato essere un carcinoide.

La MDCT (*Multidetector Computed Tomography*) ha permesso in questo caso di rilevare tre reperti patologici ovvero la sofferenza dell'ansa ileale, la trombosi dell'arteria mesenterica superiore e anche la tumefazione parenchimatosa in sede presacrale a destra.

In effetti la MDCT è divenuta la metodica di prima scelta nello studio dell'ischemia intestinale, grazie alla possibilità di effettuare le diverse fasi vascolari su tutto l'addome, a spessore di strato sottile e di completare l'esame con ricostruzioni multiplanari e MIP, utili per rilevare anche i vasi periferici di piccolo calibro. L'accuratezza diagnostica della MDCT si è recentemente avvicinata all'accuratezza dell'angiografia, raggiungendo valori intorno all'80-85%.

La versatilità di questa metodica consente, nella maggior parte dei casi, di individuare la causa, la sede e l'estensione del danno ischemico, fornendo al Chirurgo o all'Internista il corretto inquadramento per stabilire la strategia terapeutica.

BIBLIOGRAFIA ESSENZIALE

Cademartiri F, Raaijmakers RH, Kuiper JW et al (2004) Multi-detector row CT angiography in patients with abdominal angina. RadioGraphics 24:969-984

DeVries H, Wijffels RT, Willemse PH et al (2005) Abdominal angina in patients with a midgut carcinoid, a sign of severe pathology. World J Surg 29:1139-1142

Strobbe L, D'Hondt E, Ramboer C et al (1994) Ileal carcinoid tumors and intestinal ischemia. Hepatogastroenterology 41:499-502

CASO 104

Alfonso Ragozzino, Ilaria Bonifacio, Daniela Vecchione

U.O.C. di Radiologia e Diagnostica per Immagini, P.O. "S. Maria delle Grazie", ASL NA2, Pozzuoli, Napoli

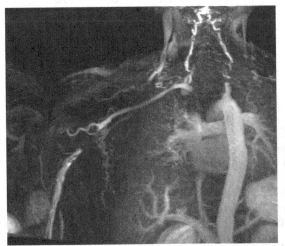

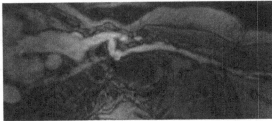

Figura 1   **Figura 2**

F, 60 anni. Diabetica e ipertesa con impotenza funzionale e parestesie all'arto superiore di destra, lieve dolore a riposo irradiato alla mano, discreta ipotermia rispetto all'arto controlaterale, assenza del polso omerale.

DOMANDE

1. Quale significativa alterazione mostra l'immagine di angio-RM nello studio di "primo passaggio" con *blood pool* (Fig. 1)?
2. L'immagine ottenuta nello studio di "primo passaggio" è sufficiente per formulare la diagnosi?
3. Che cosa si evidenzia, nello stesso distretto, nell'immagine angio-RM eseguita ad alta risoluzione con sequenza *steady state*?
4. Qual è la diagnosi?

CASO 104: Stenosi arteria omerale destra in paziente con impotenza funzionale e parestesie

RISPOSTE

1. Mancata rappresentazione del segnale vascolare nella porzione prossimale dell'arteria omerale di destra con regolare visualizzazione del flusso a valle.
2. No. La sequenza di "primo passaggio" è sovrastadiante. È utile l'integrazione con sequenza *steady state* per ottenere una più corretta stima della stenosi.
3. Esile segnale all'interno del lume dell'arteria omerale con evidenza di multiple alterazioni parietali di tipo aterosclerotico e conseguente significativa stenosi con flusso filiforme e rallentato.
4. Stenosi serrata della porzione prossimale dell'arteria omerale di destra.

COMMENTO

L'arteriopatia ostruttiva sintomatica degli arti superiori rappresenta un fenomeno infrequente grazie all'ampia rete di circoli collaterali presenti in tale distretto ma soprattutto per la rara localizzazione, a tale livello, delle placche aterosclerotiche.

Dal punto di vista eziopatogenetico, l'arteriopatia obliterante degli arti superiori può essere causata dalla presenza di placche aterosclerotiche, da arteriti, dalla displasia fibromuscolare, da stati di ipercoagulabilità, da patologie del tessuto connettivo, da infezioni e traumi.

Si ritengono emodinamicamente significative le occlusioni che determinano una riduzione di circa il 50% del diametro del vaso ed una riduzione del 70% dell'area dello stesso in sezione trasversale.

La sintomatologia conseguente all'ostruzione cronica è rappresentata prevalentemente dall'impotenza funzionale dell'arto.

In caso di ostruzione acuta si ha invece dolore persistente e necrosi dei tessuti a causa della rapida riduzione del flusso ematico al di sotto del livello soglia senza il contemporaneo instaurarsi di validi circoli collaterali.

Lo studio della stenosi arteriosa, anche ai fini di un'eventuale valutazione chirurgica e di una terapia endovascolare, deve sempre essere affidata, in prima istanza, a metodiche non invasive (eco-color Doppler, angio-TC, angio-RM).

Nel caso presentato la paziente giunta alla nostra osservazione con impotenza funzionale, parestesie, dolore ed ipotermia all'arto superiore di destra è stata sottoposta inizialmente ad un'esame ECD del distretto arterioso superiore. Successivamente è stata eseguita angio-RM con agente blood pool (Gadofosveset Trisodio Vasovist Schering Bayer).

Nelle sequenze di primo passaggio si è rilevata l'occlusione del lume estesa per circa 30 mm; nelle immagini in *steady state* si è evidenziato un flusso filiforme attraverso l'area apparentemente occlusa e multiple piccole placche ateromasiche parietali.

La spiccata sintomatologia ed il grado di stenosi emodinamicamente significativo hanno reso necessaria l'esecuzione, in regime di urgenza, di un esame angiografico che oltre a confermare la diagnosi ha permesso la contestuale rivascolarizzazione dell'arteria omerale mediante angioplastica.

BIBLIOGRAFIA ESSENZIALE

Eskandari M, Yao J, Pears W (2007) Upper extremity occlusive disease. E-Medicine, April 5

Leiner T (2006) Magnetic resonance angiography of lower extremity vasculature. In: Goyen M (ed) MR angiography with blood pool agents, pp. 146-195

CASO 105

Vitaliano Buffa, Alessandro Stasolla, Alessandro Roncacci, Vittorio Miele
Dipartimento di Emergenza e Accettazione, U.O. Diagnostica per Immagini nel DEA e per le Urgenze, Azienda Ospedaliera "S. Camillo-Forlanini", Roma

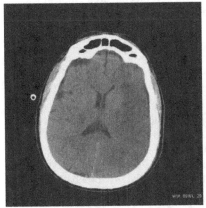

Figura 1

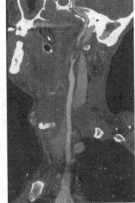

Figura 2

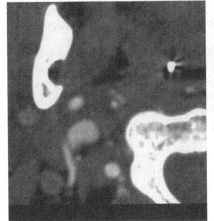

Figura 3

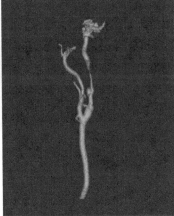

Figura 4

M, 47 anni. Paziente ricoverato in emergenza per politrauma da incidente stradale. Stato di coma. Viene sottoposto a TC encefalo in condizioni basali e a esame *total body* con somministrazione endovenosa di mdc.

DOMANDE

1. Cosa evidenzia l'esame TC dell'encefalo eseguito in condizioni basali?
2. Cosa evidenzia l'esame angio-TC?
3. Qual è la diagnosi finale?

CASO 105: Stroke da dissezione post-traumatica della carotide extracranica

RISPOSTE

1. Ampia area ipodensa parietale sinistra, di verosimile natura ischemica, con piccola area emorragica.
2. Marcata stenosi della carotide interna in relazione alla presenza di una banda ipodensa semilunare e piccola area di dilatazione focale a monte.
3. *Stroke* da dissezione traumatica della carotide interna.

COMMENTO

La dissezione della carotide extracranica è una causa rara di stroke (1% di tutti i casi), con una incidenza globale di 2-3 casi/100.000 persone/anno. È tuttavia frequente nel giovane adulto (25–45 anni), con una prevalenza stimata del 10–25% dei casi di stroke; la mortalità è intorno all'8%. La causa più comune è il trauma chiuso in iperestensione, più raramente una lesione penetrante del collo.

La dissezione avviene caratteristicamente nel segmento cervicale della carotide interna e risparmia il bulbo, cominciando solitamente 2–3 cm al di sopra della biforcazione, per terminare a livello della base cranica. Anche le fratture della base cranica si associano nel 20% dei casi a lesione della carotide, che in tal caso, però, interessa generalmente la porzione intrapetrosa del vaso.

L'eziopatogenesi proposta è duplice: lacerazione dell'intima con slaminamento parietale da parte della colonna ematica endovasale oppure emorragia diretta dei vasa vasorum. In entrambi i casi, il risultato finale è la dissezione della tonaca media con stenosi od occlusione del vaso, specie se l'ematoma interessa prevalentemente gli strati subintimali. D'altra parte può formarsi uno pseudo-aneurisma qualora l'ematoma interessi prevalentemente gli strati sottoavventiziali.

I segni clinici del trauma chiuso possono essere minimi o addirittura assenti. L'infarto cerebrale e l'attacco ischemico transitorio (*Transient Ischaemic Attack*, TIA), riscontrabili in circa il 40–60% e 20–30% dei casi rispettivamente, con patogenesi perlopiù emboligena, hanno sede prevalentemente corticale o subcorticale.

La diagnosi, pur possibile anche con eco-color Doppler e, soprattutto con RM, può essere posta agevolmente con MDCT. Indicazioni tassative allo studio CTA delle carotidi sono: sintomi neurologici non spiegabili sulla base dei reperti TC di encefalo e rachide; monoparesi od emiparesi con stato mentale normale; trauma cervicale severo; fratture della base cranica.

È raccomandabile, comunque, che le carotidi siano sempre studiate in TC con tecnica angiografica nella valutazione del traumatizzato cervico-cranio-facciale. La sensibilità e la specificità della CTA si approssimano al 100% con quadro caratteristico di lume eccentrico di calibro ridotto con ampliamento del diametro vasale globale; altri segni caratteristici sono la presenza di stenosi, ispessimento parietale, occlusione, dilatazione aneurismatica e potenziamento sottile a disposizione anulare.

BIBLIOGRAFIA ESSENZIALE

Flis CM, Jäger HR, Sidhu PS (2007) Carotid and vertebral artery dissections: clinical aspects, imaging features and endovascular treatment Eur Radiol 17: 820-834

LeBlang SD, Nunez DB (2000) Noninvasive imaging of cervical vascular injuries. AJR Am J Roentgenol 174:1269-1278

Vilela P, Goulão A (2005) Ischemic stroke: carotid and vertebral artery disease. Eur Radiol 15:427-433

CASO 106

Mariano Scaglione, Giovanna Russo, Gianluca Ponticiello

Dipartimento di Diagnostica per Immagini, U.O.S. TC Body in Emergenza, U.O.C. di Radiologia Generale e Pronto Soccorso, A.O.R.N. "A. Cardarelli", Napoli

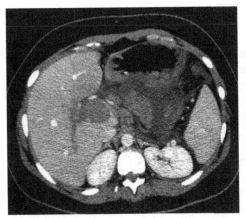

Figura 1

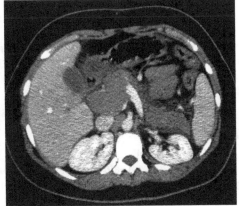

Figura 2

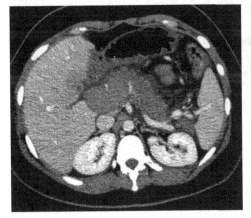

Figura 3

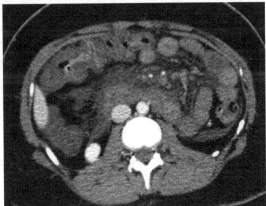

Figura 4

F, 23 anni. Dolori addominali diffusi insorti in pieno benessere. Modico rialzo delle amilasi, sospetta pancreatite. Addome acuto peritonitico. Esegue indagine TC.

DOMANDE

1. Qual è la diagnosi?
2. È sufficiente un esame TC senza mdc e.v.?
3. Sulla base dei reperti TC, è stato giusto eseguire l'esame TC immediatamente o sarebbe stato più opportuno differirlo, magari per studiare l'eventuale necrosi pancreatica?
4. Che tipo di opzione terapeutica suggeriresti?

CASO 106: Trombosi acuta dell'asse spleno-mesenterico-portale associata a pancreatite edematosa e infarto del colon destro

RISPOSTE

1. Trombosi spleno-mesenterico-portale associata a pancreatite edematosa e infarto del colon destro.
2. Assolutamente no. Sottostima la presenza e la gravità dei reperti.
3. Sì, è stato corretto eseguire l'indagine TC con mdc e.v. immediatamente perché la pancreatite era solo un "epifenomeno" e l'indagine TC ha consentito il trattamento chirurgico immediato dell'infarto segmentario del colon.
4. Trombolisi e resezione chirurgica del colon destro.

COMMENTO

Le trombosi acute del territorio splancnico causa di addome acuto sono un riscontro sempre più frequente. Colpiscono sovente anche i giovani, altrimenti sani. Le cause e i meccanismi sono molteplici, non tutti noti. Spesso rappresentano un reperto occasionale; se la trombosi determina un effetto sugli organi parenchimatosi o sui visceri cavi si manifesta con un quadro di addome acuto di intensità variabile. Le metodiche di imaging hanno senz'altro contribuito ad evidenziare la portata di tale fenomeno.

Il caso mostrato induce a più di una riflessione. Intanto dal punto di vista clinico, una situazione di tale portata era imprevista e assolutamente inattesa. Il contributo del radiologo è stato decisivo per il rapido inquadramento clinico e la successiva gestione terapeutica. La profonda alterazione ischemica del colon ha richiesto la resezione chirurgica immediata, mentre la trombosi è stata trattata farmacologicamente. L'alterazione trofica del pancreas è stata anch'essa posta in relazione all'insufficienza trofica del territorio splancnico, ma era solo uno dei problemi e, senz'altro, il minore. Eseguire l'esame TC con mdc e.v. al momento della richiesta è stato di fondamentale importanza perché ha consentito l'esatta "mappatura" delle ripercussioni della trombosi acuta sugli organi solidi e i visceri cavi, consentendo di effettuare le scelte terapeutiche appropriate al caso.

BIBLIOGRAFIA ESSENZIALE

Amitrano L, Guardascione MA, Scaglione M et al (2006) Acute portal and mesenteric thrombosis: unusual presentation of citomegalovirus infection. Eur J Gastroenterol Hepatol 18:443-445

Romano S, Lassandro F, Scaglione M et al (2006) Ischemia and infarction of the small bowel and colon: spectrum of imaging findings. Abdom Imaging 31:277-292

Romano S, Romano L, Grassi R (2007) Multidetector row computed tomography findings from ischemia to infarction of the large bowel. Eur J Radiol 61:433-441

CASO 107

Giovanni Tortora, Luigia Romano

Dipartimento di Diagnostica per Immagini, U.O.C. di Radiologia Generale e Pronto Soccorso, A.O.R.N. "A. Cardarelli", Napoli

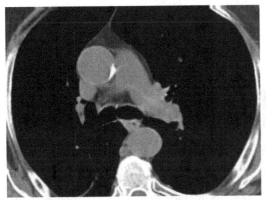

Figura 1

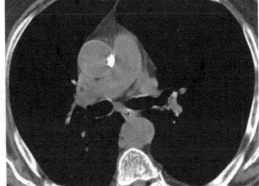

Figura 2

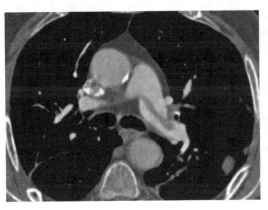

Figura 3

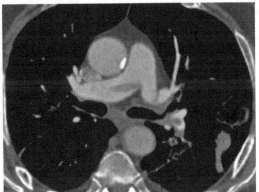

Figura 4

M, 42 anni. Recente trattamento interventistico di ulcera duodenale sanguinante. Attualmente ricoverato per l'insorgenza di addome acuto.

DOMANDE

1. Cosa rappresenta l'iperdensità vasale in fase pre-contrastografica indicata dalle frecce ed in quali vasi essa è presente?
2. Nella fase arteriosa l'opacizzazione del lume aortico è uguale all'opacizzazione del lume vasale della AMS (arteria mesenterica superiore)?
3. Cosa evidenziano le anse del tenue ed i vasi ad essi afferenti indicati dalle frecce?

CASO 107: Trombosi iatrogena della arteria mesenterica superiore (AMS) da cianoacrilato. Infarto ileo-colico tributario

RISPOSTE

1. Il cianoacrilato che occlude l'AMS e sottili rami della pancreatico-duodenale.
2. Si: in tale fase sembra che l'AMS sia normo-opacizzata dal mdc, in realtà il reperto risulta erroneo.
3. Segni ischemico-infartuali con vasi afferenti occlusi dal cianoacrilato.

COMMENTO

Il cianoacrilato è un materiale colloso embolizzante che può essere utilizzato per il trattamento interventistico di sanguinamenti delle vie digestive. Dopo studio angiografico e cateterismo selettivo del vaso sanguinante, può essere iniettato trans-catetere allo scopo di embolizzare il vaso ed escludere la fonte emorragica oppure per via endoscopica direttamente nella sede responsabile. Nel caso da noi riportato la fonte emorragica era rappresentata da un grosso cratere ulceroso duodenale sanguinante trattato con il suddetto materiale. L'indagine TC è successivamente eseguita allo scopo di determinare le cause dell'insorgenza repentina di addome acuto. Essa documenta l'irregolare occlusione da parte del cianoacrilato dell'AMS e di molte sue diramazioni efferenti. Opacizzate dallo stesso materiale risultano anche sottili diramazioni provenienti dalla gastroduodenale e pancreatico-duodenale, in contiguità e nello spessore della parete sede dell'ulcera.

Una prima analisi delle immagini angio-MDCT (*Multidetector Computed Tomography*) acquisite durante la fase arteriosa di diffusione del mdc, mostra un'apparente pervietà dell'asse mesenterico superiore. In fase portale invece il lume vasale della AMS e quello di alcune sue diramazioni distali appaiono opacizzati, in misura discontinua, da due differenti densità, di cui una tipica contrastografica propria della fase vascolare e l'altra maggiormente densa e compatta. Le ricostruzioni MIP (*Maximum Intensity Projection*) confermano in maniera inequivocabile e panoramica tale dato.

Le anse intestinali ileali fornite dai rami occlusi si presentano ipotoniche, livellate e con netta riduzione o assenza dell'*enhancement* contrastografico parietale, espressione di sofferenza ischemica-infartuale.

Lo studio MDCT pre-contrastografico è risultato dirimente. Le immagini acquisite senza mdc e.v. hanno consentito di porre diagnosi di ostruzione mesenterica superiore iatrogena, quale acuta complicanza di trattamento interventistico embolizzante nella sede del cratere ulceroso. La valutazione esclusiva delle fasi vascolari TC arteriosa e venosa avrebbe potuto misconoscere tale diagnosi, identificando come normo-opacizzati, e quindi pervi, tali distretti vascolari, seppure sono risultate indispensabili per la valutazione ed il rilievo degli elementi semeiologici tipici dell'infarto intestinale. La persistente iperdensità generata da questi materiali collosi, disposta ad occupare pressoché a pieno canale il lume vasale, può infatti simulare e confondersi con la regolare opacizzazione contrastografica vasale arteriosa.

BIBLIOGRAFIA ESSENZIALE

Lee R, Thung HK et al (2003) CT in acute mesenteric ischaemia. Clin Radiol 58: 279-287
Ridley N, Green SE (2001) Mesenteric arterial thrombosis diagnosed on CT. AJR Am J Roentgenol 176:549
Wiesner W, Khurana B, Ji H et al (2003) CT of acute bowel ischemia. Radiology 226:635-650

CASO 108

Ciro Acampora, Silvana Nicotra, Amelia Sparano

Dipartimento di Diagnostica per Immagini, U.O.S. Eco-color Doppler, U.O.C. di Radiologia Generale e Pronto Soccorso, A.O.R.N. "A. Cardarelli", Napoli

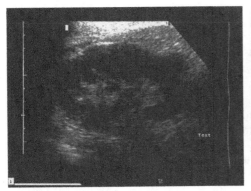

Figura 1

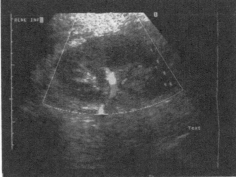

Figura 2

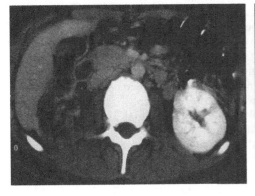

Figura 3

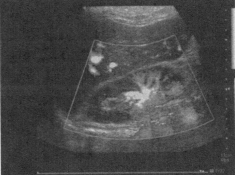

Figura 4

Paziente di anni 45 con dolore acuto al fianco destro, febbre (37.5°) nausea, vomito, ipertensione, associata a fibrillazione atriale (FA).

Gli esami di laboratorio mostravano un elevato numero di globuli bianchi(13.500) aumento della PCR (168mg/dL) e microematuria.

DOMANDE

1. Quali sono le cause più frequenti di dolore acuto al fianco?
2. Qual è l'alterazione vascolare evidenziabile nelle immagini (Figg. 1- 4)?
3. Quali sono le cause di occlusione acuta di un'arteria renale?
4. Quali sono i segni semeiologici all'esame eco-color Doppler indicativi per occlusione di un vaso arterioso renale?

CASO 108: Trombosi acuta dell'arteria renale

RISPOSTE

1. Colica ureterale, colecistite, diverticolite, pielonefrite, appendicite.
2. Una normale rappresentazione in B-Mode del rene associata a mancata vascolarizzazione del parenchima.
3. Embolia, trombosi, trauma, anemia falciforme, dissecazione.
4. Ipoecogenicità sottocapsulare con avascolarizzazione del rene in caso di occlusione del ramo principale ed ipoecogenicità ed avascolarizzazione cuneiforme in caso di occlusione di un ramo segmentale.

COMMENTO

La diagnosi di trombosi acuta dell'arteria renale è spesso tardiva poiché i segni e i sintomi possono mimare alcune malattie comuni (colica ureterale, colecistite, pancreatite, gastroenterite, ascesso renale e appendicite).

In caso di sospetto clinico, l'eco-color Doppler rappresenta una metodica di elevata accuratezza in quanto consente in tempi brevi di valutare la vascolarizzazione del rene colpito, che non presenta una significativa alterazione ecostrutturale all'analisi in B-mode (Fig. 1).

In caso di occlusione del ramo principale l'analisi color e power Doppler documenta una assenza di flusso nel rene (Fig. 2), mentre in caso di occlusione segmentale mostrerà un' area cuneiforme avascolare con relativa ipoecogenicità, che si rende evidente dopo 8-24 ore dall'occlusione (Fig. 4).

Nel caso in esame il paziente all'anamnesi aveva sofferto per anni di episodi di FA parossistica, che presentava anche al momento del ricovero in pronto soccorso, e di calcolosi renale bilaterale.

L'ecografia in B-mode è risultata negativa per idronefrosi e/o presenza di raccolte ascessuali, mentre l 'eco-color Doppler, opportunamente eseguito, evidenziava una mancata vascolarizzazione del rene destro indicativa per occlusione sub-totale del rene, confermata all'angio TC (Fig. 3).

Un'angiografia renale selettiva, eseguita dopo 4 ore, si rese necessaria, evidenziando ostruzione subtotale, di tipo embolico, dell'arteria renale destra, con assenza di vascolarizzazione renale.

Un'infusione con catetere vascolare di "boli" ripetuti di Urokinasi (150.000 UI di UK in 30 min) ha determinato progressiva lisi del trombo-embolo, con migrazione dei frammenti a valle.

Un'ulteriore fibrinolisi protratta a bassa dose (40.000 UI/ora) ha permesso una lisi completa, in 36 ore, dei residui embolici più periferici.

Il controllo color Doppler a sette giorni ha mostrato una regolare perfusione intraparenchimale del rene.

La diagnosi di occlusione arteriosa renale dovrebbe essere considerata in pazienti con patologia cardiaca che presentano segni suggestivi o dubbi di colica ureterale.

Difatti il tempo di ischemia è fondamentale per effettuare una trombolisi o una trombectomia, poiché in caso contrario solo una terapia con farmaci anticoagulanti è consigliabile e se nel follow-up si riscontra una severa ipertensione, la nefrectomia.

BIBLIOGRAFIA ESSENZIALE

Badr KF, Brenner BM (1991) Vascular injury of the kidney In: Harrison's principles of internal medicine, 12th ed. Mc Graw-Hill Inc, pp 1192-1193

Hillmann BJ (1990) Disorders of the renal arterial circulation and renal vascular hypertension. In: Pollack HM (ed) Clinical urography. WB Saunders Co, Philadelphia, pp 2140-2141

CASO 109

Rosaria De Ritis, Luigi D'Anna, Francesco Di Pietto

Dipartimento di Diagnostica per Immagini, U.O.S. RM Body, U.O.C. di Radiologia Vascolare e Interventistica, A.O.R.N. "A. Cardarelli", Napoli

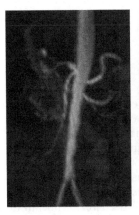

Figura 1

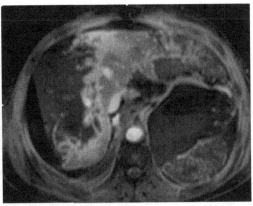

Figura 2

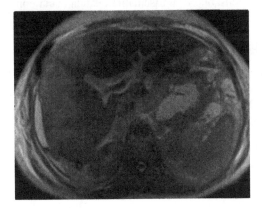

Figura 3

M, 57 anni. Paziente sottoposto a trapianto di fegato da cadavere (*orthotopic liver transplantation*, OLT) per epatocarcinoma (*hepato cellular carcinoma*, HCC). A sette giorni dal trapianto comparsa di dolori addominali, febbre e incremento degli indici di colestasi. Viene sottoposto ad esame RM.

DOMANDE

1. Quali sono le più frequenti complicanze vascolari arteriose post-OLT?
2. Qual è la causa più probabile dell'alterazione del segnale parenchimale epatico nel caso illustrato?
3. La complicanza vascolare indicata si è manifestata in forma precoce o tardiva?
4. Possono essere utilizzate le sequenze TOF (*time of flight*) angio-RM senza mdc e.v. nello studio di questa patologia?

CASO 109: Trombosi dell'arteria epatica post-OLT

RISPOSTE

1. Trombosi, stenosi e pseudo-aneurismi dell'arteria epatica.
2. La trombosi dell'arteria epatica con conseguente ischemia del parenchima.
3. La trombosi dell'arteria epatica è una complicanza precoce.
4. No. La tecnica TOF si caratterizza per minor risoluzione spaziale con possibilità di sovrastadiazione delle stenosi/trombosi.

COMMENTO

La trombosi dell'arteria epatica, precoce o tardiva, è la complicanza più comune e più temibile dopo OLT e si localizza di solito a livello dell'anastomosi, con un'incidenza di circa il 5%; è più rara in fase tardiva (oltre i 6 mesi). È gravata da un elevato indice di mortalità (27-58%). Solo una diagnosi precoce consente un tempestivo ed efficace trattamento (trombectomia chirurgica o rivascolarizzazione con innesto vascolare) ed evita la necessità di un retrapianto che può rendersi necessario in circa il 60 % dei casi. I fattori di rischio per l'insorgenza della trombosi dell'arteria epatica sono rappresentati da una significativa discrepanza di calibro tra l'arteria epatica del donatore e quella del ricevente o da preesistenti stenosi del tronco celiaco. Inoltre può conseguire ad un rigetto o ad errori tecnici chirurgici quali il confezionamento di un'anastomosi eccessivamente lunga, con *kinking* dell'arteria epatica responsabile di un rallentato flusso, o un tempo prolungato di ischemia fredda del *graft*. La trombosi precoce avviene entro i primi 15-30 giorni dal trapianto ed è la forma più rara e più grave; è spesso responsabile di un'ischemia epatica acuta con secondaria insufficienza epatica e necrosi epatocitaria, infarti parenchimali nei territori non perfusi, necrosi delle vie biliari con *leak* o raccolte biliari intraepatiche fino alla necrosi epatica massiva. Il quadro clinico si caratterizza per la comparsa di febbre e drammatico incremento degli indici di citolisi e colestasi. La trombosi epatica tardiva ha cause tuttora poco note correlate, oltre che al tipo di anastomosi, a fattori immunologici (rigetto cronico), a stati di ipercoagulabilità, episodi infettivi o spandimenti biliari. I sintomi possono essere a lungo silenti, con un coinvolgimento macroscopico dell'organo di minore entità rispetto alla trombosi precoce, specie se si manifesta sei mesi dopo OLT, poiché il flusso arterioso è in parte ripristinato dallo sviluppo di circoli collaterali. Sebbene l'angiografia rimanga la metodica di riferimento, l'angio-RM, con valori di sensibilità e specificità pari all'83%, è in grado di identificare l'estensione della trombosi arteriosa e offre informazioni riguardo alla sede ed estensione delle possibili complicanze ischemiche del parenchima epatico.

BIBLIOGRAFIA ESSENZIALE

Ito K, Siegelman ES, Stolpen AH et al (2000) MR imaging of complications after liver transplantation. AJR Am J Roentgenol 175:1145-1149

Shaw AS, Ryan M, Beese RC et al (2002) Liver transplantation. Imaging 14:314-328

Zhao JC, Lu SC, Yan LN et al (2003) Incidence and treatment of hepatic artery complications after orthotopic liver transplantation. World J Gastroenterol 9:2853-2855

CASO 110

Nicola Gagliardi, Giuseppe Apolito, Gennaro Barbato

Dipartimento di Diagnostica per Immagini, U.O.S. TC Body di Elezione e Interventistica, U.O.C. di Radiologia Generale e Pronto Soccorso, A.O.R.N. "A. Cardarelli", Napoli

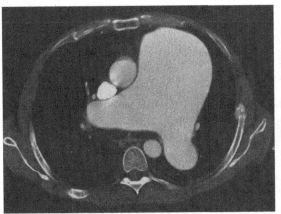

Figura 1

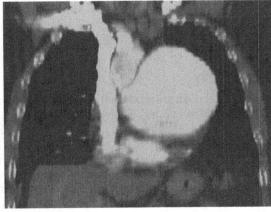

Figura 2

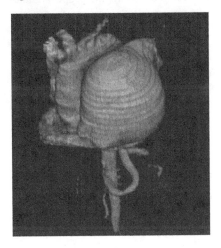

Figura 3

M, 57 anni. Lamenta dolore toracico e dispnea ingravescente. Nel sospetto clinico di embolia polmonare, esegue una MDCT (*Multidetector Computed Tomography*) del torace.

DOMANDE

1. Qual è la diagnosi più attendibile?
2. Quali sono le cause più frequenti di questa patologia?
3. Quali sono le sue principali complicanze?
4. Quali altre metodiche di imaging, oltre la TC, possono essere usate ai fini diagnostici?

CASO 110: Aneurisma del tronco comune dell'arteria polmonare

RISPOSTE

1. Aneurisma del tronco comune dell'arteria polmonare.
2. Malattie cardiache congenite, ipertensione polmonare, malattie del tessuto connettivo, traumi.
3. La dissezione e la rottura.
4. Ecocardiografia, RM e angiografia polmonare.

COMMENTO

La patogenesi degli aneurismi dell'arteria polmonare non è del tutto nota. Circa il 50% di essi sono associati a malattie cardiache, tra cui le più frequenti sono rappresentate da ipertensione polmonare, persistenza del dotto arterioso e difetti del setto atriale e ventricolare. Più rari sono gli aneurismi che si associano a difetti valvolari cardiaci.

Tra le cause correlate ad affezioni sistemiche vanno ricordate le malattie degenerative del connettivo, l'ipertensione arteriosa, l'arteriosclerosi ed una serie di patologie infettive tra cui la tubercolosi, la sifilide e l'endocardite. Anche i traumi, sia accidentali che iatrogeni, possono causare aneurismi dell'arteria polmonare, mentre la vasculite di Behçet può causare la formazione di aneurismi delle branche principali.

Il rischio di rottura è direttamente correlato al diametro ed alla pressione del lume del vaso, poiché la tensione parietale è proporzionale alla pressione endoluminale e lo spessore è inversamente proporzionale al diametro.

I pazienti sintomatici mostrano dispnea, dolore toracico e frequentemente emottisi. Il management diagnostico prevede, dopo l'esame radiografico del torace e l'ecocardiogramma, l'esecuzione di un esame angio-TCMS (TC *Multislice*) o angio-RM. L'angio-TCMS consente di fornire al chirurgo dati estremamente precisi relativi al diametro ed all'estensione dell'aneurisma, alla presenza di *flaps* intimali, anche di piccole dimensioni, ed alla possibilità che coesistano ulteriori formazioni aneurismatiche a carico delle branche intrapolmonari.

BIBLIOGRAFIA ESSENZIALE

Deb SJ, Zehr KJ, Shields RC (2005) Idiopathic pulmonary artery aneurysm. Ann Thorac Surg 80:1500-1502

Emad Y, Abdel-Razek N, Gheita T et al (2007) Multislice CT pulmonary findings in Behçet's disease (report of 16 cases). Clin Rheumatol 26:879-884

Nguyen ET, Silva CIS, Seely YM et al (2007) Pulmonary artery aneurysms and pseudoaneurysms in adults: findings at CT and radiography. AJR Am J Roentgenol 188:W126-134

CASO 111

Michele Scialpi, Giovanni B. Scalera*, Luciano Lupattelli

Dipartimento di Scienze Radiologiche, Chirurgiche e Odontostomatologiche. Sezione di Radiologia Diagnostica e Interventistica, Università degli Studi di Perugia, Perugia. *Dipartimento di Diagnostica per Immagini, Azienda Ospedaliera "S. Maria della Misericordia", Perugia

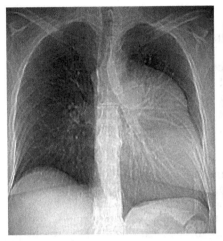

Figura 1

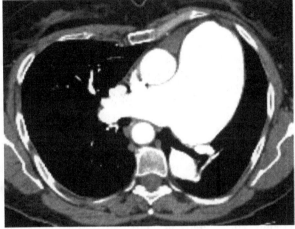

Figura 2

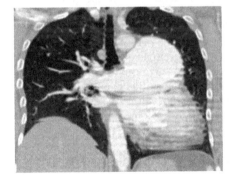

Figura 3

F, 44 anni. Affetta da cardiopatia congenita. In seguito alla comparsa di dispnea, esegue una radiografia del torace e successivamente un esame TC.

DOMANDE

1. È possibile la diagnosi sul radiogramma del torace?
2. Qual è il contributo diagnostico della TC?
3. Qual è l'utilità delle ricostruzioni 2D o 3D nel *post-processing*?
4. Qual è il trattamento più appropriato?

CASO 111: Aneurisma del tronco della polmonare in cardiopatia congenita

RISPOSTE

1. No. Non è possibile una diagnosi differenziale tra patologia mediastinica su base vascolare e neoplastica.
2. La TC consente la diagnosi, la valutazione del lume e della parete dell'aneurisma, nonché informazioni relative a parenchima polmonare, pleura e strutture mediastiniche.
3. Le ricostruzioni multiplanari consentono di evidenziare correttamente la sede di origine e l'estensione dell'aneurisma.
4. Non esistono linee guida circa il trattamento dell'aneurisma del tronco della polmonare. La chirurgia è indicata in pazienti con voluminosi aneurismi sintomatici con basso rischio operatorio, al fine di prevenirne la rottura.

COMMENTO

L'aneurisma dell'arteria polmonare (AAP) è un'evenienza rara e rappresenta l'1% di tutti gli aneurismi della cavità toracica. Le cause sono molteplici: traumi, cause iatrogene, infezioni e sindrome di Behçet. Cause più rare comprendono l'ipertensione polmonare, le cardiopatie congenite, le neoplasie e le malattie del connettivo.

La diagnosi di AAP è essenziale, in considerazione dell'elevato tasso di morbilità e mortalità, legato al rischio di rottura. All'ascoltazione è possibile rilevare un forte murmure sistolico a livello del II spazio intercostale.

Il radiogramma del torace rappresenta l'indagine di prima istanza in pazienti con dispnea, febbre e/o tosse nel sospetto di aneurisma. In alcuni casi la sintomatologia è contrassegnata da emottisi, spesso letale. La diagnosi si ottiene con ecocardiografia trans-toracica, angiografia, RM e TC.

Il caso riportato, studiato con radiogramma del torace e TC spirale 4 *slice*/rotazione, prima e dopo somministrazione di mdc organo-iodato e.v., si riferisce ad un voluminoso aneurisma del tronco dell'arteria polmonare, in una paziente affetta da cardiopatia congenita e dispnea. Il radiogramma del torace (Fig. 1) mostra marcato slargamento, a contorni netti e definiti, del mediastino medio-superiore di sinistra ponendo problematiche di diagnostica differenziale con altre situazioni anatomo-cliniche, tra cui aneurisma aortico e linfoadenopatie. Le immagini TC assiali (Fig. 2) consentono la diagnosi di aneurisma del tronco dell'arteria polmonare e le ricostruzioni MPR coronali (Fig. 3) mostrano dimensioni, estensione e rapporti della lesione con le strutture adiacenti.

La TC multistrato rappresenta la metodica di riferimento nella diagnosi di AAP. La TC consente un'accurata valutazione del lume e della parete dell'aneurisma ed informazioni dettagliate sul parenchima polmonare, sulla pleura e sulle strutture mediastiniche.

BIBLIOGRAFIA ESSENZIALE

Castañer E, Gallardo X, Rimola J et al (2006) Congenital and acquired pulmonary artery anomalies in the adult: radiologic overview. RadioGraphics 26:349-371

Nguyen ET, Silva CI, Seely JM et al (2007) Pulmonary artery aneurysms and pseudoaneurysms in adults: findings at CT and radiography. AJR Am J Roentgenol 188:W126-134

Rosenkranz ER (1996) Pulmonary stenosis with intact ventricular septum. Single pulmonary artery and aneurysms of the pulmonary arteries. In: Baue AE, Geha AS, Laks H, Hammond GL, Naunheim KS (eds) Glenn's thoracic and cardiovascular surgery. Vol. 2, 6th ed. Stanford, Appleton & Lange, pp 1283-1313

CASO 112

Raffaella Niola, Franco Maglione

Dipartimento di Diagnostica per Immagini, U.O.S. di Interventistica Endovascolare, U.O.C. di Radiologia Vascolare e Interventistica, A.O.R.N. "A. Cardarelli", Napoli

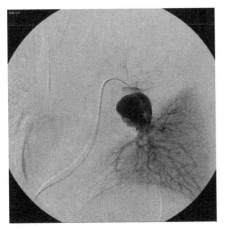

Figura 1

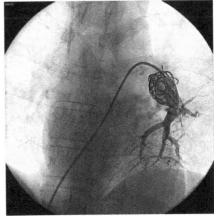

Figura 2

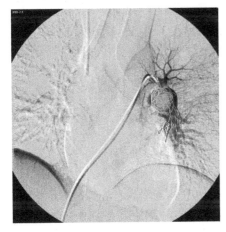

Figura 3

M, 45 anni. Immunodepresso con episodi recidivanti di emottisi.

DOMANDE

1. A cosa può attribuirsi l'immagine angiografica della Figura 1?
2. Qual è la tecnica di esame per tale patologia?
3. Quale procedura è stata effettuata?
4. Qual è la metodica di follow-up?

CASO 112: Aneurisma micotico della branca sinistra dell'arteria polmonare

RISPOSTE

1. Aneurisma della branca sinistra dell'arteria polmonare.
2. Angiopneumografia panoramica e successivamente selettiva.
3. Occlusione percutanea con anime metalliche di guide retraibili.
4. La TC.

COMMENTO

Gli aneurismi periferici dell'arteria polmonare si verificano nell'11% circa dei pazienti che vengono sottoposti ad arteriografia bronchiale per emottisi; sono apprezzati maggiormente a livello del sistema bronchiale a causa dell'inversione di flusso nel polmone malato.

La rottura di aneurismi micotici polmonari è una complicanza letale; il trattamento chirurgico di emergenza è generalmente quello di scelta, ma è spesso associato ad un'elevata percentuale di mortalità. Al contrario il trattamento endovascolare, rappresentato dall'embolizzazione percutanea del sacco aneurismatico con spirali, anime di guide metalliche, *Amplatzer devices*, è un trattamento minimamente invasivo che consiste nell'esclusione vascolare dello pseudo-aneurisma, evitandone la rottura con la conseguente grave emorragia.

BIBLIOGRAFIA ESSENZIALE

Chou MC, Liang HL, Pan HB et al (2006) Percutaneous stent-graft repair of a mycotic pulmonary artery pseudoaneurysm. Cardiovasc Intervent Radiol 29:890-892

Mody GN, Bhalla S, Picus D et al (2005) Mycotic pulmonary artery pseudoaneurysm. J Thoracic Imaging 20:310-312

Sbano H, Mitchell AW, Ind PW et al (2005) Peripheral pulmonary artery pseudoaneurysms and massive hemoptysis. AJR Am J Roentgenol 184:1253-1259

CASO 113

Alfonso Ragozzino, Ernesto Soscia*, Michele De Sero

U.O.C. di Radiologia e Diagnostica per Immagini, P.O. "S. Maria delle Grazie", ASL NA2, Pozzuoli, Napoli. * Dipartimento Assistenziale di Radiologia e Radioterapia, Istituto di Biostrutture e Bioimmagini, CNR, Università degli Studi "Federico II", Napoli

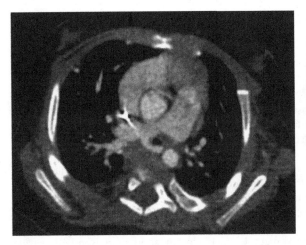

Figura 1

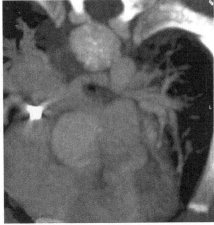

Figura 2

M, 3 mesi. Dispnea ingravescente. Esegue indagine MDCT (*Multidetector Computed Tomography*).

DOMANDE

1. Qual è l'alterazione apprezzabile nelle immagini assiale e MIP (*Maximum Intensity Projection*)?
2. Qual è la causa della dispnea?
3. È sufficiente eseguire un esame TC senza mdc e.v. per evidenziare lo spettro dei reperti TC cui tale lesione appartiene?
4. Con quali malformazioni tale reperto entra più comunemente in diagnosi differenziale?

Caso 113: Anomalia di origine dell'arteria polmonare di sinistra dalla destra

RISPOSTE

1. Origine dell'arteria polmonare di sinistra come ramo posteriore della destra, con decorso posteriore alla trachea.
2. Compressione sulla trachea del ramo arterioso anomalo.
3. No, non è sufficiente.
4. Ipoplasia o stenosi dell'arteria polmonare.

COMMENTO

Sono molteplici le malformazioni vascolari che possono interessare le arterie polmonari: tra queste quella più frequente è rappresentata dall'agenesia monolaterale dell'arteria polmonare (1/200.000) con ipertrofia vicaria delle arterie bronchiali. Nella maggior parte dei casi le malformazioni vascolari delle arterie polmonari sono asintomatiche e di riscontro occasionale.

Nel caso in esame vi è un'ipoplasia dell'arteria polmonare sinistra con origine anomala dall'arteria polmonare di destra, che forma un anello intorno alla trachea con conseguente compressione della stessa ed ostruzione delle vie aeree. È una rara condizione congenita che può, in molti casi, essere associata ad anomalie cardiovascolari e tracheobronchiali. Quando è presente un completo anello tracheale tale anomalia è denominata *ring-sling complex*.

La sintomatologia compare a circa 2 mesi e circa nella metà dei casi i sintomi sono già presenti alla nascita; un'anomalia, se non corretta chirurgicamente mediante trasposizione del vaso, può essere fatale nel primo anno di vita. Nell'adulto è più spesso asintomatica e di riscontro occasionale.

Lo studio di tale malformazione si basa sull'utilizzo di tecniche diagnostiche vascolari non invasive (angio-TC e/o angio-RM); entrambe le metodiche sono in grado di offrire un'accurata mappa vascolare e sostituiscono l'angiografia convenzionale. Rispetto all'angio-RM, la TC multistrato offre il vantaggio di tempi di esecuzione più rapidi, essenziale per l'età del piccolo paziente e per l'importante dispnea. L'uso di protocolli a bassa dose fornisce un'adeguata qualità delle immagini con sensibile decremento della dose erogata.

BIBLIOGRAFIA ESSENZIALE

Kagadis GC, Panagiotopoulou EC, Priftis KN et al (2007) Preoperative evaluation of the trachea in a child with pulmonary artery sling using 3-dimensional computed tomographic imaging and virtual bronchoscopy. J Pediatr Surg 42:E9-13

Lee JC, Kim GS, Lee SJ et al (1996) An adult case of pulmonary sling with complete tracheal ring. Korean J Intern Med 11:175-177

Yo CH, Lee CC, Chang CI et al (2005) Ring-sling complex: report of one case. Acta Paediatr Taiwan 46:311-31

CASO 114

Filippo Cademartiri, Erica Maffei, Alessandro Palumbo, Michele Fusaro

Dipartimento di Radiologia e Dipartimento Cuore, Imaging Cardiovascolare non Invasivo, Azienda Ospedaliero-Universitaria di Parma, Parma

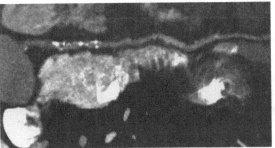

Figura 1

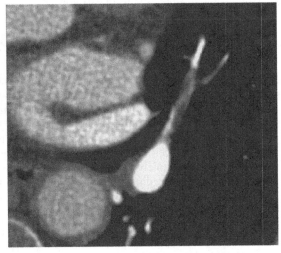

Figura 2

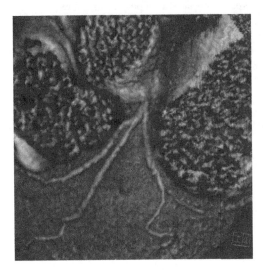

Figura 3

F, 72 anni. Multipli fattori di rischio cardiovascolare (obesità, ipertensione, dislipidemia, familiarità). Accesso al Pronto Soccorso per dolore toracico acuto. ECG con sottoslivellamento del tratto ST in V1-V3 e minimo rialzo della Troponina I. Esegue esame MDCT (*Multidetector Computed Tomography*).

DOMANDE

1. Le ricostruzioni multiplanari curvate (MPR) delle coronaria destra (Fig. 1) che cosa dimostrano?
2. Cosa dimostra l'immagine in VR (*Volume Rendering*) della coronaria sinistra (Fig. 2)?
3. Qual è il reperto riportato nella Figura 3?

CASO 114: Dolore toracico acuto ed embolia polmonare

RISPOSTE

1. La coronaria destra presenta severa ateromasia calcifica diffusa in assenza di stenosi significativa.
2. L'immagine in VR mostra, sostanzialmente, un reperto di normalità della coronaria sinistra.
3. Tromboembolia polmonare (TEP) con segni di ricanalizzazione parziale di un ramo tributario della lingula.

COMMENTO

Il dolore toracico acuto non traumatico costituisce uno dei più frequenti motivi di accesso ai Dipartimenti di Urgenza ed Emergenza. Tra le cause di dolore toracico acuto che presentano maggiori implicazioni prognostiche e terapeutiche rientrano la sindrome coronarica acuta, la dissezione aortica e la tromboembolia polmonare. La TC multistrato con *gating* ECG può rappresentare uno strumento idoneo a confermare o escludere rapidamente il verificarsi di una di queste tre condizioni.

Nell'iter diagnostico della TEP la TC multistrato rappresenta, ad oggi, una metodica altamente accurata. La severità del quadro clinico può essere valutata alla luce del riscontro dei segni indiretti dell'ipertensione polmonare. Altro vantaggio nel contesto clinico dell'urgenza è dato dalla possibilità di studiare il circolo venoso iliaco-cavale e profondo degli arti inferiori. L'esordio spesso atipico della patologia, l'elevata mortalità della patologia non trattata e la scarsa robustezza degli altri test rendono ragione della necessità di una diagnosi il più possibile rapida, per evitare ritardi nelle scelte terapeutiche e nel successivo *management* del paziente.

Analogamente, la TC multistrato riveste un ruolo primario sia diagnostico che pre-operatorio ai fini della pianificazione dell'intervento della dissezione aortica acuta. L'ottimizzazione dei parametri di iniezione del mdc consente uno studio angiografico che permette l'esatta definizione dell'estensione della dissezione, delle porte d'ingresso e di rientro, della disposizione di vero e falso lume in relazione all'origine dei rami viscerali. Tuttavia il punto cruciale nella diagnosi differenziale del dolore toracico acuto è rappresentato dalla coronaropatia, sia per l'elevata prevalenza di malattia, sia per i risvolti terapeutici e prognostici. In particolare le SCA (sindrome coronarica acuta) con ECG non diagnostico e senza rilascio di enzimi di miocardionecrosi (popolazione a bassa/intermedia probabilità clinica) costituiscono l'ambito di potenziale applicazione della TC coronarica.

La prospettiva offerta dalle nuove tecnologie è costituita dalla possibilità di escludere/confermare tre patologie con un unico test diagnostico non invasivo e dotato di elevata accuratezza diagnostica. Resta tuttavia ancora da chiarire il criterio di selezione dei pazienti su cui applicare un ipotetico *triple rule-out*.

BIBLIOGRAFIA ESSENZIALE

Cademartiri F, Casolo G, Midiri M (2007). La TC del cuore nella pratica clinica. I Edizione, Springer-Verlag, Milano

Goldhaber S (2005) Pulmonary Embolism. In: Zipes D, Libby P, Bonow R et al (eds) Braunwald's Heart Disease. VII Ed, Saunders-Elsevier, Philadelphia, pp 1789-1806

White C, Kuo D (2007) Chest Pain in the Emergency Department: Role of Multidetector CT. Radiology 245:673-681

CASO 115

Maria L. Storto, Manuela Mereu

Dipartimento di Scienze Cliniche e Bioimmagini, Sezione di Scienze Radiologiche, Università degli Studi "G. d'Annunzio", Chieti

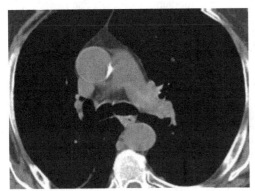

Figura 1

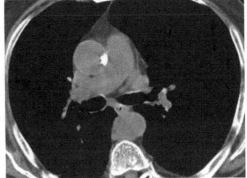

Figura 2

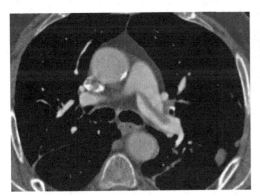

Figura 3

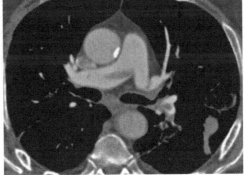

Figura 4

M, 72 anni. Bronchite cronica, asintomatico. Esame TC eseguito per valutazione di una lesione nodulare evidenziata al radiogramma del torace.

DOMANDE

1. Cosa documentano le immagini TC eseguite senza somministrazione e.v. di mdc?
2. È possibile formulare un'ipotesi diagnostica?
3. Quale deve essere il successivo iter diagnostico?

CASO 115: Embolia polmonare con aspetto iperdenso del trombo

RISPOSTE

1. Nel lume delle arterie polmonari principali è presente una banda tenuemente iperdensa che ricorda, per morfologia e distribuzione, gli emboli polmonari centrali con disposizione a "cavaliere".
2. La diagnosi di embolia polmonare deve essere sospettata.
3. La diagnosi di embolia polmonare può essere confermata con esame angio-TC mirato allo studio delle arterie polmonari.

COMMENTO

In alcuni pazienti è possibile evidenziare gli emboli polmonari già alla TC di base, come aree di iperdensità nel lume delle arterie polmonari principali o lobari. La densità del trombo sembra essere correlata "all'età" del trombo stesso ed all'ematocrito del paziente al momento dell'esame TC: quest'ultimo fattore condiziona la densità del sangue non opacizzato che abitualmente è compresa tra 50 e 60 UH, ma tende a ridursi in pazienti con bassi livelli di ematocrito. La progressiva retrazione del trombo si associa alla riduzione del suo contenuto in acqua ed alla concentrazione dell'emoglobina, con conseguente aumento dei valori di densità all'interno del trombo, fino a 50-80 UH.

In uno studio retrospettivo condotto su 51 pazienti con embolia polmonare (Cobelli e coll), gli emboli sono risultati visibili nelle scansioni TC di base nel 41,2% dei casi (21 di 51 pazienti) con aspetto iperdenso in 10 pazienti ed ipodenso in 5; aree di iperdensità ed ipodensità endoluminali erano presenti negli altri 6 pazienti. Nella maggior parte dei casi gli emboli erano centrali e localizzati nelle arterie polmonari principali o lobari. La visualizzazione degli emboli nelle scansioni TC senza somministrazione di mdc e.v. è infatti dipendente dalla sede e dalle dimensioni, oltre che dalla differenza di densità rispetto al sangue circolante (tale differenza deve essere di almeno 30 UH).

Il riconoscimento di aree o bande endoluminali iperdense all'esame di base deve far sospettare la diagnosi di embolia polmonare in pazienti sottoposti ad esame TC del torace per altri motivi clinici. Questo dato deve comunque essere confermato dal successivo esame TC con mdc.

BIBLIOGRAFIA ESSENZIALE

Cobelli R, Zompatori M, Bresciani P et al (2004) Visualization of hypoattenuation clots on unenhanced CT of the thorax. AJR Am J Roentgenol 182:530-531

Cobelli R, Zompatori M, De Luca G et al (2005) Clinical usefulness of Computed Tomography study without contrast injection in the evaluation of acute pulmonary embolism. JCAT 29:6-12

Kanne JP, Gotway MB, Thoongsuwan N et al (2003) Six cases of acute central embolism revealed on unenhanced multidetector CT of the chest. AJR Am J Roentgenol 180:1661-1664

CASO 116

Maria L. Storto, Manuela Mereu

Dipartimento di Scienze Cliniche e Bioimmagini, Sezione di Scienze Radiologiche, Università degli Studi "G. d'Annunzio", Chieti

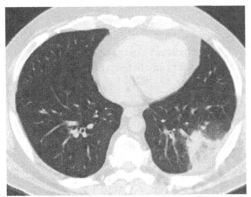

Figura 1

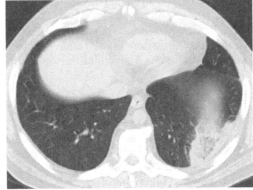

Figura 2

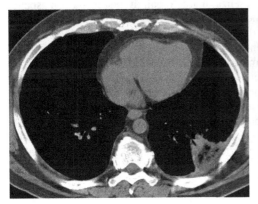

Figura 3

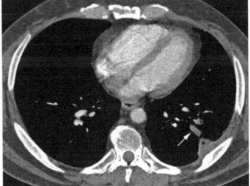

Figura 4

M, 37 anni. neoplasia del cavo orale. Esame TC eseguito per stadiazione della neoplasia.

DOMANDE

1. Come può essere descritta l'alterazione parenchimale apprezzabile nel lobo inferiore sinistro?
2. È presente il broncogramma aereo?
3. Qual è la diagnosi più probabile?
4. È sufficiente l'esame TC senza somministrazione e.v. di mdc?

CASO 116: Embolia con infarto polmonare

RISPOSTE

1. Area di consolidazione parenchimale con morfologia triangolare e larga base d'impianto sulla superficie pleurica; al centro della lesione si osservano multiple aree focali di ipodensità.
2. No; le aree centrali di ipodensità non hanno morfologia lineare o ramificata come si verifica nel caso del broncogramma aereo.
3. La diagnosi di infarto polmonare è molto probabile.
4. No. In presenza di un'alterazione con le caratteristiche morfologiche e densitometriche descritte è necessario completare l'esame con la somministrazione e.v. di mdc per confermare la diagnosi di embolia con infarto polmonare.

COMMENTO

L'incidenza dell'infarto polmonare, come conseguenza di embolia acuta, varia tra il 10% ed il 15%. Il quadro radiografico dell'infarto polmonare è ben noto e caratterizzato da opacità parenchimali, singole o multiple, periferiche ed a contatto con la superficie pleurica, spesso con morfologia triangolare o di tronco di cono ad apice rivolto verso l'ilo polmonare.

L'aspetto TC dell'infarto polmonare è quello di un'area di consolidazione parenchimale periferica a larga base d'impianto sulla superficie pleurica e con morfologia triangolare o a tronco di cono. Alcune caratteristiche densitometriche e morfologiche consentono di differenziare l'infarto polmonare da altre condizioni patologiche, che possono presentarsi come aree di consolidazione periferiche a base pleurica quali polmoniti organizzative, emorragie, neoplasie. In particolare, la presenza di aree focali di ipodensità con aspetto rotondeggiante e diametro superiore ai bronchi al centro della consolidazione è fortemente indicativa di infarto polmonare (sensibilità 46%, specificità 98%, indice di probabilità 23). È verosimile che le aree centrali di ipodensità siano espressione di necrosi e siano circondate da una reazione infiammatoria periferica. Altri segni TC che possono essere osservati nell'infarto polmonare sono l'assenza del broncogramma aereo e la presenza di un vaso ectasico in prossimità dell'apice della consolidazione parenchimale. Quest'ultimo segno, ben visibile nel caso presentato, corrisponde al ramo arterioso sede del trombo (*freccia bianca*) o a vasi dilatati a monte dell'arteria occlusa. Il riconoscimento dell'infarto polmonare è utile soprattutto quando i segni diretti di embolia polmonare non sono evidenti o quando l'esame TC è stato eseguito senza somministrazione e.v. di mdc; in questi casi è importante ripetere l'esame dopo la somministrazione o completare l'iter diagnostico con lo studio del circolo venoso periferico per documentare la presenza di malattia trombo-embolica.

BIBLIOGRAFIA ESSENZIALE

Coche EE, Muller NL, Kim KI et al (1998) Acute pulmonary embolism: ancillary findings at spiral CT. Radiology 207:753-758

Hansell DM, Peters AM (2000) Pulmonary vascular diseases and pulmonary edema. In: Armstrong P, Wilson AG, Dee P, Hansell DM (eds) Imaging of diseases of the chest. III Ed, Mosby, pp 405-465

Revel MP, Triki R, Chatellier G et al (2007) Is it possible to recognize pulmonary infarction on multisection CT images? Radiology 244:875-882

CASO 117

Luigia Romano, Antonio Fusco, Massimo Silva

Dipartimento di Diagnostica per Immagini, U.O.C. di Radiologia Generale e Pronto Soccorso, A.O.R.N. "A. Cardarelli", Napoli

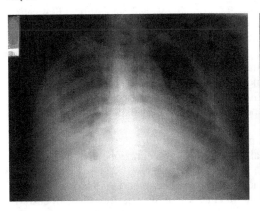

Figura 1

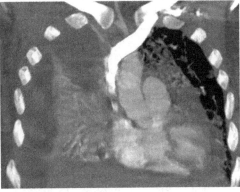

Figura 2

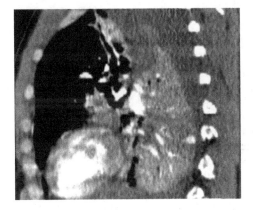

Figura 3

M, 18 anni. Si ricovera per improvvisa progressiva dispnea ed intenso dolore toracico a destra, comparso mentre era alla guida di un motoveicolo. Il radiogramma standard del torace documentava esteso versamento pleurico a destra, sbandamento controlaterale del mediastino e disventilazione basale a sinistra. Non riferisce alcuna pregressa patologia polmonare. Viene eseguita una MDCT (*Multidetector Computed Tomography*).

DOMANDE

1. Qual è la diagnosi più probabile?
2. Qual è la tecnica di studio con MDCT?
3. Quale ulteriore metodica diagnostica deve essere integrata?
4. Qual è il trattamento terapeutico immediato e quello definitivo?

CASO 117: Emotorace massivo spontaneo da piccolo aneurisma localizzato al mantello polmonare

RISPOSTE

1. Emotorace spontaneo a destra da sanguinamento di piccola malformazione vascolare congenita localizzata alla periferia del segmento apicale del lobo polmonare inferiore destro. Non si osserva spandimento emorragico intraparenchimale né stravaso libero di mdc nell'ambito della cavità pleurica, dove sono presenti sangue e coaguli.
2. Il protocollo prevede un'acquisizione del volume con alta collimazione ottenuta in fase arteriosa con il *bolus tracking* posizionato sull'aorta ascendente. Parametri di iniezione del mdc: concentrazione 400 mg/mL; flusso: 4-5 mL/sec; volume 80 mL; soluzione fisiologica: flusso 2 mL/sec; volume 40 mL. Lo studio deve essere integrato con ricostruzioni MIP e VR per la valutazione del circolo aortico e di quello polmonare.
3. Nel caso di piccole malformazioni vascolari periferiche, per le quali risulti difficile stabilire alla MDCT l'origine da rami arteriosi polmonari o da quelli bronchiali, è necessaria l'integrazione dell'arteriografia di entrambi i sistemi arteriosi.
4. Il paziente va immediatamente sottoposto ad applicazione di drenaggio endopleurico. Successivamente la malformazione può essere sottoposta ad embolizzazione in corso di studio arteriografico. In caso di impossibilità a cateterizzare il ramo vasale tributario è necessario intervenire chirurgicamente.

COMMENTO

Le malformazioni vascolari polmonari sono presenti in circa 2-3/100.000 persone. Circa il 5% di queste malformazioni sono di pertinenza della circolazione polmonare, possono rimanere silenti o causare un'improvvisa emottisi. L'emotorace spontaneo rappresenta una rara manifestazione della patologia.

La MDCT consente di individuare la patologia aneurismatica ponendo l'attenzione sulla possibile causa dell'emotorace massivo. Tuttavia, quando l'aneurisma è di minime dimensioni ed è intraparenchimale, è estremamente difficile stabilirne l'origine dal circolo polmonare o da quello bronchiale, per cui è necessaria l'integrazione diagnostica con l'arteriografia di entrambi i sistemi.

Nel caso illustrato, dopo aver praticato la MDCT prima dell'arteriografia, il paziente è stato immediatamente sottoposto ad applicazione di drenaggio endopleurico, al fine di impedire un ostacolato ritorno venoso da sbandamento controlaterale del mediastino e compressione della vena cava inferiore e per migliorare la *compliance* respiratoria. Subito dopo è stata eseguita l'arteriografia che ha documentato l'origine dell'aneurisma da un sottile ramo periferico del ramo destro dell'arteria polmonare. L'embolizzazione è stata giudicata non praticabile per l'esiguo calibro del ramo polmonare afferente; è stata quindi praticata una segmentectomia apicale del lobo polmonare inferiore destro, sede della malformazione vascolare.

BIBLIOGRAFIA ESSENZIALE

Haddad R (2004) Bronchial artery aneurysm. Eur J Cardiothorac Surg 26:853-855

Kim SJ, Kim CW, Kim S et al (2005) Endovascular treatment of a ruptured internal thoracic artery pseudoaneurysm presenting as a massive hemothorax in a patient with tipe A neurofibromatosis. Cardiovasc Intervent Radiol 28:818-821

CASO 118

Luca Salvolini, Andrea Giovagnoni
Dipartimento di Scienze Radiologiche, Radiologia Clinica, Università Politecnica delle Marche, Ancona

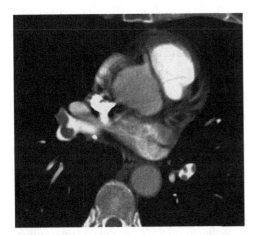

Figura 1

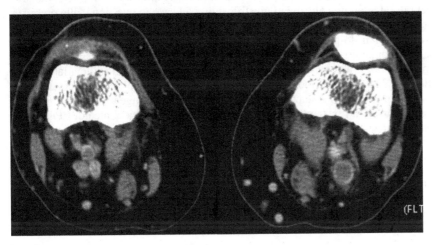

Figura 2

F, 64 anni. Dolore acuto alla gamba destra e tachipnea con desaturazione.

DOMANDE

1. Qual è la peculiarità del caso in questione?
2. Quale condizione anatomica ne rende possibile il verificarsi?
3. Quale ulteriore test diagnostico ne può confermare la presenza?
4. Quali provvedimenti terapeutici vanno associati?

CASO 118: Tromboembolia polmonare con embolia paradossa

RISPOSTE

1. L'embolizzazione arteriosa sistemica associata alla trombosi venosa profonda con embolia polmonare.
2. Pervietà del forame ovale.
3. Ecocardiografia.
4. Terapia anticoagulante/trombolitica, eventualmente filtro cavale e chiusura del forame ovale.

COMMENTO

Nella malattia tromboembolica (MTE), alla formazione di trombi nel sistema venoso profondo, generalmente degli arti inferiori, può conseguire l'embolizzazione di frammenti trombotici distaccati nel letto arterioso polmonare. Questa eventualità non è infrequente: una embolia polmonare (EP) anche asintomatica può trovarsi associata a trombosi venosa profonda (TVP) fin nel 50% dei casi. Meno frequente è il passaggio di frammenti tromboembolici nel circolo arterioso sistemico attraverso uno *shunt* centrale, generalmente costituito da residua pervietà del forame ovale piuttosto che non da altri tipi di *shunt*. L'elevazione della pressione intracavitaria atriale destra da ipertensione polmonare secondaria all'impegno embolico favorisce lo *shunt* da destra a sinistra grazie all'inversione del fisiologico gradiente pressorio atriale attraverso un forame ovale pervio, eventualità questa anatomicamente presente e silente nel 25% circa della popolazione generale. Si pensa che casi misconosciuti di embolia paradossa possano essere alla base di una discreta quota di attacchi ischemici cerebrali od ictali non altrimenti giustificabili. Nel caso in questione, alla presenza di TVP poplitea sinistra con multiple localizzazioni tromboemboliche polmonari bilateralmente interessanti le diramazioni polmonari prossimali ilo-parailari si riscontra associata embolia arteriosa della poplitea destra, a giustificazione della sintomatologia clinica accusata. La diagnosi di embolia paradossa nei casi con MTE con segni di sospetta embolizzazione sistemica poggia, valutata la clinica ed i rilievi laboratoristici (D-dimeri) e diagnosticata la MTE, sulla dimostrazione della presenza di emboli nel circolo arterioso sistemico e della pervietà del forame ovale in assenza di altre possibili fonti emboligene intracavitarie cardiache od aortiche. Una volta selezionati i pazienti mediante stima della probabilità clinica di EP/TVP, la MDCT (*Multidetector Computed Tomography*) e l'eco-color Doppler rappresentano i capisaldi della diagnostica per immagini della MTE. L'approccio eco-Doppler consente di indagare sia il distretto venoso che arterioso periferici, ma la MDCT in pazienti selezionati consente di indagare efficacemente sia il distretto toracico che il circolo degli arti inferiori ed addominopelvico in due fasi successive di un unico test diagnostico. La dimostrazione della pervietà foraminale ovale è di pertinenza ecocardiografica, in prima istanza transtoracica ed eventualmente transesofagea e con ecocontrasto.

BIBLIOGRAFIA ESSENZIALE

Cheng TO (1999) Paradoxical embolism. Circulation 99:3323
Stein PD (2006) Multidetector computed tomography for acute pulmonary embolism. N Engl J Med 354:2317-2327
Wittram C (2007) How I do it: CT pulmonary angiography. AJR Am J Roentgenol 188:1255-1261

CASO 119

Antonella Filippone, Roberta Cianci

*Dipartimento di Scienze Cliniche e Bioimmagini, Sezione di Scienze Radiologiche, Università degli Studi
"G. d'Annunzio", Chieti*

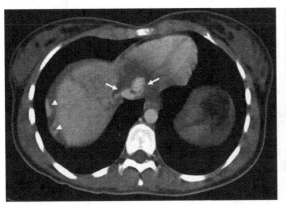

Figura 1

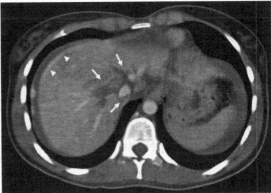

Figura 2

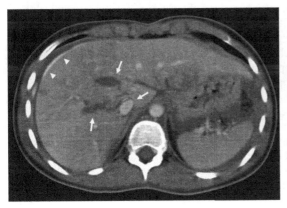

Figura 3

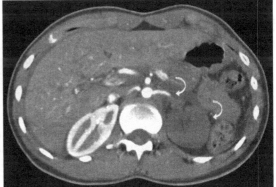

Figura 4

F, 19 anni. Trauma della strada. Viene eseguito esame TC multidetettore.

DOMANDE

1. Quale tipo di lesione indicano le frecce?
2. La lesione epatica può essere trattata in modo conservativo?
3. Di cosa è espressione l'alterazione indicata dalle teste di freccia?
4. Quale tipo di lesione indicano le frecce curve?

CASO 119: Avulsione post-traumatica delle vene sovraepatiche con lesione della vena cava retroepatica, associata a trombosi dell'arteria renale ed infarto del rene omolaterale

RISPOSTE

1. Avulsione delle vene sovraepatiche con coinvolgimento della vena cava retroepatica.
2. No, a causa del coinvolgimento dei vasi descritti.
3. Sanguinamento attivo intraperitoneale.
4. Lesione traumatica del peduncolo vascolare renale con conseguente infarto completo del rene.

COMMENTO

Secondo la classificazione di Mirvis e coll, la lesione traumatica del fegato descritta nel caso è una lesione di grado V, ossia di maggiore gravità, in quanto coinvolge entrambi i lobi. Le lacerazioni coinvolgono, peraltro, le vene sovraepatiche destra e media, non più riconoscibili nel loro tratto medio-distale sino alla confluenza in vena cava inferiore. Questa, sebbene omogeneamente opacizzata, mostra irregolarità parietale ed ipodensità perivascolare, espressione di imbibizione emorragica del tessuto adiposo pericavale. Concomita, peraltro, stravaso di mdc, espressione di sanguinamento in atto, nello spazio peritoneale subfrenico destro e periepatico. Il coinvolgimento di una o più vene sovraepatiche e della vena cava retroepatica rappresenta un evento raro, ma prognosticamente sfavorevole, in quanto spesso fatale.

Poiché questo tipo di lesione si associa a sanguinamento sia arterioso che venoso, il *management* è chirurgico, anche se gravato da mortalità superiore al 50%. Il rilievo del coinvolgimento delle vene sovraepatiche e/o della vena cava retroepatica rappresenta un fattore prognostico sfavorevole per la gestione conservativa. Le lesioni che coinvolgono una o più vene sovraepatiche sono associate 3,5 volte più frequentemente a sanguinamento arterioso e venoso rispetto alle lesioni di pari gravità, ma con risparmio delle vene sovraepatiche o della vena cava. Si ribadisce, in questa sede, l'opportunità della scansione tardiva (2-3 minuti) per una migliore documentazione dello stravaso ematico.

Poiché il meccanismo alla base del danno epatico descritto è quello di una accelerazione-decelerazione rapida, in questo caso si associa una lesione traumatica a carico del peduncolo vascolare arterioso del rene di sinistra, che riconosce analogo meccanismo. Il meccanismo di decelerazione rapida produce uno stiramento con lacerazione dell'intima, che è meno elastica della media e dell'avventizia; il *flap* intimale dà luogo al processo di trombosi che rapidamente si estende distalmente, con conseguente infarto completo del parenchima renale. Analogamente al danno epatico, anche in questo caso il trattamento è chirurgico.

BIBLIOGRAFIA ESSENZIALE

Mirvis SE, Whitley NO, Vainwright JR et al (1989) Blunt hepatic trauma in adults: CT-based classification and correlation with prognosis and treatment. Radiology 17:27-32

Poletti PA, Mirvis SE, Shanmuganathan K et al (2000) CT criteria for management of blunt liver trauma: correlation with angiographic and surgical findings. Radiology 216:418-427

Wong YC, Wang LJ, See LC et al (2003) Contrast material extravasation on contrast-enhanced helical computed tomographic scan of blunt abdominal trauma: its significance on the choice, time and outcome of treatment. J Trauma 54:164-170

CASO 120

Orlando Catalano, Alfredo Siani
U.O.C. di Radiodiagnostica, IRCCS Istituto Nazionale Tumori, Fondazione "G. Pascale", Napoli

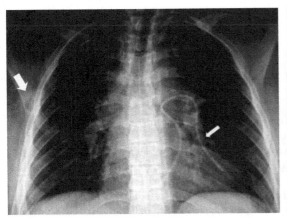

Figura 1

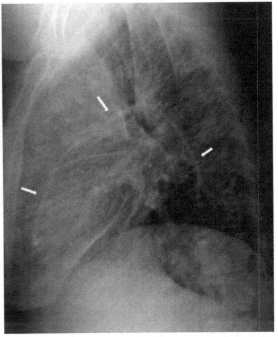

Figura 2

M, 62 anni. In trattamento chemioterapico per carcinoma localmente avanzato del retto. Esegue esame radiografico del torace.

DOMANDE

1. Quale reperto identificano le frecce?
2. Quale meccanismo ne è responsabile?
3. È necessario eseguire ulteriori indagini?
4. Qual è il trattamento più razionale?

CASO 120: Distacco ed embolizzazione di catetere venoso centrale

RISPOSTE

1. Catetere distaccato da un sistema infusivo tipo *port-a-cath*.
2. Difettosa connessione oppure pinzamento ripetuto.
3. No, il quadro diagnostico è chiaro. Il catetere si proietta tra ventricolo destro, arteria polmonare e sue diramazioni di sinistra.
4. Recupero mediante appositi sistemi percutanei.

COMMENTO

I *devices* impiantabili offrono la possibilità di accessi venosi ripetuti e duraturi nei soggetti oncologici. Essi possono comportare delle problematiche intrinseche, alcune differenti rispetto agli accessi venosi centrali esterni, quali trombosi venosa, infezione della tasca, migrazione od occlusione del catetere. Il distacco del sistema *port-a-cath* è certamente più raro (incidenza stimata dello 0,1%) rispetto ad evenienze quali la trombosi venosa, ma è particolarmente importante perché richiede la rimozione delle diverse porzioni del sistema. Il distacco può prodursi a livello del punto di raccordo tra il disco sottocutaneo ed il catetere, oppure lungo il catetere, per frammentazione dello stesso, e può essere seguito dalla migrazione della parte distaccata nel tratto venoso a valle (in altre vene, come la giugulare interna), nelle cavità cardiache di destra o nell'albero arterioso polmonare. Questa evenienza può essere favorita da un posizionamento del *port* troppo mediale, in modo da produrre un continuo pinzamento del catetere tra clavicola e prima costa.

In molti casi si tratta di un reperto radiografico incidentale, in un radiogramma spesso praticato proprio perché si trova difficoltà a iniettare attraverso il *port*, o perché si osserva rapido gonfiore post-iniettivo, ma è anche possibile che in apparenza il *port* sia ben funzionante e che non si verifichi alcun fastidio o difficoltà durante il *flush* di soluzione fisiologica. Talora si riscontra tumefazione dolente a livello della sede d'inserzione cutanea. Le complicanze comprendono soprattutto aritmie (ad esempio tachicardia ventricolare) e trombosi del tratto venoso a monte.

BIBLIOGRAFIA ESSENZIALE

Bruninx G, Matte JC, VanWilder F et al (1996) Catheter migration of a port-a-cath system. Cardiovasc Intervent Radiol 19:435-437

Dewan PA, Condron SK, Morreau PN et al (1999) Plastic migration from implanted central venous access devices. Arch Dis Child 81:71-72

Lam AW, Chen YM, Yong KY et al (1999) Disconnection of a venous port-a-cath followed by embolization after saline flushing: rare case report. Jpn J Clin Oncol 29:643-645

CASO 121

Maria L. Mandalà, Antonio Garufi, Gian D. Priolo
Dipartimento di Diagnostica per Immagini, A.O. "Cannizzaro", Catania

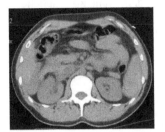

Figura 1

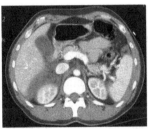

Figura 2

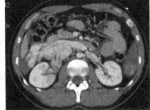

Figura 3

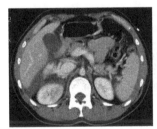

Figura 4

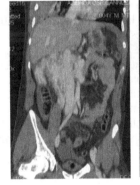

Figura 5

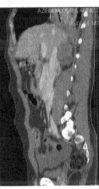

Figura 6   **Figura 7**

M, 25 anni. Trauma della strada. Esegue MDCT (*Multidetector Computed Tomography*).

DOMANDE

1. Qual è la diagnosi presuntiva?
2. Sono sufficienti le scansioni assiali in basale per porre la corretta diagnosi?
3. Quale fase di acquisizione è indispensabile per la corretta diagnosi?
4. Sono utili le ricostruzioni multiplanari (MPR)?

CASO 121: Ematoma surrenalico e lacerazione traumatica di vene surrenaliche e della vena cava inferiore

RISPOSTE

1. Ematoma surrenalico con sanguinamento attivo da presumibile lacerazione delle vene surrenaliche e della cava inferiore (poi confermata all'intervento chirurgico).
2. Le scansioni basali già dimostrano l'emo-retroperitoneo, ma solo la fase angiografica localizza bene la lesione.
3. Tutte le fasi di acquisizione angiografiche sono indispensabili, per distinguere se il sanguinamento attivo sia arterioso o venoso e la sede del sanguinamento.
4. Anche le MPR sono utili, visualizzando meglio l'estensione del sanguinamento.

COMMENTO

Il surrene è un organo anatomicamente protetto e, nella maggior parte dei casi, il suo coinvolgimento è legato ad un traumatismo toraco-addominale multiorgano. Nel politrauma la lesione surrenalica associata deve sempre essere presa in considerazione, anche perché il danno surrenalico può avere una genesi indiretta legata all'improvviso aumento della pressione intra-addominale. L'epifenomeno post-traumatico dei surreni varia dalla lesione contusiva, con semplice aumento volumetrico e morfologia conservata della ghiandola, alla lacerazione emorragica, fino al classico ematoma. Gli esiti, che si consolidano entro un termine massimo di 6 mesi dall'evento traumatico, variano dalla *restitutio ad integrum* fino all'esito calcifico. L'eziologia del danno surrenalico non è quindi legata alla sola contusione diretta, ma verosimilmente anche ad un improvviso aumento pressorio del sistema vena cava inferiore-vene surrenaliche. Di fatto, questa patologia può non essere direttamente proporzionale all'entità del trauma stesso: la vena cava inferiore, se compressa, può causare un incremento della pressione venosa retrograda intra-surrenalica con conseguente danno ghiandolare. Inoltre la lesione traumatica del surrene è quasi esclusivamente a destra, sia perchè più facilmente compresso tra fegato, rachide e rene, sia perchè il drenaggio venoso del surrene destro stesso sbocca direttamente nella vena cava inferiore.

Le lesioni post-traumatiche della vena cava inferiore sono relativamente rare. I segni TC della lacerazione cavale includono l'ematoma retroperitoneale, che circonda la vena cava inferiore, il profilo irregolare del vaso e lo stravaso di mdc in fase venosa. La TC permette di identificare la localizzazione anatomica della lacerazione e la valutazione delle lesioni associate. Lo spettro delle lesioni traumatiche della vena cava inferiore va dal *flap* intimale alla lacerazione estesa. La TC può sottostimare la gravità della lesione cavale. I pazienti stabili con *flap* intimale ed ematoma contenuto possono essere trattati conservativamente con successo.

BIBLIOGRAFIA ESSENZIALE

Capaccio E, Magnano GM, Valle M et al (2006) Lesioni traumatiche dei surreni in età pediatrica: a proposito di tre casi. Radiol Med 111:906-910

Netto F, Tien H, Hamilton P et al (2006) Diagnosis and outcome of blunt caval injuries in the modern trauma center. J Trauma 61:1053-1057

Pinto A, Scaglione M, Pinto F et al (2003) Adrenal injuries: spectrum of CT findings. Emerg Radiol 10:30-33

CASO 122

Giovanni Tortora, Teresa Cinque, Raffaele Mazzeo

Dipartimento di Diagnostica per Immagini, U.O.C. di Radiologia Generale e Pronto Soccorso, A.O.R.N. "A. Cardarelli", Napoli

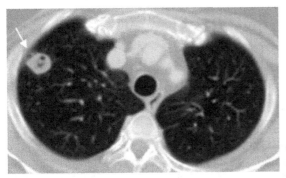

Figura 1

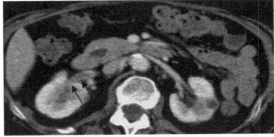

Figura 2

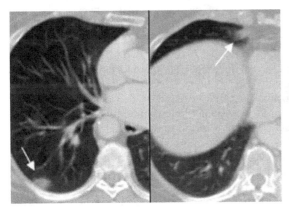

Figura 3

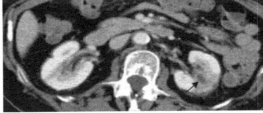

Figura 4

F, 57 anni. Febbre, emoftoe, dolenzia lombare.

DOMANDE

1. Le lesioni polmonari indicate sono correlate a patologia vasale?
2. Quale meccanismo eziopatogenetico è responsabile delle lesioni polmonari indicate?
3. Le lesioni simil-cistiche renali, associate alle aree indicate dalle frecce, a cosa possono essere ascritte?
4. Con quali altri tipi di patologie entrano più comunemente in diagnosi differenziale?

CASO 122: Emboli settici provenienti da trombosi della vena renale destra, secondaria a complicanza ascessuale di focolai nefritici bilaterali

RISPOSTE

1. Sì, sono secondarie alla trombosi della vena renale.
2. Disseminazione ematogena di emboli settici.
3. Aree di colliquazione ad evoluzione ascessuale.
4. Lesioni cavitate polmonari, lesioni infartuali polmonari, lesioni primitive e/o secondarie polmonari, infiltrati fungini, lesioni renali primitive.

COMMENTO

Un qualsiasi processo infettivo che colonizzi il sistema vascolare venoso drenante può dare origine a tromboemboli settici. Il risultato è rappresentato da focolai flogistico-consolidativi di piccole dimensioni, localizzati in sede mantellare sub-pluerica bilaterale, con maggiore predilezione dei lobi inferiori. Essi si caratterizzano per aspetto nodulare o pseudo-nodulare, spesso con morfologia triangoliforme, simulando lesioni infartuali polmonari in quanto presentano patogenesi analoga legata all'ostruzione del microcircolo arterioso secondaria ad infarcimento settico. Gli elementi semeiologici TC (Tomografia Computerizzata) da identificare, tuttavia non patognomonici e non sempre contemporaneamente presenti, sono: dimensioni variabili da 0,5 a 4,5 cm; cavitazione aerea (50%); *Halo-Sign* rappresentato da alone sfumato a "vetro smerigliato" del parenchima polmonare perilesionale; *feeding-vessel-sign* (67%), segno del vaso afferente, in cui sottile diramazione arteriosa polmonare occlusa raggiunge il nodulo, a conferma della natura ematogena della lesione; broncogramma aereo contestuale (28%).

Nel caso in oggetto si dimostrava la presenza di multipli focolai di nefrite batterica circoscritta, in evoluzione ascessuale, complicata da trombosi settica della vena renale destra. L'angio-MDCT (*Multidetector Computed Tomography*), eseguita nel follow-up, ha confermato ulteriormente la diagnosi, consentendo un attento monitoraggio della risposta al trattamento terapeutico impiegato sia per le lesioni polmonari che per quelle reno-vascolari. Il primo controllo TC eseguito a distanza di circa 15 giorni dopo la terapia è stato infatti in grado di dimostrare la regressione volumetrica del trombo venoso e una variazione delle caratteristiche densitometriche delle lesioni polmonari. L'involuzione pressoché completa dei focolai nefritico-ascessuali, accompagnata da restituzione della pervietà del vaso occluso e da evoluzione fibrocicatriziale del plurimo impegno settico emboliforme polmonare, è stata dimostrata nel secondo controllo TC a circa 40 giorni dall'esordio. Pertanto, l'angio-MDCT per lo studio del sistema vascolare toraco-addominale è stata in grado di svelare la causa responsabile delle focalità polmonari di dubbia interpretazione.

BIBLIOGRAFIA ESSENZIALE

Kwon WJ, Jeong YJ, Kim KI et al (2007) Computed Tomographic features of pulmonary septic emboli: comparison of causative microorganisms. JCAT 31:390-394

Iwasaki Y, Nagata K, Nakanishi M et al (2001) Spiral CT findings in septic pulmonary emboli. Eur J Radiol 37:190-194

Prokop M, Galanski M (2003) Spiral and Multislice Computed Tomography of Body. Elsevier, pp 684-685

CASO 123

Nicola Gagliardi, Crescenzo Cacciutto, Stefania Daniele

Dipartimento di Diagnostica per Immagini, U.O.S. TC Body di Elezione e Interventistica, U.O.C. di Radiologia Generale e Pronto Soccorso, A.O.R.N. "A. Cardarelli", Napoli

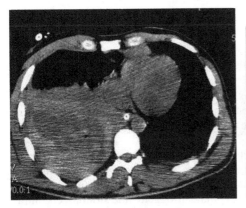

Figura 1

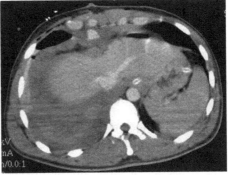

Figura 2

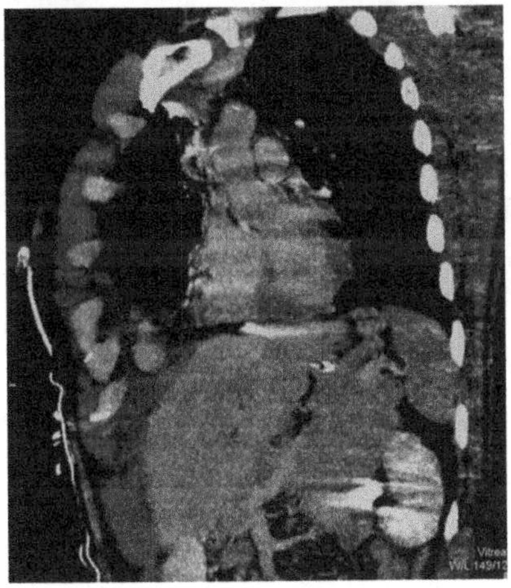

Figura 3

M, 37 anni. Presenta una piccola ferita da punta e taglio alla base dell'emitorace destro, anteriormente, con anemizzazione ingravescente.

DOMANDE

1. Qual è la diagnosi più attendibile?
2. Quali sono i segni legati alla presenza di coaguli sentinella?
3. Quale tipo di sanguinamento (arterioso vs venoso) è ipotizzabile se si evidenzia solo nella fase tardiva dell'esame?
4. In considerazione della sede, quale vaso venoso potrebbe essere leso?

CASO 123: Emorragia intratoracica da lacerazione traumatica della vena mammaria interna

RISPOSTE

1. Sanguinamento attivo intratoracico anteriore destro.
2. Aree di iperdensità nell'ambito della raccolta ematica, evidenti nella fase di studio pre-contrastografica.
3. Sanguinamento venoso.
4. La vena mammaria interna di destra.

COMMENTO

I traumi penetranti del torace sono in continuo aumento ed i pazienti che ne sono affetti versano spesso in gravi condizioni cliniche, motivo per cui appare indispensabile un approccio diagnostico rapido in grado di fornire risposte precise.

Il meccanismo lesivo può essere classificato in rapporto alla velocità d'impatto dell'oggetto che ha determinato il trauma. Le lesioni provocate da armi da taglio rientrano nel gruppo "a bassa velocità d'impatto", che danneggiano soltanto le strutture in cui penetrano, lasciando inalterate quelle limitrofe. Il danno provocato ai tessuti attraversati è, in questi casi, proporzionale all'energia ceduta dall'oggetto alle strutture che attraversa. Nei pazienti che sopravvivono allo pneumotorace, l'emotorace e l'emo-pneumotorace sono le conseguenze più frequenti. Gli ematomi sanguinanti intratoracici sono spesso difficilmente diagnosticabili, ma il rapido calo dell'emoglobina, l'evacuazione di oltre 1500 cc di sangue dalla cavità toracica, oppure una perdita costante di oltre 250 mL di sangue al giorno attraverso il drenaggio endotoracico sono da considerarsi attendibili indici di emorragia.

La MDCT (*Multidetector Computed Tomography*) è una metodica di imaging non invasiva ed altamente sensibile nell'individuazione di ematomi intratoracici e nella valutazione della loro stabilità. La possibilità di effettuare, in pochi secondi, studi multifasici con tecnica angiografica e successive ricostruzioni volumetriche la collocano al primo posto tra le metodiche adatte ad individuare lesioni vascolari emorragiche all'interno della cavità toracica, fornendo in tempi brevi precise indicazioni per un corretto management di questi pazienti.

Nel caso in oggetto, la sede anatomica del sanguinamento ed il basso flusso dello stesso hanno suggerito l'ipotesi di correlazione ad una lesione da taglio della vena mammaria interna, confermata all'atto chirurgico.

BIBLIOGRAFIA ESSENZIALE

Demetriades D, Velmahos GC (2002) Penetrating injuries of the chest: indications for operation. Scand J Surg 91:41-45
Mattox KL, Johnston RH Jr, Wall MR Jr (1995) Penetrating Trauma. In: Pearson FG, Deslauriers J, Ginsberg RJ et al (eds) Thoracic Surgery. Churchill Livingstone, New York, pp 1581-1589
Mirvis SE (2005) Imaging of acute thoracic injury: the advent of MDCT screening. Semin Ultrasound CT MR 26:305-331
Patselas TN, Gallagher EG (2002) The diagnostic dilemma of diaphragm injury. Am Surg 68:633-639

CASO 124

Alfonso Ragozzino, Giuseppe Di Costanzo, Renato Regine
U.O.C. di Radiologia e Diagnostica per Immagini, P.O. S. Maria delle Grazie, Pozzuoli, ASL NA2, Napoli

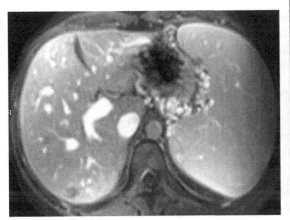

Figura 1

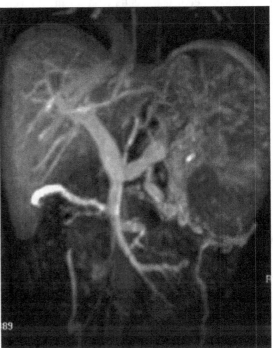

Figura 2

M, 65 anni. Pregressi episodi di pancreatite, assenza di malattia epatica nota in anamnesi. Comparsa di dolore addominale e sanguinamento gastrointestinale.

DOMANDE

1. Quali sono i reperti evidenziabili nelle immagini?
2. È sufficiente la RM per porre diagnosi?
3. Qual è la diagnosi più probabile?
4. Quali sono le possibili cause alla base della patologia evidenziata?

CASO 124: Ipertensione portale sinistra secondaria a pregressi episodi di pancreatite

RISPOSTE

1. Trombosi segmentaria della vena splenica con circoli collaterali perigastrici isolati, in assenza di altri circoli collaterali epatofughi e di segni di malattia epatica.
2. Sì, perché ci permette di valutare sia la trombosi dell'asse spleno-portale che i circoli collaterali epatofughi e le possibili cause (fegato, pancreas, colon, ecc).
3. Ipertensione portale sinistra isolata, secondaria a patologia pancreatica.
4. Pancreatiti acute o croniche, tumori del pancreas, tumori del colon trasverso-discendente, tumori del rene sinistro, patologia splenica, idiopatica e iatrogena.

COMMENTO

La trombosi isolata della vena splenica può determinare un'ipertensione portale segmentaria, rara forma di ipertensione portale extraepatica, con formazione di varici isolate del fondo gastrico. Fondamentale è la diagnosi precoce a causa dell'elevata frequenza di sanguinamento (presente in circa il 50% dei casi) e per l'immediato trattamento che si beneficia della splenectomia.

In circa l'80% dei pazienti la trombosi è secondaria a patologia della ghiandola pancreatica (pancreatite acuta e cronica, pseudotumor, neoplasie) e nei restanti casi a patologia degli organi dei quadranti addominali di sinistra.

I sintomi di esordio più frequenti sono il sanguinamento gastrointestinale, generalmente di severa entità sotto forma di ematemesi o melena, ed il dolore addominale, più spesso secondario alla patologia di base.

I reperti caratteristici, che dovrebbero far sospettare una trombosi isolata della vena splenica, sono le varici gastro-esofagee in assenza di malattia epatica, specie se vengono evidenziate varici gastriche isolate, e la splenomegalia.

La diagnosi di conferma deve comunque venire dal riscontro diretto della trombosi. In passato tale riscontro era possibile solo con la spleno-portografia. Attualmente l'ecografia è utile nel sospetto di trombosi isolata della vena splenica, ma talora la trombosi può non essere visualizzata per la localizzazione estremamente prossimale.

La TC e la RM si sono dimostrate in grado di identificare con accuratezza la trombosi splenica, i segni dell'ipertensione segmentaria sinistra e di fornire informazioni sulla possibile causa, risultando, allo stato attuale, le tecniche di scelta per la diagnosi.

Nel caso presentato le immagini RM hanno permesso di documentare sia la trombosi del ramo splenico che i circoli collaterali perigastrici isolati; hanno inoltre permesso di documentare l'assenza di patologia epatica e di ulteriori circoli collaterali epatofughi. Tali reperti iconografici, associati ai dati anamnestici, depongono per un quadro di ipertensione portale segmentaria sinistra secondaria a patologia pancreatica.

BIBLIOGRAFIA ESSENZIALE

Cakmak O, Elmas N, Tamsel S et al (2007) Role of contrast-enhanced 3D Magnetic Resonance portography in evaluating portal venous system compared with color doppler ultrasonography. Abdom Imaging 33:65-71

Koklu S, Coban S, Yuksel O et al (2007) Left-sided portal hypertension. Dig Dis Sci 52:1141-1149

Madsen MS, Petersen TH, Sommer H (1986) Segmental portal hypertension. Ann Surg 204:72-77

CASO 125

Luigia Romano, Ciro Stavolo, Giuseppe Ruggiero
Dipartimento di Diagnostica per Immagini, U.O.C. di Radiologia Generale e Pronto Soccorso, A.O.R.N. "A. Cardarelli", Napoli

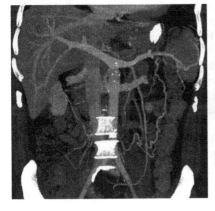

Figura 1

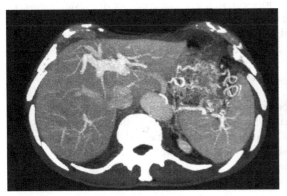

Figura 2

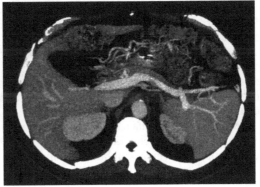

Figura 3

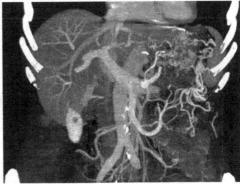

Figura 4

M, 53 anni. Precedente ricovero (quattro mesi prima) in altro Ospedale per pancreatite acuta. Si ricovera di urgenza per imponenti ematemesi e melena. La esofago-gastro-duodenoscopia documenta diffuse varici del fondo gastrico sanguinanti. All'ecografia non vi sono epatomegalia, splenomegalia o versamento ascitico; all'eco-color Doppler la vena porta e la vena splenica sono pervie. Gli esami laboratoristici di funzionalità epatica sono tutti nella norma. Nella ricerca della causa dell'ipertensione portale viene richiesto uno studio MDCT (*Multidetector Computed Tomography*).

DOMANDE

1. Quale tecnica di studio MDCT deve essere utilizzata?
2. La pregressa pancreatite può aver avuto un ruolo nello sviluppo della patologia?
3. Perché il paziente ha sviluppato un'ipertensione portale in assenza di epatopatia?
4. In questi casi di quale trattamento si può giovare il paziente?

CASO 125: Ipertensione portale sinistra da stenosi della vena splenica post-pancreatite acuta

RISPOSTE

1. Il protocollo prevede uno studio di base e bifasico venoso con mdc e.v. che consente di rilevare l'opacizzazione dei vasi venosi e la presenza dei circoli collaterali. Parametri di iniezione del mdc: concentrazione 400 mg/mL; flusso: 3-4 mL/sec; volume 120 mL; soluzione fisiologica: flusso 2 mL/sec; volume 40 mL; fase portale ottenuta con ritardo di 75 secondi; fase venosa tardiva ottenuta con ritardo di 120-180 secondi.
2. Le ricostruzioni 3D consentono di ottenere una visione panoramica del tronco portale, della vena splenica e dei circoli collaterali.
3. La pancreatite acuta e le pseudocisti pancreatiche possono essere responsabili di un'ipertensione portale sinistra. La stenosi della vena splenica, ben evidenziata alla MDCT e secondaria alla fibrosi peripancreatica dovuta alla precedente pancreatite acuta, è stata la causa dell'ipertensione portale sinistra con sviluppo di varici gastriche in assenza di un'epatopatia o di una trombosi portale.
4. In questi casi il paziente si giova della splenectomia.

COMMENTO

L'ipertensione portale sinistra è una sindrome clinica caratterizzata dallo sviluppo di varici gastriche frequentemente causate da una trombosi della vena splenica, secondaria ad una patologia pancreatica. Si distingue da tutte le altre forme di ipertensione portale per l'assenza di una patologia del tronco portale e di una epatopatia. Le cause più frequenti sono la pancreatite acuta, le pseudocisti pancreatiche ed il carcinoma del pancreas. Le neoplasie benigne del pancreas solo raramente causano un'ipertensione portale sinistra. La complicanza più frequente è la trombosi della vena splenica, presente nel 7-20% delle pancreatiti acute; il sanguinamento da varici riguarda solo il 5% dei pazienti. In letteratura sono descritti anche casi di ipertensione portale sinistra da stenosi della vena splenica, secondaria alla fibrosi peri-ghiandolare post-infiammatoria, estesa alla parete del vaso.

Nel caso illustrato, la MDCT con adeguata tecnica di studio bifasica in fase portale e venosa, adiuvata da ricostruzioni 3D, ha dimostrato chiaramente la stenosi della vena splenica, meno documentabile sulle sole immagini assiali, consentendo di formulare un'accurata diagnosi di ipertensione portale sinistra. Il paziente è stato trattato con successo con la splenectomia.

BIBLIOGRAFIA ESSENZIALE

Loftus JP, Nargorney DM, Ilstrup D et al (1990) Sinistral portal hypertension. Am Surg 56:758-763
Singhal D, Kakodkar R, Soin AS et al (2006) Sinistral portal hypertension. A case report. JOP 7:670-673
Takase M, Suda K, Suzuki F et al (1997) A histopatological study of localized portal hypertension as a consequence of chronic pancreatitis. Arch Pathol Lab Med 121:612-614

CASO 126

Alfonso Ragozzino, Bianca Cusati, Francesco Palmieri

U.O.C. di Radiologia e Diagnostica per Immagini, PO "S. Maria delle Grazie", Pozzuoli, ASL NA2, Napoli

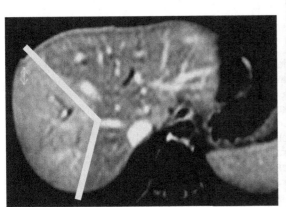

Figura 1

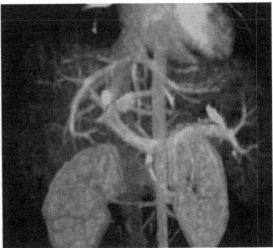

Figura 2

F, 22 anni. Recente (24 ore prima) intervento laparoscopico di colecistectomia per litiasi biliare; attualmente dolore addominale del quadrante superiore destro e febbre intermittente.

DOMANDE

1. Cosa rappresenta l'area triangolare a sinistra indicata nell'immagine assiale?
2. Qual è l'alterazione evidente nell'immagine MIP in Figura 2?
3. Quali sono altre frequenti complicanze di un intervento di colecistectomia per via laparoscopica?
4. Qual è il ruolo della RM nella valutazione di tali complicanze?

CASO 126: Legatura iatrogena del ramo destro della vena porta

RISPOSTE

1. Zona di iperemia transitoria secondaria ad ipoafflusso portale.
2. Mancata rappresentazione del ramo portale destro da legatura.
3. Lesioni delle vie biliari e vascolari arteriose.
4. Precoce identificazione dei danni vascolari e biliari, per il corretto *management*.

COMMENTO

Sebbene la colecistectomia per via laparoscopica abbia molti vantaggi rispetto alla tecnica a cielo aperto, in termini di minore ospedalizzazione, dolore e rapida dimissione post-operatoria, l'incidenza di danni alla via biliare, al sistema vascolare ed all'intestino è maggiore rispetto all'intervento *open*, con importanti ripercussioni di morbilità e mortalità, soprattutto in casi di diagnosi tardiva. Le lesioni vascolari più gravi incorrono durante la dissezione del triangolo di Calot, quando la vena porta o l'arteria epatica destra sono intimamente in rapporto con la via biliare. Il *management* prevede la stima accurata della sede della lesione e la valutazione della vascolarizzazione residua e collaterale epatica. Infatti, sebbene il lobo destro del fegato possa ricevere rami dal lobo epatico sinistro in più dei 30% dei casi, nella restante percentuale l'occlusione del ramo destro arterioso può determinare necrosi estesa del lobo destro o persistente colangite, che si traduce in uno stadio finale cirrotico. L'eventuale associato danno portale aggrava la situazione, in quanto un pre-requisito fondamentale per il recupero di un fegato dearterializzato è l'integrità della vascolarizzazione portale.

Non vi sono metodiche di imaging standard per la valutazione delle complicanze post-colecistectomia per via laparoscopica, anche se l'eco-color Doppler e la TC con mdc e.v. sono utilizzati convenzionalmente come esami preliminari; il limite di tali metodiche è legato alle scarse informazioni sulle lesioni dell'albero biliare associate. L'angio-RM fornisce l'esatta definizione del livello e dell'estensione del danno vascolare, elemento essenziale per la pianificazione del trattamento, mentre l'acquisizione di sequenze di colangio-RM permette la valutazione accurata dell'albero biliare, consentendo quindi una simultanea valutazione di un eventuale concomitante danno vascolare e biliare.

Nel caso presentato, la legatura iatrogena del ramo destro portale ha determinato l'esclusione dell'afflusso portale con conseguente aumento compensatorio dell'afflusso arterioso. La mancata evidenza alla colangio-RM di concomitanti danni biliari e la stabilità delle condizione del fegato, stabilite sulla base dei segni in RM, ha permesso il trattamento conservativo. La paziente è stata dimessa dopo 15 giorni dall'intervento, senza ulteriori complicanze.

BIBLIOGRAFIA ESSENZIALE

Ragozzino A, Lassandro F, De Ritis R et al (2007) Value of MRI in three patients with major vascular injuries after laparoscopic cholecystectomy. Emerg Radiol 14:443-447

Tzovaras G, Dervenis C (2006) Vascular injures in laparoscopic cholecystectomy: an underestimated problem. Dig Surg 23:370–374

CASO 127

Ciro Acampora, Roberto Farina, Silvana Nicotra, Amelia Sparano

Dipartimento di Diagnostica per Immagini, U.O.S. Eco-color Doppler, U.O.C. di Radiologia Generale e Pronto Soccorso, A.O.R.N. "A. Cardarelli", Napoli

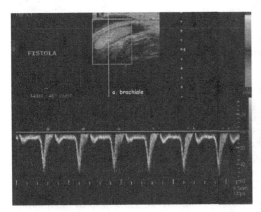

Figura 1

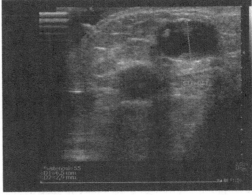

Figura 2

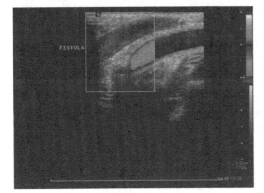

Figura 3

M, 32 anni. Dializzato da 28 mesi, con dolore acuto al braccio dal lato della fistola artero-venosa (FAV) e disfunzione dell'accesso vascolare.

DOMANDE

1. Quali sono le principali cause di malfunzionamento di una FAV in un paziente dializzato?
2. L'analisi spettrale del velocitogramma color Doppler dell'arteria afferente rappresentata (Fig. 1) è espressione di complicanza di una FAV?
3. La percentuale di stenosi del vaso drenante rappresentata nella Figura 2 è espressione di malfunzionamento di un accesso vascolare?
4. Quali sono le cause di trombosi di un accesso vascolare?

CASO 127: Occlusione venosa di fistola artero-venosa in dializzato

RISPOSTE

1. Mancata maturazione della FAV, stenosi o trombosi tardive.
2. Il ritorno al flusso trifasico è sinonimo di complicanza.
3. Una riduzione di calibro maggiore del 50% comporta un malfunzionamento dell'accesso.
4. Eccessivo ematocrito, brusca ipotensione, stato di ipercoagulabilità, coagulazione intradialitica e stenosi.

COMMENTO

La stenosi rappresenta la più frequente complicanza dell'accesso vascolare nel paziente dializzato. Secondo Clark e coll, la sede prevalente della stenosi, in una FAV nativa, è il tratto iniziale della vena drenante (39%), segue il tratto intermedio, l'anastomosi artero-venosa, il sistema venoso centrale e, meno frequentemente, il tratto distale del vaso drenante e l'arteria afferente. Nel caso di fistole che utilizzino l'interposizione di un segmento protesico, la sede dell'anastomosi vena-protesi rappresenta la sede preferenziale di una proliferazione stenosante.

L'eco-color Doppler consente di individuare la sede della stenosi e di quantificare il grado di stenosi, documentando sia la percentuale di riduzione di calibro, grazie a software dedicati, sia l'incremento focale della velocità di flusso che deve essere superiore a 250 cm/sec. È importante una valutazione color Doppler dell'arteria afferente, che mostra un ritorno al flusso trifasico, espressione di aumentata resistenza a valle, specie nei casi in cui la stenosi è distale ed i segni clinici all'auscultazione (rumore aspro e sibilante in sistole) sono incerti.

In caso di stenosi la disostruzione deve avvenire al più presto, onde evitare il confezionamento di una nuova FAV con notevole disagio per il paziente. Frequente è la sovrapposizione trombotica, che è di solito il risultato finale di un processo caratterizzato da riduzione della portata fino all'arresto completo del circolo, con formazione del coagulo all'interno del vaso. In tal caso gli ultrasuoni consentono d'individuare l'assenza di flusso endoluminale, permettendo anche un'agevole definizione dell'estensione (Fig. 3), la dimostrazione di eventuali ricanalizzazioni del lume e l'identificazione dell'instaurarsi di vie di drenaggio, costituite da collaterali di piccole dimensioni a decorso quanto mai variabile, importanti ai fini della programmazione terapeutica.

Pertanto in caso di malfunzionamento di un accesso vascolare, ruolo del diagnosta è quello di pervenire al più presto all'identificazione della causa, sia con valutazione arteriosa che venosa, onde consentire una scelta terapeutica meno invasiva, maggiormente accettata dal paziente in attesa di trapianto.

BIBLIOGRAFIA ESSENZIALE

Clark WR, Mueller BA, Kraus MA et al (1997) Dialysis prescription and kinetics in acute renal failure. Adv Ren Replace Ther 4:64-71

Doelman C, Duijm LE, Liem YS et al (2005) Stenosis detection in failing hemodialysis access fistulas and grafts: comparison of color doppler ultrasonography, contrast-enhanced magnetic resonance angiography, and digital subtraction angiography. J Vasc Surg 42:739-746

Salahi H, Fazelzadeh A, Mehdizadeh A (2006) Complication of arteriovenous fistula in dyalisis patients. Transplant Proc 38:1261-1264

CASO 128

Alfonso Ragozzino, Giuseppe Di Costanzo, Bianca Cusati

U.O.C. di Radiologia e Diagnostica per Immagini, P.O. "S. Maria delle Grazie", Pozzuoli, ASL NA2, Napoli

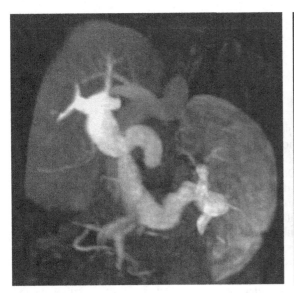

Figura 1

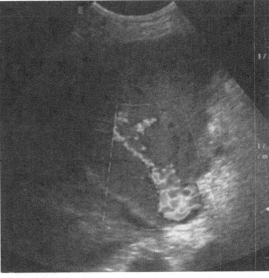

Figura 2

F, 48 anni. Portatrice di trapianto epatico da cadavere da circa 2 anni. Comparsa di alterazione degli indici di funzionalità epatica.

DOMANDE

1. Cosa mostra l'immagine MIP della portografia con RM (Fig. 1)?
2. Qual è la causa?
3. È sufficiente la RM per confermare la diagnosi?
4. Quali elementi apporta l'indagine eco-color Doppler (Fig. 2)?

CASO 128: Pseudostenosi anastomotica della vena porta post-trapianto epatico

RISPOSTE

1. Pseudostenosi anastomotica della vena porta.
2. Discrepanza di calibro tra vena porta del donatore e del ricevente.
3. No, è necessaria la conferma con analisi spettrale Doppler con US.
4. Incremento della velocità <3-4 volte nella pseudostenosi, che consente la diagnosi differenziale con la stenosi portale.

COMMENTO

Nel caso presentato l'immagine MIP di RM mostra la presenza di un restringimento del lume vasale del tronco portale in sede anastomotica, in assenza di dilatazione post-stenotica. Il reperto RM appare compatibile con pseudostenosi, in accordo con i dati clinici e di laboratorio, e la diagnosi di certezza necessita dell'integrazione con l'ecografia mediante l'analisi spettrale Doppler della quantificazione della velocità di flusso.

La pseudostenosi della vena porta intercorre in meno del 10% dei pazienti sottoposti a trapianto di fegato e si determina in sede anastomotica quando la vena porta del ricevente ha un calibro maggiore di quella del donatore e le pareti hanno perso la normale elasticità. La differenza di calibro e la perdita di elasticità determinano un incremento di velocità e turbolenza in corrispondenza dell'anastomosi, sebbene non significative sul piano fisiopatologico.

La pseudostenosi deve essere differenziata dalla stenosi emodinamicamente significativa, suscettibile, nella maggior parte dei casi, di trattamento endovascolare con angioplastica. Elementi chiave per la diagnosi differenziale tra pseudostenosi e stenosi sono l'utilizzo di un'adeguata tecnica di studio, l'assenza di dilatazione post-stenotica e la documentazione all'analisi spettrale Doppler di un incremento della velocità minore di 3-4 volte.

A differenza della pseudostenosi, che non è associata a disfunzione del *graft* o a segni di ipertensione portale, la stenosi emodinamicamente significativa, che insorge nell'1-13% dei pazienti, può esitare in una disfunzione del *graft* determinando ipertensione portale.

L'ecografia è routinariamente utilizzata per lo *screening* delle complicanze vascolari post-operatorie. Gli esami di CE-MRA, grazie agli impianti di RM allo stato dell'arte, sono generalmente usati per confermare reperti ecografici di stenosi o pseudostenosi riscontrati nel corso del regolare follow-up dei pazienti sottoposti a trapianto di fegato, permettendo una facile identificazione della sede e della lunghezza della lesione. L'angiografia digitale a sottrazione di immagine (DSA) è utilizzata a solo scopo terapeutico.

BIBLIOGRAFIA ESSENZIALE

Cuomo O, Ragozzino A, Iovine L et al (2006) Living donor liver transplantation: early single-center experience. Transplant Proc 38:1101-1105

Ito K, Siegelman ES, Stolpen AH et al (2000) MR Imaging of complications after liver transplantation. AJR Am J Roentgenol 175:1145-1149

Kim BS, Kim TK, Jung DJ et al (2003) Vascular complications after living related liver transplantation: evaluation with Gadolinium-enhanced three-dimensional MR angiography. AJR Am J Roentgenol 181:467-474

CASO 129

Luigia Romano, Loredana Di Nuzzo, Giuseppe Ruggiero

Dipartimento di Diagnostica per Immagini, U.O.C. di Radiologia Generale e Pronto Soccorso, A.O.R.N. "A. Cardarelli", Napoli

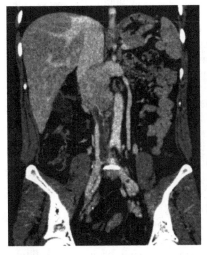

Figura 1

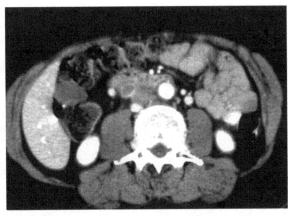

Figura 2

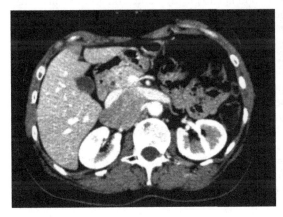

Figura 3

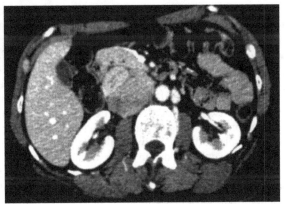

Figura 4

Paziente di 28 anni. Si ricovera per edema progressivo degli arti inferiori manifestato in pieno benessere.

DOMANDE

1. Qual è la diagnosi più attendibile?
2. Quali sono le cause più frequenti di trombosi venosa profonda?
3. Quale protocollo di studio con MDCT (*Multidetector Computed Tomography*) deve essere utilizzato?
4. Si può ipotizzare una neoplasia mesenchimale derivante dalla parete della vena cava inferiore?

CASO 129: Occlusione venosa da sarcoma della vena cava inferiore

RISPOSTE

1. Trombosi della vena cava inferiore secondaria ad una massa retroperitoneale occludente il tratto di vena cava pre-renale.
2. Le cause più frequenti includono recenti interventi chirurgici, gravidanza, parto, terapia con estroprogestinici, coagulopatie, compressione/infiltrazione da processi espansivi.
3. Nel sospetto di una trombosi venosa profonda è necessario utilizzare un protocollo che preveda uno studio in fase contrastografica tardiva (120-180 sec di ritardo) che consente di rilevare l'opacizzazione dei vasi venosi e la presenza di un difetto di riempimento del lume del vaso da riferire ad un trombo. Un flusso di inizione del mdc non elevato consente una migliore miscelazione del contrasto con il sangue. Parametri di iniezione del mdc: concentrazione 400 mg/mL; flusso: 2.5-3 mL/sec; volume 120 mL; soluzione fisiologica: flusso 2 mL/sec; volume 40 mL.
4. A valle della trombosi la vena cava inferiore presenta un marcato ispessimento concentrico della parete da parte di un tessuto vascolarizzato che oblitera integralmente il lume del vaso. Posteriormente ad esso si sviluppa una massa localizzata nello spazio retroperitoneale mediano che giunge a contatto dell'aorta. È presente un'ectasia della vena gonadica sinistra.

COMMENTO

I sarcomi sono neoplasie rare biologicamente molto aggressive e la loro incidenza è inferiore all'1% di tutte le neoplasie. La maggior parte di tali neoplasie origina dal retroperitoneo, sono asintomatiche, hanno una crescita subdola ed al momento della presentazione dei sintomi hanno già raggiunto dimensioni considerevoli e un grado di infiltrazione locoregionale che rende difficile la radicalità chirurgica. Uno dei compiti dell'imaging è quello di identificarne l'organo di origine. I segni specifici includono il *beak sign*, l'*embebbed organ sign* ed il *phantom organ sign*.

Il *phantom sign* indica la derivazione del sarcoma dalla struttura o dall'organo retroperitoneale che non risulta più riconoscibile.

Le masse retroperitoneali che non originano dalla parete dei vasi retroperitoneali, normalmente li comprimono, li dislocano e/o li circondano senza compromettere la pervietà del lume.

In questo caso l'assenza del lume del vaso in corrispondenza della massa e la presenza di un tessuto solido che circonferenzialmente coinvolge la parete fino ad occludere completamente il lume può indicare l'origine della neoplasia dal connettivo della parete del vaso.

La trombosi del lume della vena cava caudalmente alla neoplasia, con progressivo edema degli arti inferiori, ha rappresentato l'unico sintomo che ha consentito di formulare la diagnosi di sarcoma retroperitoneale, in considerazione della regolare pervietà del vaso nel tratto in cui confluiscono le vene renali fino all'ingresso della vena cava in cavità atriale destra.

BIBLIOGRAFIA ESSENZIALE

Nishimura H, Zhang Y, Ohkuma K et al (2001) MR imaging of soft tissue masses of the extraperitoneal spaces. RadioGraphics 21:1141-1154

Nishino M, Hayakawa K, Minami M et al (2003) Primary retroperitoneal neoplasm: CT and MR imaging findings with anatomic and pathologic diagnostic clues. RadioGraphics 23:45-57

CASO 130

Mariano Scaglione, Rosario Galasso, Gianluca Ponticiello

Dipartimento di Diagnostica per Immagini, U.O.S. TC Body in Emergenza, U.O.C. di Radiologia Generale e Pronto Soccorso, A.O.R.N. "A. Cardarelli", Napoli

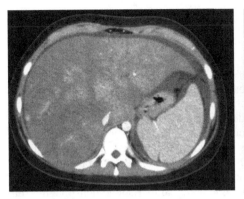

Figura 1

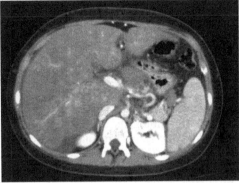

Figura 2

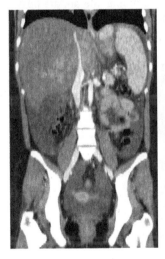

Figura 3

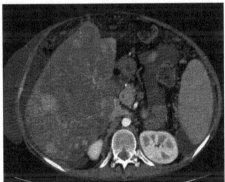

Figura 4

F, 17 anni. Gonfiore addominale "improvviso". Liquido libero e noduli epatici multipli evidenziati all'ecografia.

DOMANDE

1. Qual è la tua ipotesi diagnostica?
2. È una forma acuta o cronica?
3. Come si definisce quel caratteristico *enhancement* del parenchima epatico?
4. I noduli epatici evidenziati nelle Figure 1 e 4 cosa sono più probabilmente?

CASO 130: Sindrome di Budd-Chiari cronica

RISPOSTE

1. Sindrome di Budd-Chiari.
2. È una forma cronica.
3. *Enhancement* irregolare *patchy enhancement*.
4. Noduli di rigenerazione.

COMMENTO

La sindrome di Budd-Chiari (SBC) è determinata da un'ostruzione trombotica o non trombotica al deflusso epatico venoso (vena cava inferiore, vene sovraepatiche): pertanto, tale condizione patologica determina epatomegalia, ascite ed alterazioni morfologiche del parenchima epatico. Come è noto, sulla scorta delle caratteristiche morfologiche del parenchima epatico è possibile la distinzione della SBC in una forma acuta e cronica. L'*enhancement* irregolare *patchy enhancement* del parenchima epatico è tipico della forma cronica. Inoltre nelle SBC croniche è da considerare classica anche la difficoltà ad evidenziare la trombosi delle vene sovraepatiche. I noduli di rigenerazione, anche di notevoli dimensioni, sono anch'essi un reperto piuttosto frequente della SBC. Il caso mostrato, più che nelle caratteristiche dell'imaging (da considerarsi tipiche) è "insolito" per la modalità di presentazione clinica (assenza di condizioni pre-esistenti note quali disordini mieloproliferativi, tumori, infiammazioni croniche, disordini della coagulazione, ecc.) e induce a riflettere sul fatto che una condizione patologica di una tale portata possa talora costituire la prima manifestazione di una patologia misconosciuta e non sospettabile prima di allora.

BIBLIOGRAFIA ESSENZIALE

Giovine S, Romano L, Aragiusto G et al (1998) Budd-Chiari syndrome: retrospective study of 8 cases assessed with computerized tomography. Radiol Med 96:339-343

Kim TK, Chung JW, Han JK et al (1991) Hepatic changes in benign obstruction of the hepatic inferior vena cava: CT findings. AJR Am J Roentgenol 173:1235-1242

CASO 131

Rosaria De Ritis, Luigi D'Anna, Francesco Di Pietto
Dipartimento di Diagnostica per Immagini, U.O.S. RM Body, U.O.C. di Radiologia Vascolare e Interventistica, A.O.R.N. A. Cardarelli, Napoli

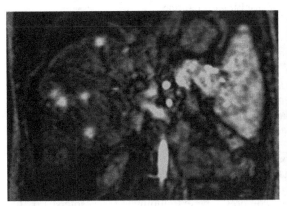

Figura 1

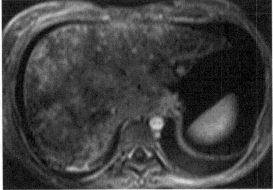

Figura 2

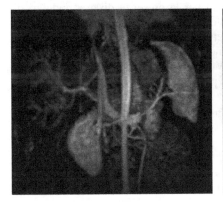

Figura 3

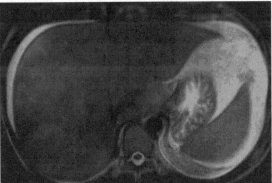

Figura 4

M, 22 anni. Si ricovera per dolore addominale. L'esame ecografico rileva ascite e marcata epatomegalia con alterazione del *pattern* parenchimale.

DOMANDE

1. Qual è la diagnosi più probabile?
2. La condizione morbosa si è presentata in forma acuta o cronica?
3. Le lesioni nodulari epatiche sono ascrivibili a patologia focale maligna?
4. Quali vantaggi offre la RM nella diagnostica di questa patologia insorta in paziente di giovane età?

CASO 131: Sindrome di Budd-Chiari cronica

RISPOSTE

1. Sindrome di Budd-Chiari.
2. Forma cronica.
3. Si tratta di noduli di iperplasia rigenerativa e non di lesioni focali maligne.
4. Multiplanarietà e non invasività.

COMMENTO

La sindrome di Budd-Chiari (SBC) è una entità clinica caratterizzata da epatomegalia, dolore addominale ed ascite. È causata dall'ostruzione del drenaggio venoso epatico che può avvenire a livello delle venule epatiche, delle vene sovraepatiche (VSE) o della vena cava inferiore (VCI). Può determinare ipertensione portale ed essere associata a trombosi della vena porta, della vena mesenterica superiore e della vena splenica.

Sono state proposte numerose classificazioni sulla base della patogenesi (primitiva o secondaria), della sede dell'occlusione venosa (Tipo I-III) o della presentazione clinica (fulminante, acuta, subacuta e cronica). È classificata come primaria quando è causata da un diaframma congenito o da trombosi del lume cavale e/o sovraepatico e secondaria quando è dovuta ad una compressione extraluminale (ascesso/cisti) o alla invasione neoplastica della vena cava retroepatica.

Nel caso illustrato la RM ha documentato la presenza di ascite, con fegato di volume aumentato ed a margini bozzuti con particolare ipertrofia del lobo caudato.

L'intensità del segnale parenchimale è marcatamente disomogenea per la presenza di aree nodulari di segnale iperintenso nelle sequenze T1 e debolmente ipointenso nelle sequenze T2w, da riferire a iperplasia rigenerativa. Nello studio post-contrastografico si dimostra un aspetto a "carta geografica" del parenchima epatico con alterato flusso delle VSE di cui la destra e la media sono filiformi mentre la sinistra ha calibro e flusso regolari. Si associa una marcata riduzione di calibro della VCI nel suo tratto retroepatico. Il calibro del tronco portale e dei rami portali intraepatici è ridotto con lume pervio. La vena ombelicale è ricanalizzata e si evidenziano circoli collaterali a sede epigastrica. Le alterazioni del *pattern* parenchimale epatico e del sistema venoso sovraepatico in assenza di una trombosi del lume e la presenza di circoli epatofughi ha suggerito la cronicità della condizione morbosa.

BIBLIOGRAFIA ESSENZIALE

Brancatelli G, Federle MP, Ambrosiani R et al (2007) Cirrhosis: CT and MR imaging evaluation. Eur J Radiol 61:57-69

Brancatelli G, Vilgrain V, Federle MP et al (2007) Budd-Chiari syndrome: spectrum of imaging findings. AJR Am J Roentgenol 188:W168-76

Syed MA, Kim TK, Jang HJ (2007) Portal and hepatic vein thrombosis in liver abscess: CT findings. Eur J Radiol 61:513-519

CASO 132

Ciro Acampora, Roberto Farina, Silvana Nicotra

Dipartimento di Diagnostica per Immagini, U.O.S. Eco-color Doppler, U.O.C. di Radiologia Generale e Pronto Soccorso, A.O.R.N. "A. Cardarelli", Napoli

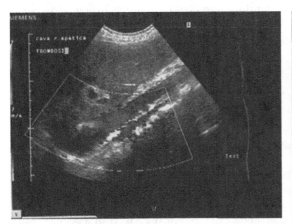

Figura 1

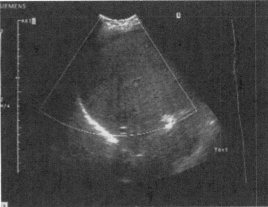

Figura 2

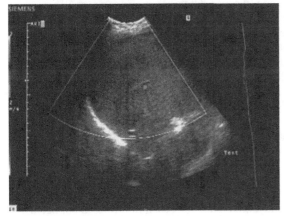

Figura 3

M, 45 anni. Giunge in Pronto Soccorso per rapida comparsa di ascite ed insufficienza epatica.

DOMANDE

1. Qual è la diagnosi più probabile in caso di rapida comparsa di ascite ed insufficienza epatica in un paziente senza diagnosi pregressa di epatopatia?
2. Qual è l'alterazione vascolare evidenziabile nelle immagini?
3. Cosa si intende per sindrome di Budd-Chiari?
4. Quali sono i segni semeiologici all'esame eco-color Doppler indicativi per sindrome di Budd-Chiari?

CASO 132: Sindrome di Budd-Chiari

RISPOSTE

1. Epatite acuta.
2. Trombosi della vena cava inferiore allo sbocco delle vene sovraepatiche.
3. La Sindrome di Budd-Chiari è una rara causa di ipertensione portale dovuta all'occlusione delle vene sovraepatiche (VSE) e/o della vena cava inferiore (VCI).
4. Assenza del segnale Doppler o presenza di flusso invertito, indicativi di occlusione completa di una o più VSE.

COMMENTO

La Sindrome di Budd-Chiari (SBC) è una delle cause di ipertensione portale postsinusoidale extraepatica, dovuta alla ostruzione delle VSE e/o della VCI.

Le cause più frequenti sono i disordini mieloproliferativi, stati di ipercoagulabilità, assunzione di farmaci (contraccettivi orali, ecc.) e neoplasie.

Il decorso della malattia può essere estremamente variabile a seconda della rapidità di comparsa dell'occlusione venosa. Nella forma acuta si apprezza un rapido sviluppo di ascite e segni di insufficienza epatica; nella forma cronica si osserva la comparsa progressiva di ipertensione portale con i sintomi correlati.

Alla valutazione ecografica si possono osservare ascite, epatomegalia, con marcata ipertrofia del lobo sinistro, disomogeneità ecostrutturale del parenchima epatico (presenza di aree ipoecogene corrispondenti a zone di infarto emorragico), splenomegalia, mancata visualizzazione delle VSE o visualizzazione di sottili strie iperecogene nella sede delle VSE (per trasformazione fibrotica dei vasi).

Alla valutazione color Doppler nel caso di occlusione completa non si osservano segnali di flusso endoluminale, ad eccezione di quelli arteriosi (Figg. 2, 3). Se l'occlusione non è completa il flusso nelle vene sovraepatiche sarà continuo, con perdita della regolare fasicità, turbolento, a bassa velocità.

Inoltre l'esame va sempre esteso alla valutazione della vena cava inferiore in quanto possibile causa di tale patologia, come nel caso rappresentato (Figg. 1, 2, 3).

Possono inoltre apprezzarsi circoli collaterali venovenosi tra VSE, tra VSE e vene sistemiche e collaterali portosistemici. Quelli più frequenti si osservano nel lobo caudato, ove le vene epatiche minori si aprono nella VCI al di sotto dello sbocco delle VSE.

Il trattamento non chirurgico comprende l'angioplastica e la TIPS (*shunt* porto-sistemico per via percutanea). Nei pazienti con funzionalità epatica discreta, la soluzione terapeutica rimane il trattamento chirurgico con il confezionamento di *shunt* portocavali. Solo in caso di insufficienza epatica severa si ricorre al trapianto epatico.

Nel caso rappresentato, la mancata visualizzazione del circolo venoso delle sovraepatiche e la presenza di segnale arterioso hanno indotto ad estendere l'esame allo studio della vena cava inferiore, la cui occlusione è tra le cause di Sindrome di Budd-Chiari.

BIBLIOGRAFIA ESSENZIALE

Erden A (2007) Budd-Chiari syndrome: a review of imaging findings. Eur J Radiol 61:44-56

CASO 133

Ciro Acampora, Amelia Sparano, Silvana Nicotra
Dipartimento di Diagnostica per Immagini, U.O.S. Ecocolor Doppler, U.O.C. di Radiologia Generale e Pronto Soccorso, A.O.R.N. "A. Cardarelli", Napoli

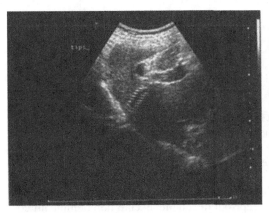

Figura 1

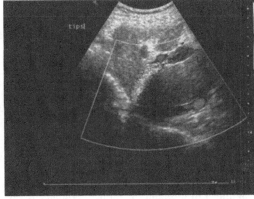

Figura 2

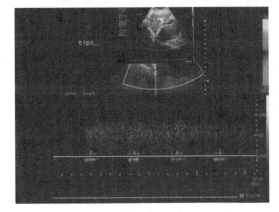

Figura 3

F, 63 anni. Paziente con riferita epatopatia cronica e pregresso confezionamento di uno *shunt* porto-sistemico transepatico per via percutanea (TIPS), giunge in Pronto Soccorso per rapida comparsa di ascite ed insufficienza epatica.

DOMANDE

1. Qual è la diagnosi più probabile?
2. Cosa rappresenta l'immagine iperecogena "a binario", nel contesto del parenchima epatico, evidenziabile nella Figura 1?
3. Qual è l'alterazione vascolare apprezzabile nelle Figure 2 e 3?
4. Quali sono i segni semeiologici all'esame eco-color Doppler indicativi di occlusione della TIPS?

Caso 133: Steno-occlusione di TIPS

RISPOSTE

1. Occlusione dell'asse spleno-portale, steno-occlusione della TIPS.
2. *Stent* da procedura di confezionamento di *shunt* porto-sistemico transepatico per via per cutanea (TIPS).
3. Turbolenza del flusso con incremento velocimetrico.
4. Aspetto ecostrutturato, senza effetto colore, all'interno dello *stent*. Inoltre un significativo rallentamento del flusso nella vena porta ed una eventuale inversione della direzione del flusso sono fortemente indicativi di occlusione dello *stent*.

COMMENTO

Lo *shunt* porto-sistemico transepatico confezionato per via percutanea (TIPS) è costituito dal confezionamento di uno *shunt* porto-cavale attraverso il posizionamento di un catetere a permanenza inserito per via percutanea transgiugulare.

Solitamente il posizionamento della TIPS avviene tra la vena sovraepatica destra ed il ramo destro della vena porta.

La principale indicazione a questo trattamento è rappresentata dalla detenzione dell'ipertensione portale in pazienti in attesa di trapianto. È inoltre indicato in caso di episodi di sanguinamento non dominabili con altra metodica, ascite refrattaria alla terapia e ineleggibilità del paziente al trattamento chirurgico.

Il monitoraggio con eco-color Doppler dopo il confezionamento della TIPS prevede una valutazione entro le prime 24 ore e successivi controlli ad intervalli di 3 mesi.

Il color Doppler consente di valutare le alterazioni dell'emodinamica epatica determinate dal confezionamento dello *shunt* che sono: l'accelerazione del flusso nella vena porta, l'inversione del flusso nelle sue diramazioni intraepatiche, la comparsa di un flusso continuo e turbolento con incremento della velocità a livello della vena sovraepatica di sbocco ed un significativo incremento della velocità del flusso dell'arteria epatica.

Circa il 30% delle TIPS va progressivamente incontro ad occlusione per fenomeni di iperplasia intimale che ostruiscono progressivamente lo *stent* o, più raramente, determinano una stenosi lungo la sovraepatica di sbocco.

Il color Doppler può dimostrare la progressiva comparsa di un ispessimento ipoecogeno sul profilo interno dello *stent* o della sovraepatica.

Nel caso di stenosi dello *shunt* si osserva:

– zona focale di incremento della velocità a livello dello *stent* (Figg. 2 e 3) o della vena sovraepatica corrispondente al punto di stenosi;
– riduzione della velocità di flusso con valori di V max <20 cm/sec a livello della vena porta;
– inversione del flusso nei rami destro e sinistro della vena porta che da epatofugo diviene epatopeto.

Nel caso di occlusione completa dello *stent* l'eco-color Doppler evidenzia:

– assenza di segnale colore all'interno dello *stent*;
– significativo rallentamento del flusso nella vena porta;
– talvolta una inversione della direzione del flusso portale da epatopeto ad epatofugo.

BIBLIOGRAFIA ESSENZIALE

Abraldes JG, Gilabert R, Turnes J et al (2005) Utility of color-Doppler ultrasonography predicting tips dysfunction. Am J Gastroenterol 100:2696-2701

CASO 134

Rosaria De Ritis, Luigi D'Anna, Francesco Di Pietto

Dipartimento di Diagnostica per Immagini, U.O.S. RM Body, U.O.C. di Radiologia Vascolare e Interventistica, A.O.R.N. "A. Cardarelli", Napoli

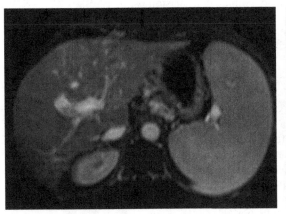

Figura 1

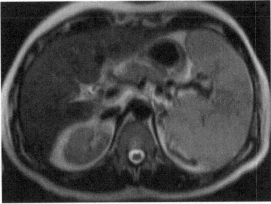

Figura 2

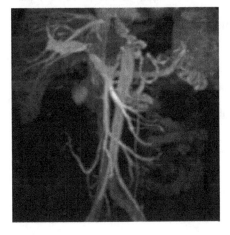

Figura 3

Paziente di 54 anni. Sottoposto a trapianto ortotopico di fegato (OLT) nove mesi prima, si ricovera in urgenza per comparsa di ematemesi da rottura di varici esofagee e anemizzazione acuta.

DOMANDE

1. Qual è l'ipotesi diagnostica più attendibile?
2. L'emorragia è stata causata da una complicanza dell'OLT frequente o rara?
3. Quale trattamento potrebbe essere proposto dopo l'inquadramento diagnostico?
4. Quali sequenze RM sono state effettuate per la diagnosi?

CASO 134: Stenosi di anastomosi portale post-OLT con varici perigastriche

RISPOSTE

1. È una stenosi della vena porta con dilatazione del vaso a monte dell'anastomosi.
2. La stenosi della vena porta post-OLT è un evento raro.
3. Il posizionamento di uno *stent* mediante angioplastica.
4. Sequenze angiografiche con ricostruzioni MIP, assiali T2w, assiali T1w *fat-sat*, dopo mdc e.v..

COMMENTO

Le complicanze portali post-OLT rappresentate dalle stenosi o dalle trombosi, sono relativamente rare presentandosi solo nello 0.5-3% dei pazienti. L'incidenza di tali complicanze risulta più elevata nei pazienti in età pediatrica in relazione alle ridotte dimensioni del fegato trapiantato. Nei pazienti adulti sono riconducibili alle dimensioni ridotte della vena porta del donatore e alla discrepanza di calibro tra il vaso del ricevente e quella del *graft* con stenosi tardiva dell'anastomosi.

La presentazione clinica di tale complicanza, allorquando sintomatica, può essere variabile includendo insufficienza epatica, ascite, malassorbimento intestinale (specie nei soggetti pediatrici) e manifestazioni emorragiche da varici esofagee da secondaria ipertensione portale.

In ambito diagnostico, la RM con acquisizioni angiografiche consente una corretta valutazione della sede ed estensione della stenosi portale e della presenza di circoli collaterali epatofughi. Inoltre consente la diagnosi differenziale tra la trombosi portale e la stenosi.

Il trattamento della stenosi può essere rappresentato dal posizionamento di uno *stent* mediante angioplastica.

BIBLIOGRAFIA ESSENZIALE

Denys A, Chevallier P, Doenz F et al (2004) Interventional radiology in the management of complications after liver transplantation Eur Radiol 14:431-439

Pandharipande PV, Lee VS, Morgan GR et al (2001) Vascular and extravascular complications of liver transplantation: comprehensive evaluation with three-dimensional contrast-enhanced volumetric MR imaging and MR cholangiopancreatography. AJR Am J Roentgenol 177:1101-1107

Stafford-Johnson DB, Hamilton BH, Dong Q et al (1998) Vascular complications of liver transplantation: evaluation with gadolinium-enhanced MR angiography. Radiology 207:153-160

CASO 135

Rosaria De Ritis, Luigi D'Anna, Francesco Di Pietto

Dipartimento di Diagnostica per Immagini, U.O.S. RM Body, U.O.C. di Radiologia Vascolare e Interventistica, A.O.R.N. "A. Cardarelli", Napoli

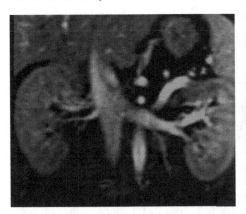

Figura 1

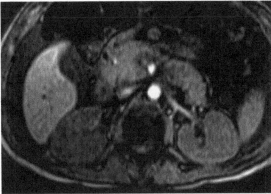

Figura 2

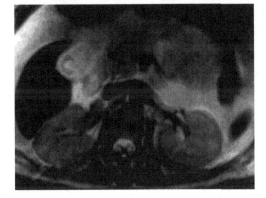

Figura 3

F, 35 anni. Paziente con storia di infezioni recidivanti delle vie urinarie antibiotico-resistenti. Le indagini di laboratorio evidenziano la presenza di proteinuria e leucocitosi. L'esame bioptico del rene destro pone diagnosi di glomerulosclerosi focale segmentale in sindrome nefrosica. Viene effettuata una RM per chiarire la causa dell'alterazione riscontrata all'istologia.

DOMANDE

1. Quale tecnica di imaging RM è stata utilizzata in questo caso?
2. A quale fattore può essere correlata l'omogenea riduzione di segnale del parenchima renale destro nelle immagini T1w, T2w?
3. La somministrazione di mdc e.v. quale vantaggio ha apportato alla diagnosi?
4. Qual è l'ipotesi diagnostica più probabile?

CASO 135: Trombosi acuta della vena renale

RISPOSTE

1. L'angio-RM con mdc e.v..
2. Alla congestione parenchimale da stasi venosa.
3. Il mdc paramagnetico migliora il segnale della perfusione del parenchima renale e delle strutture vascolari.
4. Trombosi acuta della vena renale di destra.

COMMENTO

La trombosi acuta della vena renale è una frequente complicanza della sindrome nefrosica e può realizzarsi nel 50% dei casi di glomerulonefrite membranosa. Altre cause possono essere i traumi, la disidratazione, gli stati di ipercoagulabilità, i contraccettivi orali, la terapia con corticosteroidi. Anche se più frequentemente si manifesta con dolore intenso ed ematuria macroscopica, può anche avere un decorso subdolo e paucisintomatico.

La diagnosi precoce è fondamentale sia per prevenire le possibili complicanze (tromboembolia polmonare o progressivo deterioramento della funzione renale) sia per attuare tempestivamente la terapia anticoagulante. Le indagini diagnostiche maggiormente utilizzate sono l'ecografia, la TC e la RM. La tecnica di studio con RM prevede acquisizioni FSE T2 e GRE fast T1 seguite da uno studio angiografico dinamico dopo iniezione endovenosa di Gadolinio. Le fasi di studio venose documentano una riduzione del segnale vascolare nella sede del trombo. Il trombo presenta segnale basso sia in T1 che in T2. Anche il rene mostra una riduzione di segnale sia in T1 che in T2, con ridotta differenziazione cortico-midollare. Dopo somministrazione di mdc e.v. il rene mostra una riduzione omogenea dell'*enhancement* dovuta alla congestione ed all'edema interstiziale. L'*enhancement* può essere anche eterogeneo a causa della possibile necrosi emorragica. L'assenza di *enhancement* della corticale indica un'ischemia severa o una complicanza infartuale. La diagnosi differenziale va posta con la trombosi neoplastica, che tuttavia si associa all'evidenza di un tumore renale primitivo.

BIBLIOGRAFIA ESSENZIALE

Dong Q, Schoenberg SO, Carlos RC et al (1999) Diagnosis of renal vascular disease with MR angiography. RadioGraphics 9:1535-1554

Heiss SG, Shifrin RY, Sommer FG et al (2000) Contrast-enhanced three-dimensional fast spoiled gradient-echo renal MR imaging: evaluation of vascular and nonvascular disease. RadioGraphics 20:1341-1352

Kanagasundaram NS, Bandyopadhyay D, Brownjohn AM et al (1998) The diagnosis of renal vein trombosis by magnetic resonance angiography. Nephrol Dial Transplant 13:200-202

CASO 136

Giovanni Tortora, Maria G. Scuderi, Ferdinando Flagiello

Dipartimento di Diagnostica per Immagini, U.O.C. di Radiologia Generale e Pronto Soccorso, A.O.R.N. "A. Cardarelli", Napoli

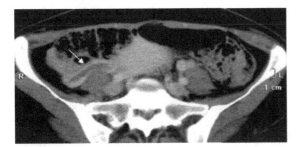

Figura 1

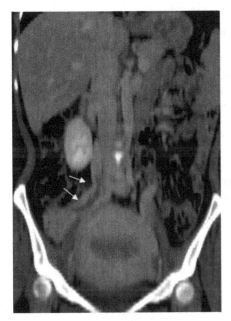

Figura 2

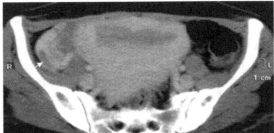

Figura 3

F, 27 anni. Recente parto spontaneo in primigravida, febbre resistente a terapia antibiotica, dolore in fossa iliaca destra, leucocitosi.

DOMANDE

1. Cosa rappresenta l'ipodensità indicata dalle frecce? In quale vaso essa è presente?
2. In quale grosso collettore venoso affluisce il vaso indicato dalle frecce?
3. Si tratta di occlusione completa o sub-totale?

CASO 136: Trombosi acuta sub-totale della vena ovarica in post-partum

RISPOSTE

1. Un trombo venoso recente della vena gonadica destra.
2. Direttamente nella vena cava inferiore, a differenza della vena ovarica sinistra che affluisce alla vena renale dello stesso lato.
3. Sub-totale, per la presenza di sottile lume vasale opacizzato dal mdc disposto tra il trombo e la parete del vaso, da non confondere con il *ring* contrastografico dovuto all'*enhancement* dei vasa vasorum delle occlusioni complete.

COMMENTO

La trombosi acuta della vena ovarica è una condizione infrequente ma al tempo stesso severa complicanza che può verificarsi nel post-partum. La sua incidenza è di circa 1/600 parti spontanei. Nel 90% dei casi, per ragioni legate al flusso, coinvolge la vena ovarica destra.

La diagnosi con eco-color Doppler può risultare difficoltosa in queste pazienti.

L'angio-MSCT (*Multislice Computed Tomography*) multifasica oltre ad escludere o a confermare la presenza di un'eventuale tromboembolia polmonare, è in grado di identificare con certezza il vaso sede di trombosi, grado ed estensione del trombo ai vasi venosi coinvolti.

I rilievi angio-TC (Tomografia Computerizzata) sono rappresentati da una ectasia del vaso, che aumenta di calibro sia per aumento pressorio e difficoltoso scarico venoso, sia sotto la spinta occupante spazio del trombo; tale segno testimonia inoltre la relativa "freschezza" del trombo rispetto ad un vaso trombizzato di vecchia data che risulterebbe invece collassato ed esile con eventuali microcalcificazioni.

Il trombo si reperta come formazione tubuliforme ipodensa endovasale che determina un difetto di opacizzazione contrastografica del lume. Nel caso di trombosi sub-totale, residua una sottile quota luminale pervia opacizzata circostante il trombo, mentre nel caso di trombosi totale il trombo occupa a pieno canale il lume vasale con evidenza di sottile *ring* periferico di *enhancement* che rappresenta l'impregnazione contrastografica della parete vasale da parte dei vasa vasorum normopervi. Anche la presenza di circoli collaterali venosi suppletivi con finalità di by-passare l'ostruzione venosa è facilmente identificata con l'angio-TC; essa testimonia però una relativa "anzianità" del trombo, suggerisce cioè un'occlusione vasale persistente almeno il tempo necessario all'istaurarsi del compenso circolatorio. La panoramicità e le caratteristiche intrinseche proprie delle ricostruzioni MPR (*Multiplanar Recostruction*), MIP (*Maximum Intensity Projection*) e VR (*Volume Rendering*) agevolano l'immediato rilievo dei suddetti elementi semeiologici TC e l'immediato riconoscimento del vaso occluso identificabile per origine, sede e decorso.

Un'angio-MSCT toraco-addomino-pelvica andrebbe eseguita nelle puerpere con leucocitosi e febbre persistente all'antibiotico-terapia.

BIBLIOGRAFIA ESSENZIALE

Haage P, Krings T, Schmitz-Rode T (2002) Non traumatic vascular emergencies: imaging and intervention in acute venous occlusion. Eur Radiol 12:2627-2643

Prieto-Nieto MI, Perez-Robledo JP, Rodriguez-Montes JA et al (2004) Acute appendicitis-like symptoms as initial presentation of ovarian vein thrombosis. Ann Vasc Surg 18:481-483

Quane LK, Kidney DD, Cohen AJ (1998) Unusual causes of ovarian vein thrombosis as revealed by CT and sonography. AJR Am J Roentgenol 171:487-490

CASO 137

Mariano Scaglione, Stefanella Merola, Maria G. Scuderi

Dipartimento di Diagnostica per Immagini, U.O.S. TC Body in Emergenza, U.O.C. di Radiologia Generale e Pronto Soccorso, A.O.R.N. "A. Cardarelli", Napoli

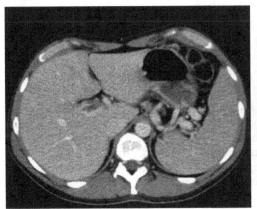

Figura 1

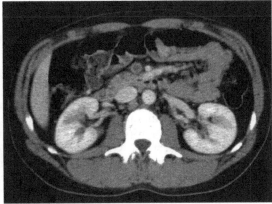

Figura 2

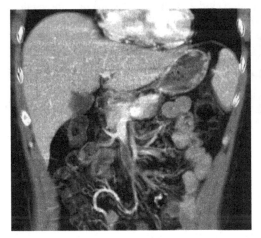

Figura 3

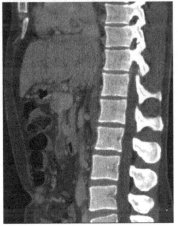

Figura 4

M, 37 anni. Vaghi dolori addominali diffusi insorti in pieno benessere. Addome acuto occlusivo.

DOMANDE

1. Qual è la diagnosi?
2. Nei soggetti altrimenti sani questa malattia è sospettabile clinicamente?
3. Vi sono ripercussioni della malattia sugli organi splancnici?
4. Qual è l'opzione terapeutica di scelta?

CASO 137: Trombosi acuta della vena porta e della vena mesenterica superiore

RISPOSTE

1. Trombosi acuta della vena porta e della vena mesenterica superiore.
2. No.
3. No.
4. Terapia anticoagulante.

COMMENTO

Le trombosi del territorio splancnico causa di addome acuto sono un riscontro sempre più frequente. Riguardano sovente anche i giovani, altrimenti sani: in questi casi, sono clinicamente insospettabili ed inattese. Le cause ed i meccanismi sono molteplici, non tutti noti. Le trombosi acute del territorio splancnico possono manifestarsi clinicamente con dolori addominali, di intensità variabile. La localizzazione topografica e l'estensione della trombosi sono responsabili delle ripercussioni sugli organi solidi od i visceri cavi. Queste determinano atteggiamenti terapeutici distinti a seconda dell'organo e dello stadio evolutivo. In tutti i casi giungere precocemente all'identificazione ed alla stadiazione della trombosi è di fondamentale importanza per ridurre i rischi di mortalità e morbilità.

Nel caso posto in evidenza, eseguire la TC con mdc e.v. in urgenza ha consentito di porre la diagnosi tempestivamente, di attuare la terapia anticoagulante immediatamente e di evitare che la trombosi potesse estendersi agli organi splancnici. I successivi studi condotti hanno evidenziato un'infezione da citomegalovirus, responsabile della trombosi acuta. Il paziente è stato sottoposto a follow-up con ecografia e/o RM che hanno mostrato la successiva, completa ricanalizzazione dell'asse vascolare venoso.

BIBLIOGRAFIA ESSENZIALE

Denninger MH, Chait Y, Casadevall N et al (2000) Cause of portal vein thrombosis in adults: the role of multiple concurrent factors. Hepatology 32:587-591

Primignani M, Martinelli I, Bucciarelli P et al (2005) Risk factors for thrombophilia in extrahepatic portal vein obstruction. Hepatology 41:603-608

CASO 138

Valentina Martinez, Emanuele Casciani
Dipartimento di Radiologia, Policlinico "Umberto I", Roma

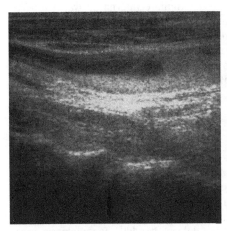

Figura 1

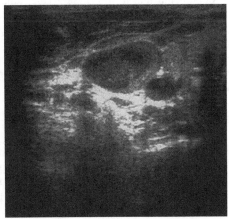

Figura 2

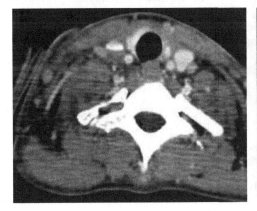

Figura 3

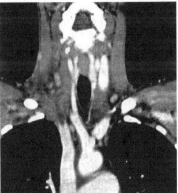

Figura 4

F, 35 anni. Giunge all'osservazione per tumefazione sovraclaveare destra. All' esame obiettivo si apprezza turgore della giugulare destra con edema del collo e della regione sovraclaveare omolaterale. La paziente non assume farmaci. Gli esami ematochimici mostrano: normalità dell'esame emocromocitometrico, INR 0,96 (0,8-1,2), PTT 0,92 (0,8-1,2), AT3 104 (75,0-120,0), D-dimero 203 (50,0-228,0).

DOMANDE

1. Qual è il reperto patologico?
2. Quali sono le patologie in diagnosi differenziale e quindi i possibili reperti associati da ricercare?

CASO 138: Trombosi idiopatica della vena giugulare interna

RISPOSTE

1. L'esame ecografico documenta una trombosi subtotale della vena giugulare interna destra; il reperto viene confermato all'esame TC dove si apprezza l'estensione alla vena anonima omolaterale ed alla vena ascellare. La diagnosi è trombosi idiopatica della vena giugulare interna.
2. La diagnosi differenziale va posta con: sindrome di Lemierre, esiti di ripetute incannulazioni vascolari, stati di ipercoagulabilità congenita o acquisita (paraneoplastica), iperstimolazione ovarica, esiti di interventi o processi infettivi a livello cervicale. Vanno ricercate linfoadenopatie cervicali e sottomandibolari, raccolte cervicali, processi espansivi ovarici.

COMMENTO

La trombosi della vena giugulare è un'evenienza rara e generalmente complicanza di cateterismo difficoltoso o di interventi chirurgici a livello del collo; questi ultimi espongono a rischio di trombosi in relazione alla posizione obbligata e fissa del collo durante l'intervento. Ancora più raro è il riscontro di trombosi in assenza di procedure invasive. È stata descritta l'associazione tra trombosi della vena giugulare e tumori del polmone o della mammella e in genere tumori a distanza, occulti, determinanti trombofilia (sindrome di Trousseau). Sono stati segnalati casi di trombosi in soggetti con deficit del sistema della coagulazione, iperstimolazione ovarica, faringiti (sindrome di Lemierre).

Nel caso in esame la trombosi giugulare non è correlata ad alcuna procedura medico-chirurgica; è pertanto imperativo estendere le indagini alla ricerca di un tumore primitivo occulto a livello toraco-addominale (mammella inclusa) ed una approfondita valutazione endocrinologica e del sistema della coagulazione. Nel caso presentato si trattava di una trombosi idiopatica, risoltasi con terapia medica. Il reperto ecografico è caratterizzato da tenue ipoecogenicità della vena che non appare deformabile alla compressione con la sonda. L'esame contrastografico TC eseguito durante la fase venosa mostra la mancata opacizzazione del vaso ed il trombo che si estende alla vena cava superiore.

BIBLIOGRAFIA ESSENZIALE

Anton E (2007) Lamierre syndrome caused by Streptococcus pyogenes in an elderly man. Lancet Infect Dis 7:233
Hlibczuk V (2007) Lemierre's syndrome complicating bacterial pharyngitis in a patient with undiagnosed factor XII deficiency. J Emerg Med 32:365-369
Pata YS, Unal M, Guelhan S (2007) Internal jugular vein thrombosis due to distant malignancies: two cases reports and literature review. J Laringol Otol 14:1-3

CASO 139

Orlando Catalano, Alfredo Siani

U.O.C. di Radiodiagnostica, IRCCS Istituto Nazionale Tumori, Fondazione "G. Pascale", Napoli

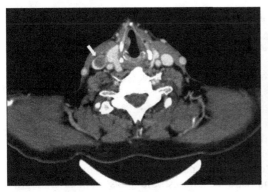

Figura 1

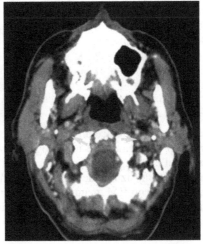

Figura 2

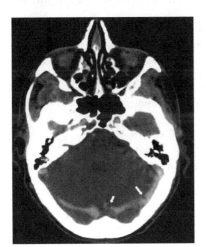

Figura 3

M, 63 anni. Recente disartria e laterodeviazione della lingua in paziente con metastasi toraciche da sarcoma della gamba operato.

DOMANDE

1. Qual è il reperto indicato dalla freccia nella scansione media del collo (Fig. 1)?
2. Cosa indicano le frecce nella scansione alta del collo (Fig. 2)?
3. Qual è la frequenza e il significato di un asimmetrico/disomogeneo *enhancement* delle vene giugulari?
4. Qual è il reperto indicato dalle frecce nella scansione della fossa cranica posteriore (Fig. 3)?
5. A quali complicanze può soprattutto andare incontro questo paziente?

CASO 139: Trombosi dei seni durali e della vena giugulare interna

RISPOSTE

1. Trombosi della vena giugulare interna destra.
2. Asimmetrico *enhancement* delle vene giugulari interne nel tratto prossimale per ritardata o mancata opacizzazione di quella destra.
3. Frequenza elevata ma generalmente senza particolare significato patologico.
4. Piccoli trombi nel seno durale trasverso sinistro.
5. Emorragia cerebrale venosa, alterazioni cerebrali edematose non emorragiche, embolia polmonare.

COMMENTO

La trombosi dei seni durali costituisce un'evenienza relativamente frequente (sino al 3.3% delle TC e RM eseguite in pazienti con problematiche neurologiche varie) ed è sicuramente sottodiagnosticata, specie quando non determina un'emorragia cerebrale. Se il reperto TC o RM è particolarmente dubbio o accennato, è opportuno praticare un'acquisizione dedicata con TC multistrato a strato sottile in fase venosa "venografia TC" oppure uno studio veno-RM mentre solo nei casi di dubbio persistente o di indisponibilità di apparecchiature adeguate può essere indicato uno studio angiografico invasivo (sicuramente non necessario nel paziente in questione).

Nel caso osservato la trombosi venosa durale si è associata come detto ad un'estesa trombosi della vena giugulare interna (singolarmente, controlaterale alla trombosi durale). Un *enhancement* asimmetrico o disomogeneo delle due vene giugulari interne è tutt'altro che raro, riscontrandosi soprattutto nel caso di acquisizioni particolarmente precoci e quando l'iniezione periferica del mdc viene praticata dal lato destro. Tuttavia, in una minoranza dei casi, un'asimmetrica opacizzazione venosa può anche essere indicativa di una patologia vascolare intra- o extracranica o di una vera e propria trombosi venosa.

BIBLIOGRAFIA ESSENZIALE

Chaudhary MY, Ahmed I, Afzal B et al (2006) Dural sinus thrombosis: frequency and imaging diagnosis. J Coll Physicians Surg Pak 16:400-403
Leach JL, Fortuna RB, Jones BV et al (2006) Imaging of cerebral venous thrombosis: current techniques, spectrum of findings, and diagnostic pitfalls. RadioGraphics 26 (Suppl 1): S19-41
Linn J, Ertl-Wagner B, Seelos KC et al (2007) Diagnostic value of multidetector-row CT angiography in the evaluation of thrombosis of the cerebral venous sinuses. AJNR 28:946-952

CASO 140

Orlando Catalano, Alfredo Siani
U.O.C. di Radiodiagnostica, IRCCS Istituto Nazionale Tumori, Fondazione "G. Pascale", Napoli

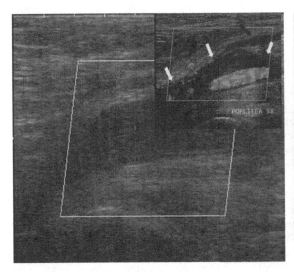

Figura 1

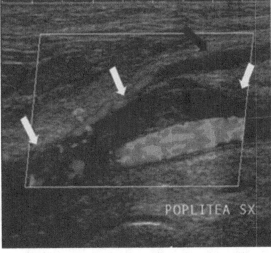

Figura 2

F, 76 anni. Dolore toracico acuto e dispnea dopo allettamento di una settimana per frattura di femore. Livelli aumentati di D-dimero.

DOMANDE

1. Quale reperto identifica l'eco-color Doppler a livello delle vene della coscia (Fig. 1) e del poplite (Fig. 2)?
2. Che relazione c'è con la sintomatologia?
3. Poteva essere l'embolia di natura adiposa?
4. Quali erano le opzioni diagnostiche dinanzi ad una simile sintomatologia?
5. È necessario uno studio venoso controlaterale?

CASO 140: Trombosi venosa profonda femoro-poplitea

RISPOSTE

1. Trombosi delle vene femorale superficiale, poplitea e tibiale anteriore.
2. La trombosi ha provocato un'embolia polmonare.
3. Un'embolia grassosa, di midollo osseo, sarebbe stata più precoce rispetto alla frattura.
4. La metodica di scelta per la sospetta embolia polmonare è la TC multistrato dell'albero arterioso polmonare.
5. Non è essenziale.

COMMENTO

La MDCT (*Multidetector Computed Tomography*) del circolo arterioso polmonare costituisce la metodica di scelta per la conferma di un sospetto clinico e laboratoristico (emogasanalisi ma, soprattutto, dosaggio del D-dimero che ha un'elevata predittività negativa) di tromboembolia polmonare. Tuttavia, nel contesto appropriato, la dimostrazione della trombosi venosa profonda (che evidentemente sottintende all'embolia) è già sufficiente per iniziare un trattamento anticoagulante.

Il soggetto in questione era allettato e quindi più difficoltoso da studiare con TC; in generale comunque, anche dinanzi ad un'eco-color Doppler positivo è meglio cercare di ottenere poi una conferma diretta del processo embolico polmonare. In alternativa, in caso di uno studio TC polmonare in prima istanza, appare ragionevole andare a valutare, nella fase venosa successiva del medesimo bolo di mdc, anche il distretto iliaco-femorale, per escludere una trombosi delle grosse vene degli arti.

Per quanto riguarda il problema della valutazione eco-color Doppler dell'arto controlaterale, una volta identificata una trombosi venosa profonda di un arto, questa costituisce un eventuale completamento diagnostico ma non è essenziale dal punto di vista terapeutico. Peraltro la Letteratura non è concorde su quest'aspetto, asserendo alcuni che identificare una trombosi controlaterale asintomatica può essere utile per la gestione del paziente se poi essa diviene sintomatica.

BIBLIOGRAFIA ESSENZIALE

Andrews EJ Jr, Fleischer AC (2005) Sonography for deep venous thrombosis: current and future applications. Ultrasound Q 21:213-225

Loud PA, Katz DS, Belfi L et al (2005) Imaging of deep venous thrombosis in suspected pulmonary embolism. Semin Roentgenol 40:33-40

Zierler BK (2004) Ultrasonography and diagnosis of venous thromboembolism. Circulation 109(12 Suppl 1):I9-14

CASO 141

Orlando Catalano, Alfredo Siani

U.O.C. di Radiodiagnostica, IRCCS Istituto Nazionale Tumori, Fondazione "G. Pascale", Napoli

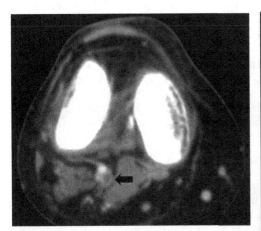

Figura 1

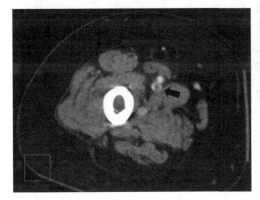

Figura 2

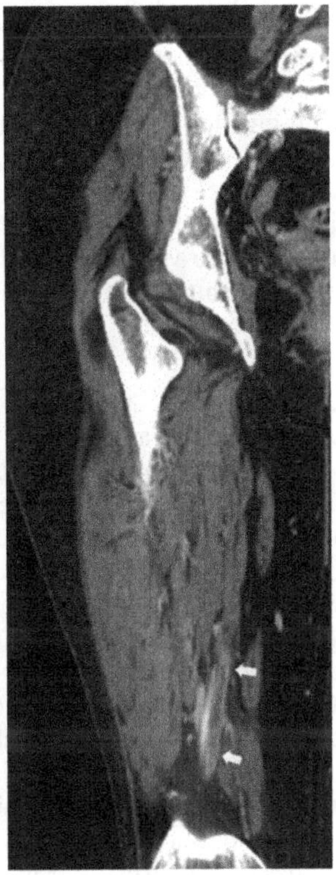

Figura 3

F, 66 anni. Follow-up per carcinoma mammario metastatico con lesioni epatiche, vertebrali e femorali (TC *total-body* estesa al tratto femorale).

DOMANDE

1. Quale è il reperto indicato dalle frecce?
2. Si tratta di un'evenienza relativamente più frequente nel paziente oncologico che nella popolazione normale? E perché?
3. È razionale uno studio routinario delle vene degli arti inferiori nei pazienti oncologici?
4. Quali evenienze rientrano nella diagnostica differenziale?

CASO 141: Trombosi venosa profonda del tratto femorale e popliteo

RISPOSTE

1. Ostruzione trombotica delle vene poplitea (Fig. 1) e femorale superficiale (Figg. 2, 3) di destra.
2. Sì. Per vari cofattori: produzione di sostanze tumorali procoagulanti, immobilità prolungata, trattamenti antitumorali, interventi chirurgici, fenomeni compressivi e/o infiltrativi prodotti dalla massa tumorale stessa sulle vene.
3. Lo studio routinario dei pazienti oncologici asintomatici non appare ragionevole; l'eco-color Doppler è indicato in quelli sintomatici. Talora può essere razionale l'opposto: sottoporre a check-up oncologico un soggetto con trombosi venosa idiopatica.
4. Difetto tecnico, con acquisizione eccessivamente precoce rispetto all'iniezione del mdc (nel dubbio ripetere l'acquisizione in fase propriamente venosa). Trombosi arteriosa (nel dubbio seguire l'anatomia e notare il maggiore *enhancement* delle arterie rispetto alle vene).

COMMENTO

La popolazione oncologica presenta, rispetto ai controlli, una maggior incidenza di episodi di trombosi venosa profonda, sia delle vene degli arti superiori che in quelle degli arti inferiori, a prescindere dalla presenza o meno di cateteri venosi centrali (CVC). Ciò è diretta conseguenza della maggiore trombofilia di questi soggetti, in cui la trombosi venosa costituisce una lesione paraneoplastica (produzione di sostanze procoagulanti da parte del tumore) e talora il sintomo stesso di presentazione della malattia tumorale; altri fattori sono dati dai fenomeni compressivi e/o infiltrativi prodotti dalla massa tumorale stessa sulle vene, con possibile trombosi del tratto a monte. I pazienti che più facilmente vanno incontro a trombosi profonda sono quelli portatori di tumori ematologici o di tumori solidi di polmone, mammella, pancreas o sfera genitale femminile. In quest'ultimo caso si aggiunge spesso una componente meccanica, legata alla compressione/infiltrazione tumorale delle vene pelviche e quindi la trombosi è alta, a livello della vena iliaca comune o esterna o anche della stessa vena cava inferiore. Fattori di rischio associati possono essere la chemioterapia, i pregressi interventi chirurgici, i cateteri venosi centrali.

Nonostante quanto detto sinora, lo studio routinario dei vasi venosi profondi nei pazienti oncologici asintomatici non appare razionale per la bassa incidenza di positività rilevabili. Diverso è il discorso per i soggetti sintomatici, ad esempio con edema di un arto: in questo caso è stata rilevata una trombosi venosa delle estremità superiore nel 40% dei pazienti oncologici (fino al 48% di quelli oncologici con catetere venoso centrale) ed una trombosi delle vene profonde degli arti inferiori fino nel 22% dei soggetti con neoplasia cui era stata richiesta una valutazione ecografica venosa. Un pronto riconoscimento e trattamento della trombosi venosa è importante per il rischio associato di tromboembolia polmonare, anch'essa non rara nei soggetti oncologici.

BIBLIOGRAFIA ESSENZIALE

Bernstein R, Haim N, Brenner B et al (2004) Venous sonography for the diagnosis of asymptomatic deep vein thrombosis in patients with cancer undergoing chemotherapy. J Ultrasound Med 23:655-658

Catalano O, Siani A (2007) Ecografia in oncologia. Testo-atlante di ultrasonologia diagnostica e interventistica dei tumori. Springer-Verlag Italia, pp 332-340

Gaitini D (2006) Current approaches and controversial issues in the diagnosis of deep vein thrombosis via duplex Doppler ultrasound. J Clin Ultrasound 34:289-297

CASO 142

Orlando Catalano, Alfredo Siani

U.O.C. di Radiodiagnostica, IRCCS Istituto Nazionale Tumori, Fondazione "G. Pascale", Napoli

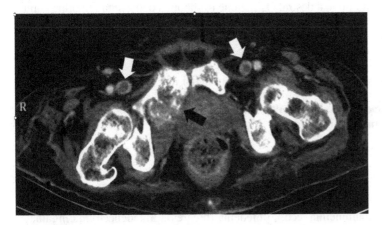

Figura 1

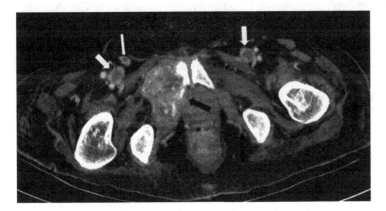

Figura 2

M, 61 anni. Stadiazione TC *total-body* di carcinoma polmonare in soggetto con lieve tumefazione degli arti inferiori.

DOMANDE

1. Quale patologia è indicata con la freccia nera? Quale con quelle bianche grandi e bianca piccola?
2. Perché nel paziente oncologico vi è spesso il rischio di misconoscere questa evenienza con la TC?
3. Quali metodiche sono proponibili dinanzi ad un sospetto clinico di questo tipo?
4. In questo caso specifico, è indicato uno studio eco-color Doppler degli arti inferiori dopo la diagnosi TC?

CASO 142: Trombosi venosa bilaterale del tratto femorale

RISPOSTE

1. Lesione osteolitica della branca ischio-pubica destra. Ostruzione trombotica della vena femorale comune bilateralmente e della safena destra.
2. Perché spesso l'acquisizione TC termina a livello inguinale ove generalmente termina la testa del trombo e perché spesso le vene iliaco-femorali non sono sufficientemente opacizzate in uno studio *total-body* (rischio anche di falsi positivi).
3. In questo caso il riscontro è stato occasionale. Nei soggetti sintomatici non è indicata la TC ma l'eco-color Doppler.
4. La trombosi è già ben riconoscibile e può essere definita nella sua estensione craniale; lo studio del tratto degli arti non aggiungerebbe informazioni di rilievo.

COMMENTO

La tumefazione diffusa degli arti inferiori può essere uni- o bilaterale, prevalentemente di coscia, gamba o caviglia. Le sue cause nel soggetto oncologico possono essere svariate: edemi generalizzati (epatopatia, scompenso cardiaco congestizio, ipoalbuminemia, ecc.), linfedema (pregressa linfadenectomia inguinale, grossolano coinvolgimento linfomatoso inguinale), trombosi venosa profonda, compressione del sistema venoso (es. a livello iliaco), insufficienza venosa cronica, processi eteroplasici diffusi in un intero compartimento (es. linfoma o sarcoma muscolo-cutanei del polpaccio), sindromi paraneoplastiche (fascite, dermato-polimiosite, ecc.).

Studi TC recenti, grazie anche alla maggiore velocità delle apparecchiature multistrato e quindi alla possibilità di ottenere una migliore resa del bolo di mdc, hanno dimostrato una prevalenza relativamente elevata di trombosi venosa profonda (iliaco-femorale 6.8%, iliaca comune 1.2%, cavale inferiore 0.3%) e di tromboembolia polmonare (3.3%) nei pazienti oncologici. L'incidenza è maggiore nei pazienti interni che in quelli ambulatoriali ed in quelli con malattia avanzata che in coloro che hanno uno stadio non avanzato. Uno studio TC *total-body* consente l'inclusione di tutti i distretti venosi significativi, da quello dell'arteria polmonare a quello cavo-iliaco e femorale. Poiché il mancato riconoscimento, e trattamento, di una trombosi venosa può avere conseguenze catastrofiche, è bene che il radiologo focalizzi la sua attenzione non solo sui reperti prettamente oncologici e che in tutti gli esami TC eseguiti in questa categoria di individui venga inclusa nel volume d'esame anche la radice delle cosce, per non misconoscere eventuali linfadenopatie inguino-crurali o un'eventuale trombosi delle vene femorali comuni (come detto, la sede più frequente della formazione di trombi).

BIBLIOGRAFIA ESSENZIALE

Cronin CG, Lohan DG, Keane M et al (2007) Prevalence and significance of asymptomatic venous thromboembolic disease found on oncologic staging CT. AJR Am J Roentgenol 189:162-170
Cushman M (2007) Epidemiology and risk factors for venous thrombosis. Semin Hematol 44:62-69
Gladish GW, Choe DH, Marom EM et al (2006) Incidental pulmonary emboli in oncology patients: prevalence, CT evaluation, and natural history. Radiology 240:246-255

CASO 143

Rosaria De Ritis, Luigi D'Anna, Francesco Di Piétto

Dipartimento di Diagnostica per Immagini, U.O.S. RM Body, U.O.C. di Radiologia Vascolare e Interventistica, A.O.R.N. "A. Cardarelli", Napoli

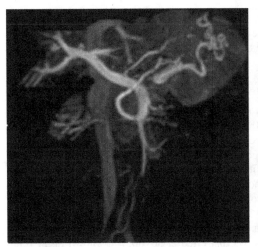
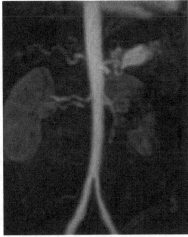

Figura 1   Figura 2

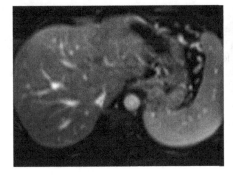
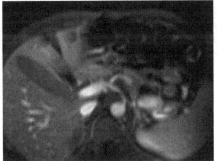

Figura 3   Figura 4

F, 56 anni. Paziente pluripara, ricoverata per emorragia digestiva in assenza di epatopatia. L'esofago-gastro-duodenoscopia (EGDS) evidenzia la presenza di varici gastriche sanguinanti ed esili flebectasie a carico della parete mediale della II porzione duodenale.

Viene posta indicazione ad uno studio angio-RM per identificare la causa delle varici.

DOMANDE

1. Dalle immagini presentate si rileva una condizione di ipertensione portale?
2. Quale alterazione venosa ne rappresenta la causa ?
3. È presente una patologia arteriosa associata?
4. Può esserci un rapporto causale tra le alterazioni?

CASO 143: Trombosi della vena splenica con ipertensione portale associata ad aneurisma dell'arteria splenica

RISPOSTE

1. Sì.
2. Trombosi della vena splenica.
3. Aneurisma dell'arteria splenica con trombosi parziale del lume.
4. La compressione esercitata sulla vena splenica da parte dell'aneurisma può essere la causa della trombosi.

COMMENTO

Gli aneurismi dell'arteria splenica rappresentano circa il 60% degli aneurismi delle arterie viscerali e si riscontrano occasionalmente nello 0,78% delle arteriografie e nello 0,1–10,4% delle autopsie. Sono più frequenti nel sesso femminile (rapporto F:M = 4:1) e l'età media di presentazione è di 52 anni (range 2-93). Sono più frequenti nei pazienti con anamnesi positiva per fibrodisplasia, gravidanze multiple, ipertensione portale, splenomegalia, trapianto epatico, aterosclerosi, pancreatiti, vasculiti. La maggior parte di essi sono asintomatici ed identificati occasionalmente. Il rischio di rottura varia dal 3 al 9,6% con una mortalità del 36%. Raramente comprimono la vena splenica causandone la trombosi. Nel caso clinico presentato lo studio RM con sequenze angio ha consentito di identificare la causa dell'emorragia digestiva dimostrando la presenza di varici della parete gastrica da ipertensione venosa distrettuale, dovuta a trombosi della vena splenica secondaria alla compressione determinata da un aneurisma dell'arteria splenica.

BIBLIOGRAFIA ESSENZIALE

Bradbury MS , Kavanagh PV, Bechtold RE et al (2002) Mesenteric venous thrombosis: diagnosis and noninvasive imaging. RadioGraphics 22:527-541

Elsayes KM, Narra VR, Mukundan G et al (2005) MR Imaging of the spleen: spectrum of abnormalities RadioGraphics 25:967-982

CASO 144

Orlando Catalano, Alfredo Siani
U.O.C. di Radiodiagnostica, IRCCS Istituto Nazionale Tumori, Fondazione "G. Pascale", Napoli

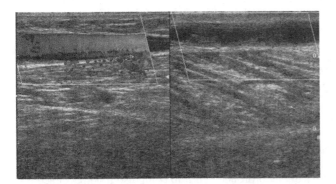

Figura 1

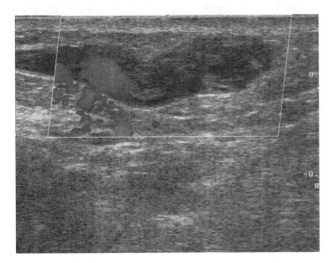

Figura 2

F, 51 anni. Presenta da alcuni giorni dolore e gonfiore sul versante interno della gamba e della caviglia.

DOMANDE

1. Quale è il reperto identificato nelle scansioni condotte a livello della coscia (Fig. 1, sinistra) e a livello della gamba (Fig. 1, destra, e Fig. 2)?
2. Quali sono gli aspetti su cui bisogna focalizzare lo studio ecografico?
3. Con cosa soprattutto si pone clinicamente la diagnosi differenziale?
4. Esiste un rischio emboligeno polmonare in questa paziente?

Caso 144: Tromboflebite della grande safena

RISPOSTE

1. Pervietà della vena grande safena a livello della coscia con ostruzione trombotica invece in corrisponden-za del tratto di gamba, con testa del trombo (Fig. 2) non flottante.
2. Presenza effettiva di un'ostruzione venosa, coinvolgimento del sistema superficiale o di quello profondo, epoca del trombo, flottanza della testa trombotica (specie per il circolo profondo), esistenza di condizioni locali favorenti.
3. Flebite non trombosante, linfedema, erisipela.
4. L'embolia è meno frequente che nella trombosi venosa profonda ma comunque possibile (sia direttamen-te che tramite progressione in una trombosi profonda).

COMMENTO

L'esplorazione ecografica del soggetto con sospetta trombosi venosa si deve basare soprattutto sulla compres-sione della vena mediante graduale movimento della sonda e sull'impiego del color Doppler e deve essere bilaterale ed estesa dalle vene addomino-pelviche a quelle profonde dell'arto compreso il polpaccio ed in-cludendo anche la porzione distale di quelle superficiali. In regime di urgenza, comunque, una semplice *compression US* dei segmenti venosi dall'inguine al polpaccio e limitato al solo arto patologico può rivelar-si sufficiente. Le sedi più frequenti sono date dalla vena femorale superficiale e dalle vene e venule del pol-paccio. La vena patologica appare, in caso di ostruzione recente, di calibro aumentato, poco o nulla compri-mibile, con contenuto luminale disomogeneo ma prevalentemente ipoecogeno, parzialmente o totalmente priva di segnale all'ECD. Bisogna ricordare come in fase acuta il lume possa apparire quasi anecogeno e quindi la trombosi risultare misconosciuta (se non si ricorre alla compressione od al color Doppler). È ne-cessaria porre particolare attenzione all'estremo distale del trombo per riconoscere un eventuale aspetto flottante endolume. Con il passare del tempo il lume diviene più ecogeno ed il calibro normale o ridotto; compaiono fenomeni di ricanalizzazione, sia come canalicoli di riabitazione luminale che come venule in-traparietali o perivenose.

BIBLIOGRAFIA ESSENZIALE

Belcaro G, Nicolaides AN, Errichi BM et al (1999) Superficial thrombophlebitis of the legs: a randomized, controlled, fol-low-up study. Angiology 50: 523-529

Chengelis DL, Bendick PJ, Glover JL et al (1996) Progression of superficial venous thrombosis to deep vein thrombosis. J Vasc Surg 24:745-749

Rohrbach N, Mouton WG, Naef M et al (2003) Morbidity in superficial thrombophlebitis and its potential surgical preven-tion. Swiss Surg 9:15-17

CASO 145

Orlando Catalano, Alfredo Siani
U.O.C. di Radiodiagnostica, IRCCS Istituto Nazionale Tumori, Fondazione "G. Pascale", Napoli

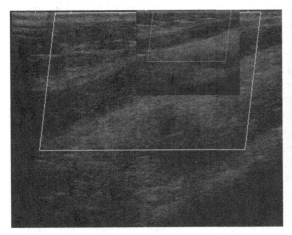

Figura 1

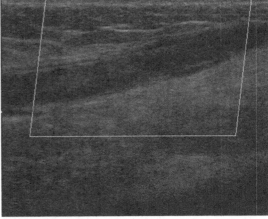

Figura 2

F, 50 anni. Dolore e gonfiore del braccio due giorni dopo prelievo venoso periferico.

DOMANDE

1. Quale reperto è riconoscibile nelle immagini eco-color Doppler a livello dell'estremo distale del braccio?
2. Era necessaria una valutazione strumentale?
3. È necessario il ricontrollo dopo trattamento?
4. Quali sono le cause maggiori di trombosi venosa degli arti superiori?

CASO 145: Tromboflebite della vena omerale

RISPOSTE

1. Assenza di segnali di flusso nella vena omerale, che mostra pareti irregolarmente ispessite e lume disomogeneo.
2. La diagnosi è clinico-anamnestica, tuttavia l'eco-color Doppler è utile per conferma e per bilancio di estensione (anche se in questo caso ciò non influenza direttamente la terapia).
3. Non strettamente necessario, a meno che non si vogliano regolare durata e dosaggio della terapia anticoagulante in base alla più o meno rapida risoluzione del quadro ecografico.
4. Sforzo (es. sindrome di Paget-Schroetter tipica dei giovani atleti), traumi (con o senza fratture ossee) e cancro (sia in presenza che in assenza di cateteri venosi).

COMMENTO

Generalmente le complicanze vascolari (tromboflebite, infezioni, trombosi arteriosa, pseudo-aneurismi, ecc.) si verificano in caso di iniezioni ripetute ed eseguite in maniera non idonea, come nel caso dei tossicodipendenti. Tuttavia anche una puntura occasionale, a solo scopo di prelievo venoso, può determinare l'insorgenza di una tromboflebite, tale da richiedere comunque un trattamento anticoagulante allo scopo di risolvere il trombo ma anche di prevenire una pur possibile embolia polmonare.

BIBLIOGRAFIA ESSENZIALE

Knudson GJ, Wiedmeyer DA, Erickson SJ et al (1990) Color Doppler sonographic imaging in the assessment of upper-extremity deep venous thrombosis. AJR Am J Roentgenol 154:399-403

Ong B, Gibbs H, Catchpole I et al (2006) Peripherally inserted central catheters and upper extremity deep vein thrombosis. Australas Radiol 50:451-454

Straussberg R, Harel L, Bar-Sever Z et al (2001) Radial osteomyelitis as a complication of venous cannulation. Arch Dis Child 85:408-410

CASO 146

Rosaria De Ritis, Luigi D'Anna, Francesco Di Pietto

Dipartimento di Diagnostica per Immagini, U.O.S. RM Body, U.O.C. di Radiologia Vascolare e Interventistica, A.O.R.N. "A. Cardarelli", Napoli

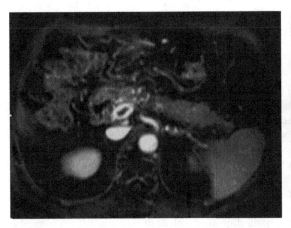

Figura 1

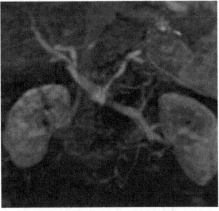

Figura 2

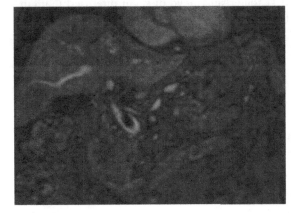

Figura 3

M, 45 anni. Si ricovera per dolore addominale e febbre. I dati di laboratorio evidenziano alterazioni della coagulazione. All'anamnesi il paziente rivelava di lavorare in ambiente fortemente refrigerato.

DOMANDE

1. Quale patologia si può rilevare dalle immagini RM?
2. Qual è la sua estensione?
3. Quali sono i segni diretti della patologia studiata?
4. Quali sono i criteri diagnostici differenziali con la forma neoplastica?

CASO 146: Trombosi portale acuta

RISPOSTE

1. Trombosi portale.
2. Tronco portale e vena mesenterica superiore.
3. Presenza di defectus nel lume e aumento del calibro del vaso.
4. Assenza di impregnazione contrastografica del difetto di riempimento del lume portale dopo mdc e.v.

COMMENTO

La trombosi portale può insorgere in molte condizioni morbose (cirrosi epatica, neoplasie, colangiti, coagulopatie, traumi, congelamenti, interventi chirurgici ecc.) per l'azione combinata di molteplici fattori patogenetici sistemici e locali, congeniti o acquisiti. Può essere confinata ad uno o entrambi i rami portali principali oppure al tronco ed estendersi alla confluenza porto-mesenterica, alle vena mesenterica superiore e splenica. In relazione alla sede, all'estensione, alla rapidità del processo trombotico ed alla eventuale patologia di base, la trombosi portale può determinare ischemia epatica, atrofia, ipertrofia compensatoria segmentaria, ischemia intestinale, ipertensione portale.

Può presentarsi clinicamente nella forma acuta o cronica. I sintomi acuti sono: nausea, dolore addominale, febbre, ascite.

La forma cronica determina ipertensione portale, emorragia digestiva, splenomegalia, ascite e colangiopatia. In circa 1/3 dei casi si instaurano circoli collaterali e si può avere una trasformazione cavernomatosa della vena porta.

La diagnosi di trombosi portale acuta mediante RM si fonda sul rilievo di segni diretti ed indiretti. I segni diretti sono l'incremento del diametro del vaso (diametro della vena porta >20 mm) e la presenza del trombo nel lume vasale.

Le deposizioni trombotiche mostrano un segnale RM:
– iso/iperintenso nelle sequenze T1w;
– iperintenso nelle sequenze T2w *darkblood*;
– ipointenso nelle sequenze T2w *brigh blood* e nelle scansioni T1w post-contrastografiche (tomografiche e angiografiche).

I segni indiretti sono rappresentati dalla iperemia transitoria settoriale rilevabile nella fase arteriosa dello studio contrastografico come iperintensità del segnale del parenchima epatico periferico in caso di trombosi del tronco portale o dell'emifegato corrispondente alla branca portale interessata dalle deposizioni trombotiche.

La diagnosi differenziale con la trombosi portale neoplastica si basa sull'assenza della impregnazione contrastografica che si osserva in caso di trombo neoplastico.

BIBLIOGRAFIA ESSENZIALE

Bradbury MS, Kavanagh PV, Bechtold RE et al (2002) Mesenteric venous thrombosis: diagnosis and noninvasive imaging. RadioGraphics 22:527-541.

CASO 147

Nicola Gandolfo, Paolo Gazzo, Giacomo Garlaschi*

U.O. Radiologia, A.O. "Santa Corona", Pietra Ligure, Savona
*Dipartimento di Radiologia, Università degli Studi di Genova, Genova

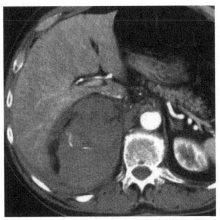

Figura 1

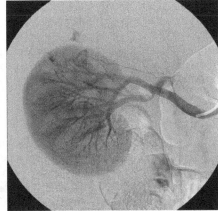

Figura 2

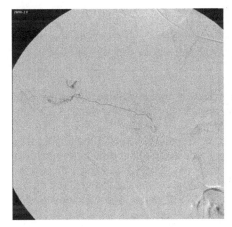

Figura 3

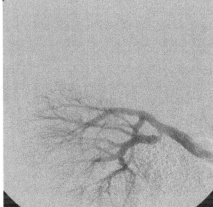

Figura 4

M, 62 anni. Trauma della strada.

DOMANDE

1. Quale spazio anatomico è coinvolto?
2. Quali segni del trauma si evidenziano nella regione anatomica coinvolta?
3. Quale organo è coinvolto?
4. Qual è la strategia terapeutica più indicata?

CASO 147: Ematoma da trauma isolato del surrene associato a sanguinamento attivo

RISPOSTE

1. Spazio perirenale destro.
2. Sanguinamento attivo visibile in fase arteriosa dell'esame TC (Fig. 1) e confermato dall'esame angiografico digitale (Fig. 2) sotto forma di *jet*; ematoma peri-renale e tumefazione della crura diaframmatica di destra.
3. Il surrene che, se colpito isolatamente, rappresenta evenienza piuttosto rara.
4. L'embolizzazione percutanea con angiografia nei casi in cui si dimostri stravaso ematico attivo alla TC, anche in presenza di instabilità emodinamica relativa (Figg. 3, 4).

COMMENTO

Le lesioni traumatiche del surrene, sebbene rare, rappresentano un'entità da non sottovalutare, essendo potenzialmente fatali, se bilaterali. L'incidenza del trauma surrenale è stimata nello 0,86%, prevalendo anatomicamente nel lato destro (77%), rispetto al lato sinistro (15%) o alla bilateralità (15%). Il surrene destro è più frequentemente coinvolto perché compresso tra il fegato, il rachide e il rene.

La tipologia dell'evento traumatico riconosce collisioni stradali (75%), traumi diretti (14%) e traumi sportivi (4%). Un incremento improvviso di pressione nel sistema vena cava inferiore - vene surrenaliche può riscontrarsi in traumi toraco-addominali di media entità, specie in età pediatrica. Le vene surrenaliche di destra, essendo tributarie direttamente in vena cava inferiore, sono maggiormente soggette all'incremento di pressione retrogrado post-traumatico.

La lesione traumatica del surrene spesso si associa a traumi multi-organo, incrementando la morbidità e la mortalità del politraumatizzato: fegato (43%), milza (23%), polmone (19%) e rene (18%). Non sono rari il coinvolgimento toracico (pneumotorace/emotorace nel 22% dei casi) e scheletrico (coste, clavicola e scapola 39%, pelvi e bacino 30%, rachide 23%). Il trauma del surrene isolato, evento raro, è stato osservato nel 4% dei traumi complessivi surrenalici.

I segni TC specifici per lesione traumatica sono: ematoma focale ovalare o rotondeggiante con espansione del surrene, emorragia sfumata, irregolare o uniforme con obliterazione del profilo ghiandolare, massa surrenalica.

Uno stravaso emorragico attivo è visibile solamente nell'1,4% dei casi. Segni TC associati includono: soffusione del tessuto adiposo perirenale, emorragia retroperitoneale, tumefazione della crura diaframmatica. La TC nel paziente traumatizzato deve sempre prevedere una fase arteriosa pura per la corretta identificazione di eventuali piccoli stravasi emorragici. L'embolizzazione angiografica con accesso super-selettivo e mediante l'utilizzo di microspirali, o di materiale particolato, rappresenta una valida opzione terapeutica di scelta nella lesione traumatica isolata attivamente sanguinante.

BIBLIOGRAFIA ESSENZIALE

Capaccio E, Magnano GM, Valle M et al (2006) Traumatic lesions of adrenal glands in paediatrics: about three cases. Radiol Med 111:906-910

Pinto A, Scaglione M, Scuderi MG et al (2006) Role of mulditetector row Computed Tomography in the assessment of adrenal gland injuries. Eur J Radiol 59:355-358

Sinelnikov AO, Abujudeh HH, Chan D et al (2007) CT manifestations of adrenal trauma: experience with 73 cases. Emerg Radiol 13:313-318

CASO 148

Michele Tonerini, Roberto Cioni*, Chiara Bagnato**, Piero Lippolis**, Luca Grassi, Eugenio Orsitto
U.O.C. Radiologia Pronto Soccorso A.O. Universitaria Pisana, Pisa. *U.O.C. Radiologia Diagnostica e Interventistica A.O. Universitaria Pisana, Pisa. **U.O.C. Chirurgia d'Urgenza A.O. Universitaria Pisana, Pisa

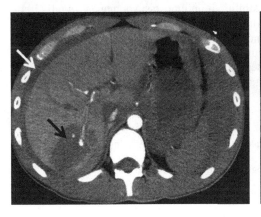

Figura 1

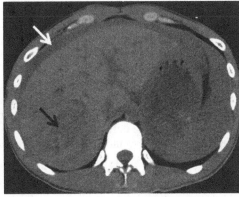

Figura 2

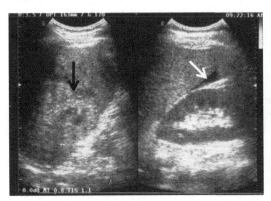

Figura 3

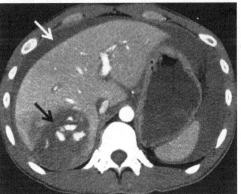

Figura 4

M, 27 anni. Politrauma maggiore (incidente motociclistico).

DOMANDE

1. Quali tipi di lesioni sono visualizzabili all'esame ecografico (Fig. 1) e all'esame TC multistrato senza mdc (Fig. 2) e con mdc e.v. in fase arteriosa (Fig. 3) e venosa (Fig. 4)?
2. Quando è indicata l'angiografia in urgenza?
3. Qual è il trattamento di scelta dei pazienti con lesione epatica da trauma chiuso e in condizioni di stabilità emodinamica?
4. In caso di lesione traumatica epatica di altro grado (secondo la classificazione dell'AAST, *American Association for the Surgery of Trauma*) è sempre indicato il trattamento conservativo?

CASO 148: Emoperitoneo da lacerazione epatica attivamente sanguinante

RISPOSTE

1. Emoperitoneo (*frecce bianche*) e lacerazione epatica traumatica nel VI-VII segmento (*freccia nera*) caratterizzata da rifornimento arterioso (Figg. 3, 4).
2. In caso di riscontro alla MDCT (*Multidetector Computed Tomography*) di uno stravaso di mdc e.v. in fase arteriosa o di lesioni di grado maggiore (IV-V) con coinvolgimento dei vasi venosi epatici principali, essendo le lesioni di queste strutture segno indiretto di altre lesioni arteriose.
3. Il trattamento conservativo.
4. Sì, poiché il principale fattore predittivo della necessità di ricorrere ad un intervento chirurgico è l'instabilità emodinamica e non il grado della lesione riportata. Il riscontro alla TC di un rifornimento arterioso non cambia la strategia conservativa delle lesioni traumatiche epatiche. In tali circostanze si deve ricorrere all'embolizzazione del vaso, prima che il paziente diventi emodinamicamente instabile, senza dover intraprendere un intervento chirurgico in urgenza.

COMMENTO

Lo sviluppo della MDCT ha consentito di attuare in sicurezza il trattamento conservativo di lesioni traumatiche del fegato nell'oltre il 90% dei casi. Il riscontro TC di uno stravaso di mdc e.v. in fase arteriosa è indicativo di un sanguinamento attivo, con scarsissime possibilità di un'emostasi spontanea. In tali circostanze l'angiografia con embolizzazione riduce la necessità di ricorrere all'intervento chirurgico per arrestare l'emorragia. L'alternativa chirurgica al controllo dell'emorragia va presa in considerazione soltanto in caso vi sia franca instabilità emodinamica, oppure manchi una pronta disponibilità angiografica. L'embolizzazione consente non solo di attuare un trattamento conservativo, ma può essere impiegata anche come coadiuvante dell'emostasi chirurgica in caso di pazienti instabili.

BIBLIOGRAFIA ESSENZIALE

Poletti PA, Mirvis SE, Shanmuganathan K et al (2004) Blunt abdominal trauma patients: can organ injury be excluded without performing Computed Tomography? J Trauma 57:1072-1081

Romano L, Giovine S, Guidi G et at (2004) Hepatic trauma: CT findings and considerations based on our experience in emergency diagnostic imaging. Eur J Radiol 50:59-66

Shanmuganathan K (2004) Multidetector row CT imaging of blunt abdominal trauma. Semin Ultrasound CT MR 25:180-204

CASO 149

Luigia Romano, Rosa Ignarra, Giuseppe Ruggiero

Dipartimento di Diagnostica per Immagini, U.O.C. di Radiologia Generale e Pronto Soccorso, A.O.R.N. "A. Cardarelli", Napoli

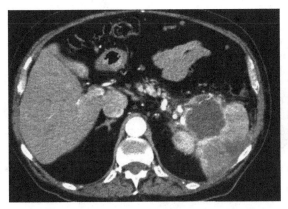

Figura 1

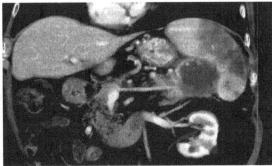

Figura 2

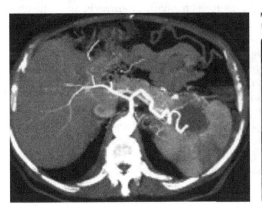

Figura 3

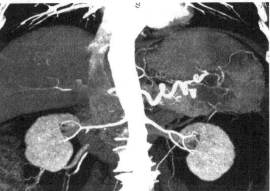

Figura 4

F, 54 anni. Non cardiopatica, diabetica o aterosclerotica, con riferita assunzione di 2-3 bicchieri di vino al giorno, viene ricoverata in altro nosocomio per dolore epigastrico ricorrente e modesto rialzo delle amilasi e delle lipasi sieriche. Dopo una settimana dalla dimissione giunge al Pronto Soccorso del nostro ospedale per dolore acuto al quadrante superiore sinistro dell'addome.

DOMANDE

1. Da quale condizione è stata causata la sintomatologia dolorosa del quadrante superiore sinistro dell'addome?
2. Qual è la condizione predisponente più comune?
3. Qual è la tecnica di studio con MDCT (*Multidetector Computed Tomography*)?
4. Quale tipo di ricostruzione ha consentito la diagnosi definitiva?

CASO 149: Infarto della milza con infiltrazione neoplastica dell'arteria splenica da tumore cistico della coda del pancreas

RISPOSTE

1. La sintomatologia dolorosa è stata causata da un esteso infarto splenico in presenza di una pseudocisti della coda del pancreas, diagnosticata alla TC nel precedente ricovero.
2. Gli infarti splenici sono generalmente dovuti ad un'occlusione, ateromasica o embolica, dell'arteria splenica, secondaria a distacco di piccoli trombi dalla parete della cavità atriale sinistra in pazienti cardiopatici.
3. Il protocollo prevede uno studio di base e bifasico con mdc e.v.. Parametri di iniezione del mdc: concentrazione 400 mg/mL; flusso: 4-5 mL/sec; volume 120 mL; soluzione fisiologica: flusso 2 mL/sec; volume 40 mL; fase arteriosa ottenuta con il *bolus tracking*; fase portale ottenuta con ritardo di 75 secondi. Lo studio arterioso è indispensabile per rilevare l'occlusione dell'arteria splenica.
4. Le ricostruzioni MIP ottenute in fase arteriosa.

COMMENTO

Nel caso in esame lo studio MDCT, integrato da ricostruzioni MIP, documenta un brusco "stop" dell'arteria splenica all'ilo epatico, dove si sviluppa la pseudocisti, ed evidenzia un circolo arterioso neoformato che alimenta la parete della stessa. In fase portale la parete della massa cistica è finemente irregolare e la milza presenta un'estesa area infartuale.

La diagnosi differenziale tra una pseudocisti ed una neoplasia cistica del pancreas è difficile in presenza di segni clinici e laboratoristici di pancreatite, ma risulta essere fondamentale ai fini del trattamento terapeutico che, nel caso di neoplasia, prevede la resezione chirurgica. Solo un'adeguata tecnica di studio con MDCT consente la diagnosi, indicando non solo la massa cistica, ma anche l'irregolare apporto nutritizio arterioso che permette di discriminare la pseudocisti infiammatoria da una neoplasia cistica.

Al primo ricovero la diagnosi è stata fuorviata dalla sovrapposizione di una blanda pancreatite e dall'omissione di un'accurata fase di studio MDCT arteriosa. Al secondo ricovero, anche sulla scorta dell'ipotesi di un infarto splenico, in assenza comunque di cardiopatia o segni clinici e laboratoristici di malattia aterosclerotica, è stato eseguito un accurato studio MDTC con tecnica bifasica: la fase arteriosa con le ricostruzioni MIP è stata determinante nell'evidenziare la brusca interruzione del lume dell'arteria splenica, in relazione alla neoformazione cistica della coda del pancreas, e la neovascolarizzazione arteriosa della parete della stessa. La paziente è stata trattata chirurgicamente con successo ed è stata dimessa dopo una settimana dall'intervento.

BIBLIOGRAFIA ESSENZIALE

Russell RT, Sharp KW (2005) Mucinous cystoadenoma of the pancreas associated with acute pancreatitis and concurrent pancreatic pseudocyst. Am Surg 71:292-297

Takada A, Itoh S, Suzuki K et al (2005) Branch duct-type intraductal papillary mucinous tumor: diagnostic value of multiplanar refrmatted images in multislice CT. Eur Radiol 15:1888-1897

Vinco A, Cimaschi D, Pulcini G et al (2006) Mucinous cystic tumor of the pancreas. A case report. Chir Ital 58:367-372

CASO 150

Orlando Catalano, Alfredo Siani
U.O.C. di Radiodiagnostica, IRCCS Istituto Nazionale Tumori, Fondazione "G. Pascale", Napoli

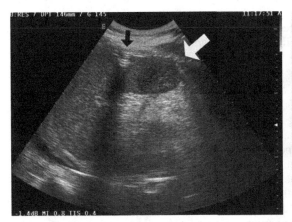

Figura 1

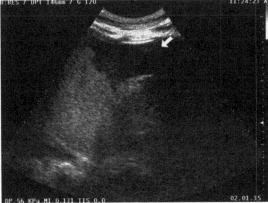

Figura 2

F, 61 anni. Dolore acuto al fianco sinistro tre giorni dopo emicolectomia sinistra per carcinoma del colon discendente.

DOMANDE

1. Cosa identifica la *freccia bianca* nella scansione splenica ecografica (Fig. 1, la *freccia nera* indica un tubo di drenaggio) ed ecocontrastografica (Fig. 2)?
2. Sarebbe stata sufficiente l'ecografia o è stato utile ricorrere all'ecocontrastografia?
3. Sono necessarie ulteriori indagini?

CASO 150: Infarto splenico meta-chirurgico parziale

RISPOSTE

1. Area ipoecogena disomogenea della metà splenica caudale, del tutto priva di *enhancement* dopo somministrazione di mdc e.v.; si associa versamento pleurico.
2. Il quadro ecografico poteva anche essere espressione di un focolaio traumatico o di un ematoma, mentre quello ecocontrastografico è specifico per infarto (ed esclude anche un sanguinamento in atto).
3. No, il quadro ecocontrastografico è conclusivo ed il trattamento è conservativo (a meno che non subentri un'ascessualizzazione).

COMMENTO

È noto come la mobilizzazione della flessura splenica, in corso di resezione colica sinistra, possa determinare una lesione traumatica della milza (splenectomia iatrogena o accidentale), essenzialmente attraverso lesioni capsulari prodotte per la trazione sulle bande peritoneali spleno-omentali.

Nel caso descritto l'organo era di per sé integro, senza lesioni capsulari e senza sanguinamento in atto (come dimostrato dall'ecocontrastografia). La lesione iatrogena aveva agito indirettamente, attraverso un danno sulla vascolarizzazione della metà inferiore della milza.

In alcune casistiche sino al 40% delle splenectomie vengono praticate come conseguenza di un danno iatrogeno dell'organo nel corso di chirurgia addominale (in particolare, nell'1-8% delle emicolectomie sinistre, nel 3-20% degli interventi anti-reflusso a cielo aperto, nel 4-13% delle nefrectomie sinistre e nel 21-60% delle esposizioni e ricostruzioni dell'aorta addominale prossimale e dei suoi rami). Anche una colonscopia ed una polipectomia per-endoscopica possono produrre una lesione splenica accidentale.

BIBLIOGRAFIA ESSENZIALE

Catalano O, Nunziata A, Cusati B et al (2004) Real-time, contrast-specific sonography imaging of acute splenic disorders: a pictorial review. Emerg Radiol 11:15-21

Langevin JM, Rothenberger DA, Goldberg SM (1984) Accidental splenic injury during surgical treatment of the colon and rectum. Surg Gynecol Obstet 159:139-144

Wahl P, Hahnloser D, Chanson C et al (2006) Laparoscopic and open colorectal surgery in everyday practice: retrospective study. ANZ J Surg 76:20-37

CASO 151

Orlando Catalano, Alfredo Siani

U.O.C. di Radiodiagnostica, IRCCS Istituto Nazionale Tumori, Fondazione "G. Pascale", Napoli

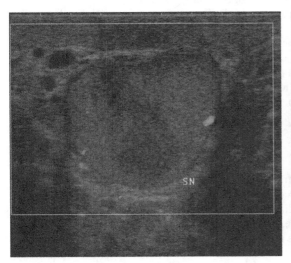

Figura 1

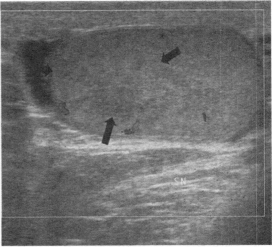

Figura 2

M, 28 anni. Tumefazione e dolenzia acuta del testicolo sinistro.

DOMANDE

1. Qual reperto è rilevabile nelle scansioni eco-color Doppler del testicolo sinistro?
2. Quale meccanismo d'azione ne è responsabile?
3. Con cosa si pone più comunemente la diagnosi differenziale?
4. Come bisogna comportarsi, dal punto di vista diagnostico-terapeutico, in questi casi?

CASO 151: Infarto testicolare parziale

RISPOSTE

1. Disomogenea e mal delimitata banda ipoecogena cuneiforme nel didimo, priva di segnali di flusso, con vertice verso la rete testis, in associazione ad idrocele anecogeno omogeneo.
2. Vengono considerate varie eziologie, in particolare orchiepididimite acuta, anemia a cellule falciformi e vasculite da ipersensibilità; spesso la causa è sconosciuta.
3. Essenzialmente con i tumori testicolari, talora sovrapponibili per aspetto ed età di insorgenza; in seconda istanza con l'orchite focale.
4. La presentazione clinica, l'assenza di una massa palpabile e l'ipovascolarità rendono improbabile la neoplasia; è tuttavia consigliabile un controllo ecografico e color Doppler dopo 10-15 giorni di trattamento. Se il quadro peggiora nonostante le cure può esservi un'indicazione per l'orchiectomia, possibilmente parziale.

COMMENTO

L'infarto testicolare segmentario è un'alterazione infrequente, ma che deve essere conosciuta soprattutto per il rischio di un'erronea diagnosi di neoplasia. L'ecografia con color Doppler è la metodica di scelta, in questa come in qualsiasi altra patologia scrotale: la dimostrazione dell'assenza di flusso nell'area ipoeco-gena, ma persistente nel resto del didimo, è virtualmente diagnostica. Talora, specie per piccole lesioni in cui i dubbi rispetto ad una neoplasia ipovascolarizzata possono essere maggiori, è utile uno studio RM (che dimostra i margini del focolaio infartuale sia in T2 che dopo infusione di mdc paramagnetico, consentendo così una diagnosi definitiva).

BIBLIOGRAFIA ESSENZIALE

Fernández-Pérez GC, Tardáguila FM, Velasco M et al (2005) Radiologic findings of segmental testicular infarction. AJR am J Roentgenol 184:1587-1593

Sentilhes L, Dunet F, Thoumas D et al (2002) Segmental testicular infarction: diagnosis and strategy. Can J Urol 9:1698-1701

Sharma SB, Gupta V (2005) Segmental testicular infarction. Indian J Pediatr 72:81-82

CASO 152

Stefanella Merola, Teresa Cinque, Patrizia Lombardo
Dipartimento di Diagnostica per Immagini, U.O.C. di Radiologia Generale e Pronto Soccorso, A.O.R.N. "A. Cardarelli", Napoli

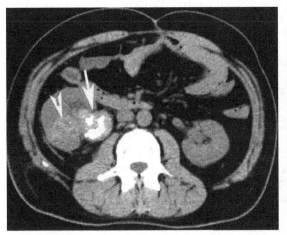 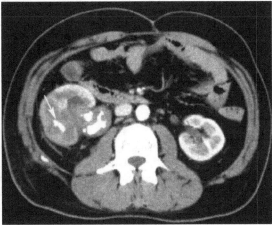

Figura 1   **Figura 2**

M, 57 anni. Giunge in Pronto Soccorso per ematuria macroscopica ed intenso dolore al fianco destro dopo essere stato sottoposto, 15 giorni prima presso un altro ospedale, ad un tentativo di trattamento percutaneo di estrazione, per via nefrostomica, di alcuni calcoli localizzati in sede pielica omolaterale.

DOMANDE

1. Che cosa indica la scansione TC delle logge renali senza mdc e.v.?
2. Che cosa indica la scansione TC delle logge renali durante la fase arteriosa di somministrazione del mdc?
3. Quale meccanismo d'azione è stato responsabile dell'alterazione?
4. Quale trattamento è il più idoneo per la risoluzione della patologia?

CASO 152: Piccolo pseudo-aneurisma iatrogeno della midollare renale in paziente con litiasi pielica

RISPOSTE

1. La scansione TC senza mdc e.v. mostra la presenza di coaguli ematici spontaneamente iperdensi nell'ambito del parenchima renale e calcoli nella pelvi renale.
2. Durante la fase arteriosa del mdc si osserva un piccolo pseudo-aneurisma contenuto nella midollare del rene.
3. Il trauma procurato dalla sonda nefrostomica, nel tentativo di estrazione percutanea dei calcoli localizzati nella pelvi renale.
4. Un'embolizzazione del piccolo pseudo-aneurisma per via endovascolare.

COMMENTO

Le lesioni vascolari arteriose renali possono essere causate da traumi penetranti, traumi chiusi, oppure possono riconoscere un'origine iatrogena (biopsia renale, nefrostomia, litotrissia o interventi chirurgici). Esse includono il sanguinamento attivo, lo pseudo-aneurisma e le fistole artero-venose o artero-caliceali, che possono manifestarsi in un punto qualsiasi lungo il decorso delle arterie renali o delle loro diramazioni intra-parenchimali. L'incidenza delle lesioni arteriose da nefrostomia percutanea è dell'1%. La lacerazione parziale della parete dell'arteria può essere contenuta dall'ematoma o dai tessuti circostanti ed in questo caso forma uno pseudo-aneurisma.

Il sanguinamento dello pseudo-aneurisma può avvenire nei tessuti perirenali (con la formazione di un ematoma), nel lume delle vene adiacenti (con la formazione di una fistola artero-venosa) o nel lume del sistema calico-pielico (con la formazione di una fistola artero-caliceale). L'emorragia può essere intermittente e può causare episodi di macroematuria con dolore al fianco alternati a periodi di quiescenza.

L'angiografia è stata per lungo tempo considerata il *gold standard* nella diagnosi delle lesioni vascolari renali. La TC, grazie allo studio multifasico, può essere considerata la modalità non invasiva più accurata nell'individuazione delle lesioni vascolari renali, sia spontanee che iatrogene. Il trattamento di scelta degli pseudo-aneurismi intraparenchimali renali è rappresentato dall'embolizzazione per via angiografica.

BIBLIOGRAFIA ESSENZIALE

Farrell TM, Sutton JE, Burchard KW (1996) Renal artery pseudoaneurysm: a case of delayed hematuria in blunt trauma. J Trauma 41:1067-1068

Lee RS, Porter JR (2003) Traumatic renal artery pseudoaneurysm: diagnosis and management techniques. J Trauma 555:972-978

Mirobata Y, Yokota J, Fujimura I et al (2001) Successful evaluation of pseudoaneurysm formation after blunt renal injury with dual-phase contrast-enhanced helical CT. AJR Am J Roentgenol 177:136-138

CASO 153

Mariano Scaglione, Sonia Fulciniti, Raffaella Marino
Dipartimento di Diagnostica per Immagini, U.O.S. TC Body in Emergenza, U.O.C. di Radiologia Generale e Pronto Soccorso, A.O.R.N. "A. Cardarelli", Napoli

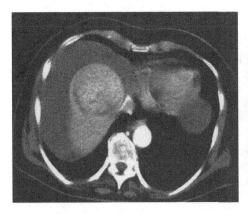

Figura 1

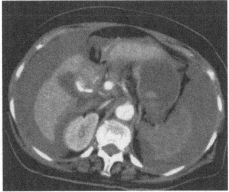

Figura 2

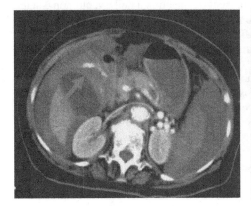

Figura 3

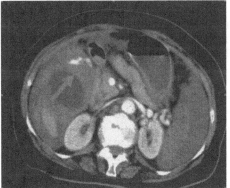

Figura 4

F. 69 anni. Nega patologia addominale o malattia epatica cronica. Si presenta al pronto soccorso con lieve tachipnea. Emoglobina: 6 gr/dL. Si richiede esame TC d'urgenza nel sospetto di embolia polmonare e di trombosi venosa profonda.

DOMANDE

1. Di che natura è il liquido nel peritoneo?
2. Quelli evidenziati dalle frecce sono foci di sanguinamento in atto?
3. Se sì, da dove originano?
4. Vi sono segni TC di shock ipovolemico?

CASO 153: Rottura spontanea di una lesione di epatocarcinoma (HCC) al IV segmento epatico, in HCC multifocale

RISPOSTE

1. Ascite mista a sangue.
2. Sì.
3. Da una lesione di HCC di piccole dimensioni localizzata al IV segmento (Fig. 2).
4. Vena cava e vene renali con aspetto laminare, milza contratta e ipodensa.

COMMENTO

La rottura spontanea è la possibile complicanza di una qualsiasi lesione epatica focale, indipendentemente dalla linea cellulare cui essa appartiene. In questo capitolo rientrano principalmente le lesioni epatiche focali della linea "ipervascolare" - epatocarcinoma (HCC), metastasi, adenoma, iperplasia nodulare focale - che possono andare incontro a rottura spontanea specie quando raggiungono dimensioni considerevoli. Di queste lesioni, l'epatocarcinoma è di gran lunga quella che più frequentemente va incontro a rottura spontanea.

Il caso presentato è "emblematico" per il fatto che, talora, la rottura può essere la prima manifestazione di una lesione epatica altrimenti sconosciuta. Infatti, la paziente non sapeva affatto di essere cirrotica né tanto meno di essere portatrice di un HCC multifocale. Inoltre la presentazione clinica dell'evento non è stata "particolarmente" drammatica: infatti, la donna versava in uno stato di buon compenso emodinamico, a tal punto che il medico del pronto soccorso non aveva pensato affatto allo stato di shock emorragico in atto. L'unico segno era la tachipnea che, però, è stata posta clinicamente in relazione alla possibile presenza di un'embolia polmonare.

In urgenza, il radiologo non è tenuto, *sensu stricto*, a fare diagnosi di natura della lesione epatica sanguinante ma a definire la sede esatta del sanguinamento. Nel caso mostrato, non la lesione di maggiori dimensioni (Fig. 1) ma una lesione di HCC del diametro di circa 3 cm è stata responsabile del sanguinamento attivo che si è manifestato attraverso un "jet" di mdc. Sulla base di tale rilievo, si è provveduto all'embolizzazione selettiva del ramo dell'a. epatica afferente alla lesione sanguinante. Si noti che l'acquisizione TC a livello addominale, benché effettuata in fase venosa (per ricerca di trombosi venosa profonda), mostra una fase contrastografica ancora sbilanciata verso la fase arteriosa, segno di deficit di circolo. Sono, inoltre, visibili ulteriori segni di shock quale *flatting*, ovvero l'appiattimento della vena cava e delle vene renali e milza di ridotto volume e densità. Il liquido libero nel cavo peritoneale, al di là del campionamento densitometrico che è sempre utile, mostra, rispetto al liquido ascitico, densità più alta nei recessi peritoneali prossimi alla sede del sanguinamento attivo.

BIBLIOGRAFIA ESSENZIALE

Kanematsu M, Imaeda T, Yamawaki Y et al (1992) Rupture of hepatocellular carcinoma: predictive value of CT findings. AJR Am J Roentgenol 158:1247-1250

Kim PT, Su JC, Buczkowski AK et al (2006) Computed tomography and angiographic interventional features of ruptured hepatocellular carcinoma: pictorial essay. Can Assoc Radiol J 57:159-168

Lucey BC, Varghese JC, Anderson SW et al (2007) Spontaneous hemoperitoneum: a bloody mess. Emerg Radiol 14:65-75

CASO 154

Raffaella Niola, Franco Maglione
Dipartimento di Diagnostica per Immagini, U.O.S. di Interventistica Endovascolare, U.O.C. di Radiologia Vascolare e Interventistica, A.O.R.N. "A. Cardarelli", Napoli

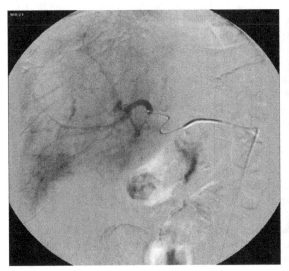 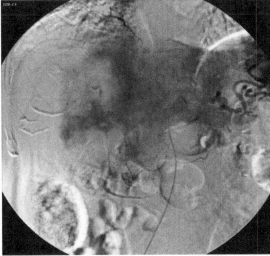

Figura 1   **Figura 2**

M, 63 anni. Paziente epatopatico, giunge in Pronto Soccorso per violento dolore addominale e stato di shock ipovolemico.

DOMANDE

1. Di cosa è suggestiva l'immagine della Figura 1?
2. Cosa rappresenta l'immagine della Figura 2?
3. Quale procedura è stata utilizzata e da cosa si deduce?
4. Qual è l'indagine che sicuramente precede l'angiografia?

CASO 154: Rottura spontanea di carcinoma epatocellulare (HCC)

RISPOSTE

1. Di lesione occupante spazio (apprezzabile dalla divaricazione vasale) con liquido libero (sangue) in addome, apprezzabile dalla distanza tra arcata costale e parenchima epatico.
2. La fase tardiva dell'arteriografia del tripode celiaco.
3. Il cateterismo superselettivo con somministrazione di un chemioterapico misto a materiale embolizzante per l'occlusione del vaso. Si apprezza lo "stampo" dell'arteria epatica, indice dell'avvenuta esclusione vascolare, nonchè le particelle di materiale embolizzante diffuse alla periferia del parenchima.
4. Una TC per rilevare la lesione espansiva, il suo sanguinamento e l'entità dell'emoperitoneo.

COMMENTO

La rottura spontanea dell'epatocarcinoma (HCC) è la presentazione più drammatica della malattia; si manifesta con dolori addominali, stato anemico che spesso esita in shock irreversibile. I fattori predisponenti sono il grado di vascolarizzazione arteriosa, la concomitanza di fistole artero-portali, le dimensioni e la crescita esofitica del tumore. Raramente la rottura di un HCC avviene per un evento traumatico, in questo caso il suo trattamento è equivalente a quello della rottura spontanea.

L'embolizzazione trans-catetere è un trattamento efficace per arrestare il sanguinamento ed è ottenuta associando all'agente embolizzante anche il chemioterapico così come vengono spesso trattati i noduli di HCC. Il follow-up dell'efficacia del trattamento va effettuato con esame TC.

BIBLIOGRAFIA ESSENZIALE

Battula N, Srinivasan P, Madanur M et al (2007) Ruptured hepatocellular carcinoma following chemoembolization: a western experience. Hepatobiliary Pancreas Dis Int 6:49-51

Lau KY, Wong TP, Wong WW et al (2003) Emergency embolization of spontaneous ruptured hepatocellular carcinoma: correlation between survival and Child-Pugh classification. Australas Radiol 47:231-235

Tanaka A, Takeda R, Mukaihara S et al (2001) Treatment of ruptured hepatocellular carcinoma. Int J Clin Oncol 6:291-295

CASO 155

Orlando Catalano, Alfredo Siani

U.O.C. di Radiodiagnostica, IRCCS Istituto Nazionale Tumori, Fondazione "G. Pascale", Napoli

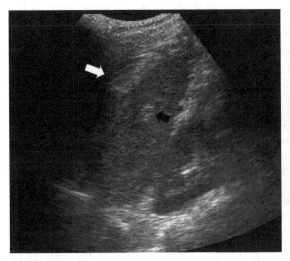

Figura 1

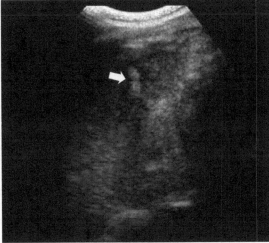

Figura 2

F, 28 anni. Trauma addominale chiuso 5 giorni prima.

DOMANDE

1. Quali sono i reperti indicati dalle frecce nella scansione ecografica (Fig. 1) ed ecocontrastografica (Fig. 2) dell'ipocondrio sinistro?
2. Come si spiega il manifestarsi a distanza di giorni dal trauma?
3. Quali sono le possibilità terapeutiche?

CASO 155: Rottura di pseudo-aneurisma intrasplenico post-traumatico

RISPOSTE

1. Ematoma sottocapsulare della milza (*freccia* in Fig. 1), pseudo-aneurisma intrasplenico al centro del focolaio traumatico (*freccia* in Fig. 2).
2. Andamento in due tempi, prima con formazione metatraumatica dello pseudo-aneurisma e poi con rottura dello stesso e sanguinamento sottocapsulare ed intraperitoneale.
3. Necessariamente cruente: splenectomia o embolizzazione trans-catetere.

COMMENTO

La rottura post-traumatica tardiva di un organo, con una lesione che in primo momento non era presente e si è sviluppata in una seconda fase, concettualmente non esiste. Dinanzi ad un esame come una TC con mdc e.v. palesemente negativo non c'è quindi un chiaro razionale ad una ripetizione a maggior distanza di tempo dall'evento traumatico, a meno che non vi sia un evidente cambiamento del contesto clinico-laboratoristico e degli evidenti motivi di allarme. Quello che può invece accadere è che una lesione traumatica minore prodottasi in un primo momento si accresca progressivamente, determinando quella che deve essere propriamente definita come "rottura in due tempi". In questo caso, concettualmente, esiste necessariamente un primo tempo, per il quale un esame di imaging risultato negativo deve essere considerato un falso negativo. I meccanismi di una rottura in due tempi sono vari. Tra quelli maggiori esiste la possibilità di un ematoma sottocapsulare, che si accresce progressivamente e che solo in un secondo momento si rompe andando incontro ad un'emorragia intraperitoneale. In alternativa, come è successo nel caso descritto, il trauma può determinare una lesione di un ramo arterioso intraparenchimale, con formazione di uno pseudo-aneurisma che solo in un secondo momento provoca l'emorragia. Ne deriva quindi l'importanza di monitorizzare i focolai traumatici splenici in soggetti trattati conservativamente, proprio per il rischio di sanguinamento tardivo e di formazione degli pseudo-aneurismi.

BIBLIOGRAFIA ESSENZIALE

Goletti O, Ghiselli G, Lippolis PV et al (1996) Intrasplenic post-traumatic pseudoaneurysm: echo color doppler diagnosis. J Trauma 41:542-545

Hiraide A, Yamamoto H, Yahata K et al (1994) Delayed rupture of the spleen caused by an intrasplenic pseudoaneurysm following blunt trauma: case report. J Trauma 36:743-744

Sugg SL, Gerndt SJ, Hamilton BJ et al (1995) Pseudoaneurysms of the intraparenchymal splenic artery after blunt abdominal trauma: a complication of nonoperative therapy and its management. J Trauma 39:593-595

CASO 156

Raffaella Niola, Franco Maglione

Dipartimento di Diagnostica per Immagini, U.O.S. di Interventistica Endovascolare, U.O.C. di Radiologia Vascolare e Interventistica, A.O.R.N. "A. Cardarelli", Napoli

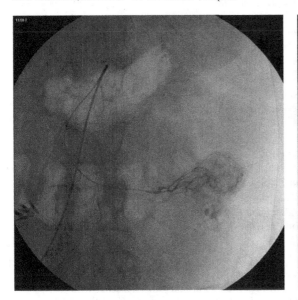 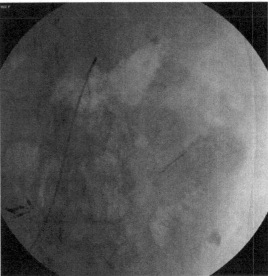

Figura 1   **Figura 2**

F, 63 anni. Giunge alla nostra osservazione per episodi ripetuti di sanguinamento intestinale. L'esofago-gastro-duodenoscopia risulta negativa; viene sottoposta ad esame angiografico.

DOMANDE

1. A cosa è dovuta l'immagine angiografica ovaloide localizzata nel quadrante addominale superiore di sinistra?
2. Quale tecnica di cateterismo è stata utilizzata?
3. Quale tecnica di acquisizione d'immagine è stata utilizzata?
4. Di cosa è espressione la sottile banda radiopaca post-procedurale (Fig. 2)?

CASO 156: Angiodisplasia del tenue

RISPOSTE

1. Irregolarità morfologica vascolare dei rami digiunali dell'arteria mesenterica superiore da angiodisplasia.
2. Cateterismo superselettivo di ramo digiunale con tecnica coassiale.
3. Acquisizione senza sottrazione, molto utile per rilevare sanguinamenti.
4. Dell'embolizzazione della malformazione vascolare ottenuta con colla acrilica.

COMMENTO

I sanguinamenti del tratto gastrointestinale costituiscono il 2% dei ricoveri ospedalieri per anno. L'angiodisplasia è una frequente causa di sanguinamento misconosciuto del tratto gastrointestinale e può rimanere silente per molti anni.

Le localizzazioni riguardano tutti i segmenti intestinali. La tecnica diagnostica di scelta è l'angiografia selettiva che, frequentemente, ha anche un ruolo terapeutico attraverso l'embolizzazione del ramo vasale tributario. La cateterizzazione deve essere superselettiva al fine di evitare complicanze di tipo infartuale.

L'approccio combinato dell'infusione di vasopressina e dell'embolizzazione consente un trattamento efficace con il controllo dell'emorragia in più del 90% dei casi.

Il caso illustrato di sanguinamento intestinale da angiodisplasia di un'ansa digiunale è stato trattato con successo per mezzo dell'embolizzazione del vaso con colla acrilica.

BIBLIOGRAFIA ESSENZIALE

Allison DJ, Hemingway AP, Cunningham DA (1982) Angiography in gastrointestinal bleeding. Lancet 2:30-33

Athanasoulis CA (1982) Upper gastrointestinal bleeding of arteriocapillary origin. In: Athanasoulis CA, Pfister RC (eds) Interventional Radiology. Saunders, Philadelphia, pp 55-59

Mattioli FP, Torre GC, Puglisi M (2002) 13 cases of angiodysplasia of the digestive system. Ann Ital Chir 73:25-28

Rossi P, Pavone P (1990) Upper gastrointestinal bleeding. In: Interventional Radiology. Thieme, New York

CASO 157

Antonella Filippone, Roberta Cianci

Dipartimento di Scienze Cliniche e Bioimmagini, Sezione di Scienze Radiologiche, Università degli Studi "G. d'Annunzio", Chieti

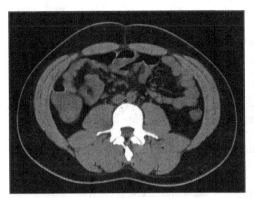

Figura 1

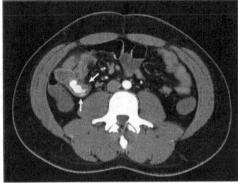

Figura 2

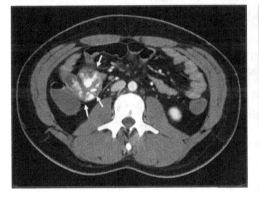

Figura 3

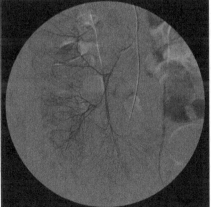

Figura 4

M, 18 anni. Sanguinamento gastrointestinale acuto. Si richiedono un esame TC, eseguito con macchina multidetettore e, successivamente, un esame angiografico.

DOMANDE

1. Il segno rilevabile all'esame TC dopo somministrazione di mdc e.v. è dovuto allo stravaso intraluminale dello stesso o ad *enhancement* della mucosa?
2. Di quale lesione è indicativo?
3. L'esame senza mdc è utile ai fini della diagnosi?
4. È utile somministrare mdc per os?

CASO 157: Angiodisplasia ileale

RISPOSTE

1. Il segno rilevabile è dovuto a stravaso intraluminale di mdc.
2. Emorragia acuta delle ultime anse ileali, da verosimile angiodisplasia.
3. Certamente sì, in quanto fuga ogni dubbio riguardo ad eventuale contenuto endoluminale iperdenso pre-esistente alla somministrazione di mdc e.v..
4. Assolutamente no, anche in considerazione del quesito clinico.

COMMENTO

L'emorragia che origina dal tratto gastrointestinale craniale al legamento di Treitz, includendo esofago, stomaco e duodeno, viene definita superiore; essa riconosce come causa le erosioni e le ulcere nel 55-74% dei casi.

L'emorragia gastrointestinale acuta inferiore origina dal tratto intestinale caudale al legamento di Treitz, includendo intestino tenue, colon e sigma-retto; le cause più frequenti sono la malattia diverticolare (20-55%) e l'angiodisplasia (3-40%).

Al fine di ottimizzare l'efficacia della diagnostica per immagini è fondamentale che il paziente venga studiato nella fase di sanguinamento clinicamente attivo. All'angio-TC la diagnosi di sanguinamento gastrointestinale si basa sul riconoscimento di mdc e.v. stravasato nel lume intestinale.

Il protocollo di studio con TC multidetettore a 64 strati propone l'uso dei seguenti parametri tecnici: collimazione 64×0,625 mm; spessore 2 mm; incremento di ricostruzione 1 mm; 120 kV; 450 mA. Il mdc iodato, alla concentrazione di 300 mgI/mL, viene somministrato a bolo per via endovenosa con flusso di 4 mL/sec. Al fine di definire lo *start delay* viene utilizzato il software di *bolus-tracking* posizionando la ROI (regione di interesse) nel lume dell'aorta addominale a livello del diaframma e ponendo un livello soglia di *enhancement* pari a 150 UH. L'acquisizione comincerà 25 secondi dopo che tale valore sia raggiunto, ossia nella fase arteriosa tardiva.

Quando possibile risulta estremamente utile anche la caratterizzazione, ossia la definizione della causa del sanguinamento: la malattia diverticolare, ad esempio, ha un differente valore prognostico rispetto all'angiodisplasia. Infatti, sebbene il sanguinamento tende a risolversi spontaneamente nell'80% dei casi in presenza di angiodisplasia e nel 75% dei casi in presenza di malattia diverticolare, la frequenza di recidiva nei casi di mancato trattamento è pari all'85% per l'angiodisplasia e solo al 25% per la malattia diverticolare.

La più recente letteratura indica che l'angio-TC multidetettore rappresenta una modalità di imaging di prima linea nella diagnosi di emorragia gastrointestinale acuta, dimostrando un impatto importante nella gestione terapeutica di tale quadro clinico.

BIBLIOGRAFIA ESSENZIALE

Laing CF, Tobias T, Rosenblum DI et al (2007) Acute gastro-intestinal bleeding: emerging role of multidetector CT angiography and review of current imaging techniques. RadioGraphics 27:1055-1070

Lee EW, Laberge JM (2005) Differential diagnosis of gastrointestinal bleeding. Tech Vasc Interv Radiol 7:112-122

Yoon V, Jeong YY, Shin SS et al (2006) Acute massive gastrointestinal bleeding: detection and localization with arterial phase multidetector-row helical CT. Radiology 239:160-167

CASO 158

Antonella Filippone, Roberta Cianci
Dipartimento di Scienze Cliniche e Bioimmagini, Sezione di Scienze Radiologiche, Università degli Studi "G. d'Annunzio", Chieti

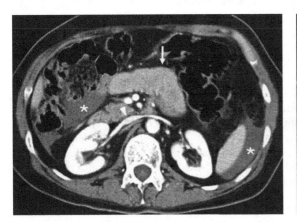

Figura 1

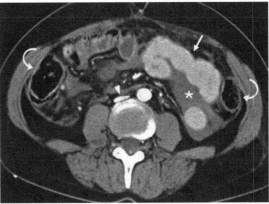

Figura 2

F, 65 anni. Trauma della strada. Si richiede esame TC.

DOMANDE

1. Quale alterazione indica la freccia dritta?
2. Quale condizione clinica esprime l'alterazione segnalata con la testa di freccia?
3. Quale alterazione indica l'asterisco?
4. Quale meccanismo d'azione è responsabile di tale quadro?

CASO 158: Ansa da shock

RISPOSTE

1. Ansa digiunale da shock.
2. Appiattimento della vena cava inferiore, condizione di shock ipovolemico.
3. Emoperitoneo.
4. Vasocostrizione riflessa allo stato di ipotensione.

COMMENTO

L'ischemia non occlusiva è caratterizzata da pervietà delle arterie e delle vene mesenteriche, il cui flusso sanguigno è però troppo lento per distribuire alla parete intestinale sangue sufficientemente ossigenato. Le cause di ischemia non occlusiva sono generalmente rappresentate da tutte quelle condizioni che determinano un decremento della gittata cardiaca, includendo la cardiopatia, l'infarto, le aritmie e l'ipovolemia.

L'ansa da shock è l'espressione dell'ischemia non occlusiva dovuta ad ipovolemia. In tali circostanze l'ischemia è la conseguenza della combinazione di ridotto afflusso e vasocostrizione arteriosa riflessa. La conseguente ipoperfusione determina un aumento della permeabilità della parete intestinale alle macromolecole ed all'albumina, con conseguente aumento dello spessore parietale, incremento dell'*enhancement* delle pareti intestinali, dovuto al rallentamento del flusso ed al passaggio nell'interstizio di mdc, ed accumulo intraluminale di fluido, secondario alla ridotta capacità di riassorbimento. L'appiattimento della vena cava inferiore rappresenta un'ulteriore evidenza dello stato di generale ipoperfusione. Normalmente il colon, come in questo caso (frecce curve), non mostra significative alterazioni, verosimilmente in rapporto alla minore richiesta di ossigeno.

È importante sottolineare che l'ansa da shock si risolve con il ristabilirsi dell'euvolemia, indicando una condizione di ischemia reversibile, che non richiede alcun trattamento chirurgico. Questa condizione, caratteristica dei pazienti con quadro clinico di prolungata ipoperfusione da shock ipovolemico, di frequente riscontro nei traumi, deve essere distinta dalle forme di edema parietale intestinale diffuso [dovuto, nel posttrauma, ad aumento della pressione venosa centrale (PVC) da iperidratazione], dalla lesione traumatica della parete intestinale e dall'ischemia da occlusione vascolare. In pazienti traumatizzati con edema delle pareti intestinali da iperidratazione sono presenti altri segni, dovuti all'aumento della PVC, quali aumento di calibro della vena cava inferiore, linfedema periportale e possibilità di fluido retroperitoneale; non è presente l'incremento dell'*enhancement* parietale. La lesione traumatica della parete intestinale determina un ispessimento focale, spesso accompagnato da pneumoperitoneo ed ematoma del mesentere adiacente. La diagnosi differenziale con le ischemie diffuse da occlusione vascolare si basa sul dato clinico-anamnestico di un prolungato stato di ipotensione e di fattori di rischio per la malattia trombo-embolica.

BIBLIOGRAFIA ESSENZIALE

Jeffrey RB, Federle MP (1988) The collapsed inferior vena cava: CT evidence of hypovolemia. AJR Am J Roentgenol 150:431-432

Mirvis SE, Shanmuganathan K, Erb R (1994) Diffuse small-bowel ischemia in hypotensive adults after blunt trauma (shock bowel): CT findings and clinical significance. AJR Am J Roentgenol 163:1375-1379

Sung ER, Ha HK, Lee SH et al (2000) CT and MR imaging findings of bowel ischemia from various primary causes. RadioGraphics 20:29-42

CASO 159

Elisabetta Polettini, Luca Bertini
Dipartimento di Radiologia, Policlinico "Umberto I", Roma

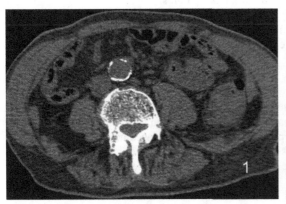

Figura 1

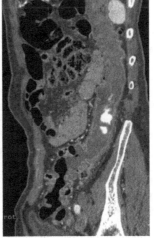

Figura 2

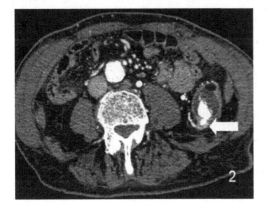

Figura 3

M, 52 anni. Dolori addominali e rettorragia massiva. Esegue indagine MDCT (*Multidetector Computed Tomography*).

DOMANDE

1. Qual è la spiegazione della rettorragia?
2. Che caratteristiche morfologiche ha il reperto delle immagini TC?
3. Che cosa indica la freccia nella Figura 2?
4. Qual è la conclusione diagnostica definiva?

CASO 159: Diverticolo del colon discendente sanguinante

RISPOSTE

1. La rettorragia è dovuta ad un sanguinamento "attivo" nel lume del colon sinistro.
2. È un *pooling*, cioè una raccolta ematica stravasata.
3. Indica l'origine del sanguinamento "attivo" nel lume di un diverticolo del colon.
4. Diverticolo attivamente sanguinante nel colon discendente.

COMMENTO

L'emorragia grave ad origine dalle manifestazioni diverticolari del colon è stata riportata nel 3-5% dei pazienti con diverticolosi, localizzata con maggior frequenza a livello del colon prossimale. Per stabilire la sede del sanguinamento viene spesso eseguita, come prima indagine, una colonscopia che offre un'opzione terapeutica immediata, anche se la procedura è spesso tecnicamente difficile, dal momento che il sangue fresco e le feci possono impedire lo studio della parete del viscere con un'alta percentuale di esami negativi (fino al 40% dei casi).

La MDCT offre diversi vantaggi nello studio dei sanguinamenti gastrointestinali: ampia disponibilità, velocità di esecuzione ed elevata accuratezza nell'identificazione della sede del sanguinamento (al contrario della scintigrafia), riproducibilità e non invasività (al contrario dell'angiografia). La MDCT permette di coprire l'intero addome durante l'esecuzione delle diverse fasi vascolari ed in particolare di eseguire una fase arteriosa ottimale, fondamentale per rilevare il sanguinamento in fase acuta. Sebbene le immagini assiali siano esaustive per la diagnosi, le ricostruzioni multiplanari permettono un'identificazione accurata, veloce ed affidabile della sede del sanguinamento, rilevando il vaso suscettibile di embolizzazione. L'individuazione del sanguinamento con la TC permette di effettuare direttamente un'angiografia selettiva della zona bersaglio.

Alla TC il sanguinamento attivo è tipicamente identificabile come un'area focale di elevata densità o *pooling*, dopo somministrazione di mdc durante la fase arteriosa, a localizzazione nel lume del viscere. È possibile differenziare il sanguinamento attivo dalla presenza di coaguli in base alla densità, che nel primo caso varierebbe tra 91 e 271 UH e nel secondo caso tra 28 e 82 UH.

La percentuale di sanguinamenti gastrointestinali evidenziabili con la MDCT non è stata completamente definita; il valore predittivo positivo della metodica sembra tuttavia notevolmente alto, anche se le emorragie possono essere un fenomeno transitorio e quindi non sempre visibile durante l'esecuzione dell'esame. L'intervento chirurgico (generalmente resezioni segmentarie) viene di solito riservato ai pazienti in cui fallisce il trattamento conservativo.

BIBLIOGRAFIA ESSENZIALE

Laing CJ, Tobias T, Rosenblum DI et al (2007) Acute gastrointestinal bleeding: emerging role of Multidetector CT Angiography and review of current imaging techniques. RadioGraphics 27:1055-1070

Tew K, Davies RP, Jadun CK et al (2004) MDCT of acute lower gastrointestinal bleeding. AJR Am J Roentgenol 182:427-430

Yoon W, Jeong YY, Shin SS et al (2006) Acute massive gastrointestinal bleeding: detection and localization with arterial phase Multi-Detector Row Helical CT. Radiology 239:160-167

CASO 160

Maurizio Memeo, Amato A. Stabile Ianora, Giuseppe Angelelli

Sezione di Diagnostica per Immagini, A.O. Policlinico, Università degli Studi di Bari, Bari

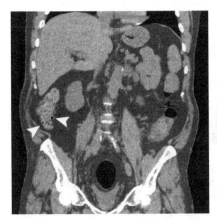

Figura 1

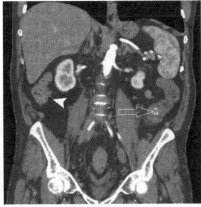

Figura 2

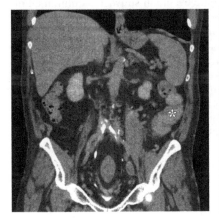

Figura 3

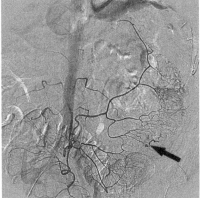

Figura 4

M, 67 anni. Grave episodio di proctorragia ed anemizzazione.

DOMANDE

1. Quali sono i reperti evidenziabili nelle ricostruzioni TC sul piano coronale nelle varie fasi (teste di freccia in Figg. 1 e 2, freccia in Fig. 2, asterisco in Fig. 3)?
2. Qual è la possibile diagnosi?
3. È sufficiente l'esecuzione dell'esame TC senza iniezione del mdc?
4. Quali altre lesioni entrano in diagnosi differenziale con il caso in esame?

CASO 160: Diverticolo del colon sanguinante trattato per via endovascolare

RISPOSTE

1. La presenza di mdc iperdenso nel contesto del lume del tratto distale del colon discendente (freccia e asterisco) in un paziente con multipli diverticoli del colon (teste di freccia).
2. Emorragia acuta gastrointestinale bassa ad origine diverticolare.
3. No, non è sufficiente.
4. Emorragia da lesione angiodisplasica o da coagulopatia.

COMMENTO

Nel caso di emorragia gastrointestinale bassa, le procedure diagnostiche includono la colonscopia, la scintigrafia con eritrociti marcati con Tecnezio 99m (^{99m}Tc) e l'angiografia dei vasi mesenterici. La colonscopia è ritenuta appropriata solo nel momento in cui il sanguinamento sia distale (enterorragia), non massivo (flusso <1 mL/min) o si sia arrestato spontaneamente. La scintigrafia, eseguita con globuli rossi marcati con ^{99m}Tc, è un esame non invasivo ed altamente sensibile, in grado di evidenziare anche stillicidi ematici con flusso di circa 0,2-0,1 mL/min, ma spesso non è risolutivo per la scarsa specificità. L'angiografia è ritenuta, secondo alcuni Autori, il *gold standard* nello studio dei sanguinamenti gastrointestinali, ma è un esame invasivo ed ha come limite principale la necessità che il sanguinamento sia in atto, manifestandosi come stravaso extravascolare di mdc (freccia in Fig. 4), e sia di sufficiente entità (flusso di almeno 0,5 mL/min). La MDCT (*Multidetector Computed Tomography*) consente di evidenziare eventuali stravasi endoluminali di mdc con flusso minimo di almeno 0,3 mL/min.

Nel sospetto di un sanguinamento gastrointestinale le scansioni preliminari senza iniezione di mdc (Fig. 1) sono utili per evidenziare l'eventuale presenza di materiale ad alta densità, di natura ematica, nel lume intestinale. La fase arteriosa (Fig. 2) è essenziale per la diagnosi perché permette di identificare, nel contesto del lume intestinale, lo stravaso attivo del mdc, che si manifesta sotto forma di aree focali iperdense con valori di attenuazione assimilabili a quelli dell'aorta, e quindi individuare la sede della lesione. La fase tardiva (Fig. 3) è utile perché dimostra l'accumulo del mdc nel lume intestinale, anche in presenza di stillicidio ematico. L'esame TC nello studio delle emorragie gastrointestinali basse si dimostra esame completo, in virtù della sua panoramicità, e consente di associare all'identificazione del sanguinamento la valutazione delle patologie parietali che ne sono la causa. L'elevata accuratezza attribuita alla fase arteriosa durante l'esame TC nell'individuazione della sede dell'emorragia è inoltre di aiuto nell'esecuzione dell'angiografia selettiva (Fig. 4) che, attualmente, ha un ruolo essenzialmente terapeutico.

BIBLIOGRAFIA ESSENZIALE

Ettorre GC, Francioso G, Garribba AP et al (1997) Helical CT angiography in gastrointestinal bleeding of obscure origin. AJR Am J Roentgenol 168:727-731

Willmann JK, Roos JE, Platz A et al (2002) Multidetector CT: detection of active hemorrhage in patients with blunt abdominal trauma. AJR Am J Roentgenol 179:437-444

Yoon W, Jeong YY, Shin SS et al (2006) Acute massive gastrointestinal bleeding: detection and localization with arterial phase Multi-Detector Row Helical CT. Radiology 239:160-167

CASO 161

Michele Tonerini, Piero Lippolis*, Barbara Mori*, Chiara Bagnato*, Christian Galatioto*, Bruno Viaggi**

U.O.C. Radiologia, Pronto Soccorso A.O. Universitaria Pisana, Pisa. *U.O.C. Chirurgia d'Urgenza A.O. Universitaria Pisana, Pisa. **U.O.C. Anestesia e Rianimazione del Pronto Soccorso, A.O. Universitaria Pisana, Pisa

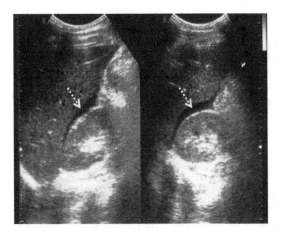

Figura 1

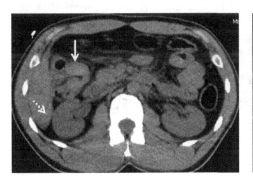

Figura 2

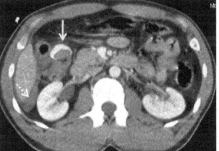

Figura 3

M, 31 anni. Politrauma automobilistico. Precaria stabilità emodinamica.

DOMANDE

1. Quali tipi di lesioni sono indicati dalle frecce?
2. Quali possono essere i loro tre meccanismi patogenetici più comuni?
3. Perché questo tipo di lesione deve essere riconosciuto tempestivamente?
4. Quale metodica di scelta per la loro diagnosi nei pazienti ancora stabili dal punto di vista emodinamico: esame obiettivo, ecografia, liquido di lavaggio peritoneale, MDCT (*Multidetector Computed Tomography*) con mdc endovena?

CASO 161: Emoperitoneo da lacerazione post-traumatica di una frangia epiploica e della sierosa della flessura colica destra attivamente sanguinante

RISPOSTE

1. Emoperitoneo (*freccia tratteggiata*) da lacerazione traumatica di frangia epiploica e della sierosa della flessura colica destra con raccolta emorragica rifornita per via arteriosa (*freccia continua*).
2. Trauma diretto da impatto; rapida decelerazione con produzione di lacerazioni tra le porzioni fisse e quelle mobili dell'intestino; brusco incremento della pressione endoluminale del viscere con lesioni da scoppio.
3. Perché sono gravate da elevata morbilità e mortalità, necessitano di terapia chirugica d'urgenza e precludono, pertanto, la possibilità di un trattamento conservativo delle lesioni traumatiche degli organi parenchimatosi.
4. MDCT con mdc e.v..

COMMENTO

Le lesioni mesenteriali ed intestinali si riscontrano in circa il 5% dei traumi addominali chiusi sottoposti a laparotomia. Nell'ambito del piccolo intestino le loro localizzazioni più comuni sono rappresentate dal tratto prossimale del digiuno (vicino al Treitz) e dal tratto distale dell'ileo (vicino alla valvola ileo-cecale). La MDCT è più sensibile e specifica rispetto all'esame clinico, al lavaggio peritoneale ed all'ecografia per la diagnosi delle lesioni mesenteriali ed intestinali ed è diventata, pertanto, l'esame di primo livello nel trauma addominale chiuso emodinamicamente stabile. I risultati della letteratura riportano sensibilità del 69-95% e specificità del 94-100% per la diagnosi delle lesioni traumatiche intestinali e mesenteriali alla TC multistrato. Vi sono numerosi segni TC di lesioni traumatiche intestinali e mesenteriali descritti in letteratura, ma l'obiettivo principale rimane quello di distinguere le lesioni che richiedono un intervento chirurgico urgente da quelle che possono avvalersi di una terapia conservativa. Tra i segni specifici di lesione intestinale chirurgica vi sono la lacerazione a tutto spessore della parete intestinale o la lacerazione parietale incompleta, che arriva fino alla mucosa senza coinvolgerla. Tra i segni non-specifici vi sono l'ematoma parietale e la lacerazione limitata alla sierosa. Un ematoma mesenteriale isolato è considerato non significativo dal punto di vista chirurgico. Tra i segni TC aspecifici di lesione intestinale e mesenteriale vi sono l'ispessimento parietale segmentario, l'addensamento del grasso mesenteriale ed un versamento intra o retroperitoneale. Quando vi sono solo segni aspecifici è necessaria una loro correlazione con i dati clinici e la ripetizione dell'esame TC dopo 6-8 ore se le condizioni del paziente rimangono stabili.

BIBLIOGRAFIA ESSENZIALE

Brofman N, Atri M, Hanson JM et al (2006) Evaluation of bowel and mesenteric blunt trauma with multidetector CT. Radio-Graphics 26:1119-1131

Hawkins AE, Mirvis SE (2003) Evaluation of bowel and mesenteric injury: role of multidetector CT. Abdom Imaging 28:505-514

Scaglione M, De Lutio di Castelguidone E, Scialpi M et al (2004) Blunt trauma to the gastrointestinal tract and mesentery: is there a role for helical CT in the decision-making process? Eur J Radiol 50:67-73

CASO 162

Alessandra Tortora, Gianfranco Gualdi
Dipartimento di Radiologia, Policlinico "Umberto I", Roma

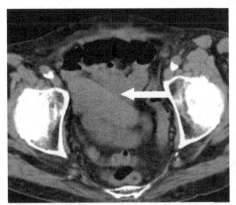

Figura 1

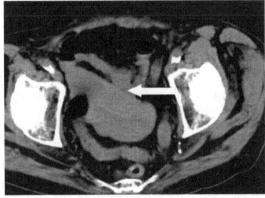

Figura 2

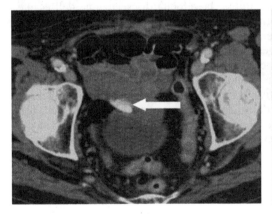

Figura 3

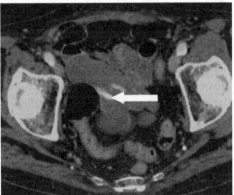

Figura 4

F, 74 anni. Dolori addominali, melena e stato subocclusivo.

DOMANDE

1. Che cosa indicano le frecce nelle Figure 1 e 2?
2. Che cosa indicano le frecce nelle Figure 3 e 4?
3. Quale tecnica TC è preferibile utilizzare nel sospetto di un sanguinamento gastrointestinale?
4. In quale contesto appare maggiormente proponibile l'utilizzo della TC?

CASO 162: Emorragia acuta del tratto intestinale basso

RISPOSTE

1. Indicano la presenza di materiale denso nel lume di un'ansa ileale distesa, da riferire a materiale ematico.
2. Indicano la presenza di sanguinamento in fase attiva nel lume di un'ansa ileale.
3. È indispensabile eseguire l'esame con scansioni di strato sottile sia senza che con mdc e.v., con alti flussi (3-4,5 mL/sec) e tecnica bifasica.
4. Nell'emergenza, specie nel paziente acuto.

COMMENTO

Vi sono pareri discordanti sulla metodica più valida per diagnosticare i sanguinamenti intestinali bassi in fase acuta e attualmente diverse metodiche, quali la colonscopia, la scintigrafia con emazie marcate e l'angiografia, vengono utilizzate a tale fine. La colonscopia ottiene infatti ottimi risultati solo nel momento in cui è terminato il sanguinamento ed è possibile effettuare la pulizia intestinale. La scintigrafia ha invece lo svantaggio di avere lunghi tempi d'esecuzione, è scarsamente accessibile in urgenza e possiede un elevato numero di falsi positivi, con una limitata possibilità di rilevare con esattezza la sede del sanguinamento. L'angiografia, infine, è influenzata da alcuni fattori, quali la velocità del sanguinamento ed il momento in cui viene eseguito l'esame; il sanguinamento può infatti essere intermittente, e quelli a partenza dal colon si possono risolvere spontaneamente in oltre l'85% dei casi.

I vantaggi della MDCT (*Multidetector Computed Tomography*) nell'individuazione dei sanguinamenti del tratto gastrointestinale basso sono, invece, l'ampia disponibilità, la velocità di esecuzione dell'esame, l'elevata riproducibilità, la non invasività e le buone performance diagnostiche. La MDCT è infatti in grado di coprire l'intero addome durante la fase arteriosa, permettendo di rilevare possibili fonti di sanguinamento sia a livello delle anse intestinali, come nel caso in oggetto, che del colon-retto. Sebbene le fonti di sanguinamento siano individuabili nelle scansioni assiali, le ricostruzioni vascolari multiplanari e MIP permettono un'identificazione rapida, esaustiva e accurata, rappresentando peraltro una valida mappa angiografica per una possibile embolizzazione trans-catetere selettiva. La panoramicità della metodica permette di fornire simultaneamente indicazioni sulla sede e sul vaso da cui dipende il sanguinamento attivo, sulla presenza di varianti anatomiche, peraltro molto frequenti a livello del tripode celiaco e dell'arteria mesenterica superiore, e infine sullo stato dei vasi femorali, informazioni altrettanto utili per l'eventuale angiografia terapeutica. Talora è possibile individuare anche la causa.

BIBLIOGRAFIA ESSENZIALE

Laing CJ, Tobias T, Rosenblum DI et al (2007) Acute gastrointestinal bleeding: emerging role of multidetector CT angiography and review of current imaging techniques. RadioGraphics 27:1055-1070

Tew K, Davies RP, Jadun CK et al (2004) MDCT of acute lower gastrointestinal bleeding. AJR Am J Roentgenol 182:427-430

Yoon W, Jeong YY, Shin SS et al (2006) Acute massive gastrointestinal bleeding: detection and localization with arterial phase multi–detector row helical CT. Radiology 239:160-167

CASO 163

Roberto Di Mizio, Veronica Di Mizio*

*Servizio di Radiologia, Ospedale "San Massimo", Penne, Pescara. *Dipartimento di Scienze Cliniche e Bioimmagini, Sezione di Scienze Radiologiche, Università degli Studi "G. d'Annunzio", Chieti*

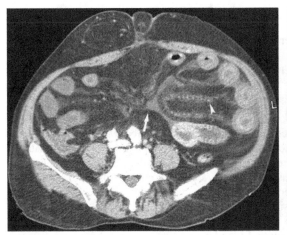

Figura 1

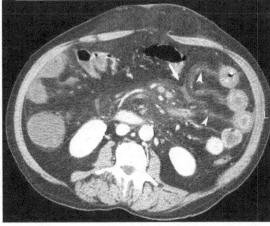

Figura 2

M, 70 anni. Ricovero ospedaliero urgente per sospetto ileo meccanico dell'intestino tenue. Esegue MDCT (*Multidetector Computed Tomography*) dell'addome con mdc e.v..

DOMANDE

1. L'esame TC conferma il sospetto clinico?
2. Cosa indicano le frecce?
3. Cosa mostrano le punte di freccia?

CASO 163: Ileo meccanico del tenue complicato da volvolo digiunale su briglia con strangolamento e necrosi. Resezione di circa 40 cm di piccolo intestino

RISPOSTE

1. Sì.
2. Le frecce indicano del liquido libero nei recessi peritoneali del ventaglio mesenterico. All'atto operatorio il liquido era francamente ematico.
3. Le punte di freccia mostrano la nebulosità del fodero adiposo perivascolare mesenterico.

COMMENTO

L'ileo meccanico del tenue complicato è uno stato occlusivo complicato dalla sofferenza vascolare d'ansa. Nel volvolo lo strangolamento coinvolge l'ansa e il suo meso, determinando un quadro addomino-cavitario caratterizzato da anse ispessite in sofferenza vascolare e da significativo coinvolgimento del mesentere e della cavità peritoneale. In tale evenienza, il deficit vascolare è a carico del circolo venoso, più facilmente comprimibile e collassabile. L'ostacolo al deflusso venoso comporta:
- congestione venosa intramurale dell'ansa con ispessimento parietale patologico. Alla TC con mdc e.v. si evidenziano pareti ispessite, con o senza stratificazione, ed alterazioni del *contrast enhancement*;
- infarcimento emorragico del meso con ingorgo vascolare. Si evidenzia accentuazione della trama vascolare con vasi numerosi e dilatati. All'interno del mesentere i vasi sono circondati da tessuto connettivo di sostegno, costituito da un fodero adiposo omogeneo, che presenta, all'esame TC, valori tomodensitometrici negativi, tipici del grasso. L'infarcimento emorragico del meso fa perdere la normale trasparenza adiposa del fodero perivascolare, che può diventare nebuloso, velato, francamente opaco. Tali alterazioni possono essere focali, confinate a livello del sito ostruttivo, oppure diffuse ed estese ad un'ampia porzione del mesentere;
- comparsa precoce di versamento peritoneale di tipo sieroematico o francamente ematico. Lo spandimento intraperitoneale può essere libero in cavità peritoneale, nei recessi tra le anse, dove assume spesso una configurazione triangolare caratteristica che ricorda il "tanga", e nei recessi peritoneali del ventaglio mesenterico, dove tende a fare "pozzanghera", assumendo forme bizzarre.

BIBLIOGRAFIA ESSENZIALE

Di Mizio R. Scaglione M (2007) Ileo meccanico dell'intestino tenue. Aspetti TC e correlazioni eco-radiografiche. Springer-Verlag Italia

Kim JH, Ha HK, Kim JK et al (2004) Usefulness of known computed tomography and clinical criteria for diagnosing strangulation in small bowel obstruction: analysis of true and false interpretation groups in computed tomography. World J Surg 28:63-68

Makita O, Ikushima I, Matsumoto N et al (1999) CT differentiation between necrotic and nonnecrotic small bowel in closed loop and strangulating obstruction. Abdom Imaging 24:120-124

CASO 164

Amato A. Stabile Ianora, Pasquale Pedote, Giuseppe Angelelli

Sezione di Diagnostica per Immagini, Policlinico, Università degli Studi di Bari, Bari

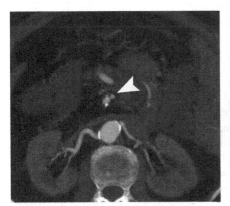

Figura 1

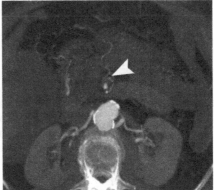

Figura 2

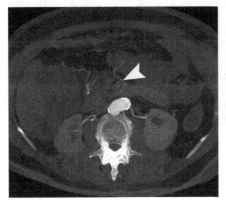

Figura 3

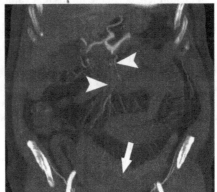

Figura 4

M, 74 anni. Fibrillazione atriale. All'esame clinico presenta intenso dolore addominale insorto da circa 6 ore, associato ad alcune scariche diarroiche.

DOMANDE

1. Quale struttura vascolare è indicata dalle teste di freccia?
2. Quali tipi di ricostruzioni sono più utili nella valutazione del circolo splancnico?
3. Quale struttura anatomica è indicata dalla freccia?
4. Quale diagnosi è possibile ipotizzare?

CASO 164: Infarto del piccolo intestino da occlusione dell'arteria mesenterica superiore

RISPOSTE

1. Arteria mesenterica superiore occlusa a livello del III prossimale.
2. Ricostruzioni multiplanari, soprattutto quelle ottenute con programmi MIP.
3. Ansa ileale ipovascolarizzata.
4. Ischemia intestinale da ostruzione arteriosa.

COMMENTO

L'infarto intestinale arterioso rappresenta una delle cause di addome acuto non traumatico ed è caratterizzato dalla necrosi della parete intestinale, secondaria ad occlusione vascolare o ad ipoafflusso ematico nel territorio splancnico (shock ipovolemico o cardiogeno). L'estensione e la gravità dell'infarto dipendono dall'intervallo di tempo che intercorre tra l'ostruzione vascolare e l'istaurarsi del danno parietale e dalla sede e dal grado di compromissione del vaso interessato. L'istaurarsi di un'ostruzione graduale nel tempo, invece, può anche non determinare alcun danno parietale, grazie alla formazione di circoli collaterali.

La TC multidetettore (MDCT, *Multidetector Computed Tomography*) è attualmente considerata una metodica molto accurata nella diagnosi di infarto intestinale e raggiunge una sensibilità del 96% ed una specificità del 94%. La possibilità di fornire immagini assiali, ricostruzioni multiplanari e di tipo angiografico (MIP) con elevato dettaglio anatomico, consente infatti una valutazione accurata del circolo mesenterico ed il riconoscimento delle tipiche alterazioni derivanti dall'ischemia intestinale. Esiste una correlazione significativa tra gli effetti del danno ischemico intestinale e le alterazioni evidenziabili all'esame MDCT. Nella fase precoce del danno ischemico si evidenzia un'iperdensità parietale dell'ansa interessata, conseguenza della vasodilatazione loco-regionale, cui rapidamente fa seguito un'ipodensità parietale, conseguenza della vasocostrizione e dell'ipoafflusso ematico. Con il progredire del processo ischemico, l'incremento della permeabilità capillare determina dilatazione ed ispessimento della parete delle anse. La necrosi delle cellule mucose ed il passaggio di gas/batteri dal lume intestinale sono infine responsabili della pneumatosi parietale e dell'aria nel sistema venoso mesenterico-portale; mentre la necrosi transmurale comporta la comparsa di pneumo/retro-pneumoperitoneo e di ascite.

Di fronte ad un sospetto clinico di infarto intestinale, lo studio selettivo del circolo mesenterico, possibile in maniera non invasiva con l'attuale tecnologia MDCT, e l'accurata valutazione delle alterazioni parietali, consentono pertanto una diagnosi precoce della malattia, ancora oggi gravata da un elevato tasso di mortalità.

BIBLIOGRAFIA ESSENZIALE

Angelelli G, Stabile Ianora AA (2000) La Tomografia Computerizzata nell'ischemia intestinale acuta. In: Romano L (ed) L'addome acuto radiologico dal sintomo all'imaging. Idelson-Gnocchi, Napoli, pp 139-145

Kim AY, Ha HK (2003) Evaluation of suspected mesenteric ischemia Efficacy of radiologic studies. Radiol Clin North Am 41:327-342

Romano S, Lassandro F, Scaglione M et al (2006) Ischemia and infarction of the small bowel and colon: spectrum of imaging findings. Abdom Imaging 31:277-292

CASO 165

Amato A. Stabile Ianora, Pasquale Pedote, Giuseppe Angelelli
Sezione di Diagnostica per Immagini, Policlinico, Università degli Studi di Bari, Bari

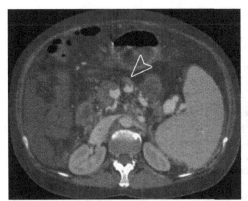

Figura 1

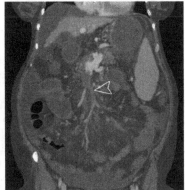

Figura 2

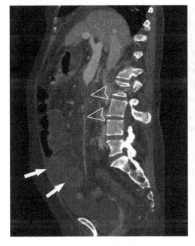

Figura 3

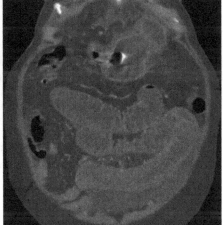

Figura 4

F, 65 anni. Epatopatica cronica con quadro clinico di addome acuto da circa 6 ore.

DOMANDE

1. Quale struttura anatomica è indicata dalle teste di freccia?
2. Quale aspetto assumono le anse indicate con le frecce?
3. Quale tratto intestinale è interessato?
4. Quali altri segni TC sono associati?

CASO 165: Infarto del piccolo intestino da occlusione della vena mesenterica superiore

RISPOSTE

1. Vena mesenterica superiore con estesa trombosi endoluminale.
2. Ispessimento parietale con caratteristico aspetto a "bersaglio".
3. Anse digiunali.
4. Versamento endoperitoneale.

COMMENTO

L'infarto intestinale venoso è causato da un'ostruzione del distretto vascolare mesenterico-portale, secondaria a trombosi neoplastica o infiammatoria, stati di ipercoagulabilità (gravidanza, policitemia, deficit di antitrombina III, uso di contraccettivi orali), sepsi peritoneale, cirrosi epatica, complicanze postoperatorie o cause di tipo meccanico, quali le occlusioni intestinali da patologia erniaria. Tutte queste condizioni determinano una drastica riduzione del deflusso ematico con conseguente danno parietale delle anse intestinali colpite, che tuttavia si instaura più lentamente rispetto all'infarto intestinale di tipo arterioso, per la presenza di circoli collaterali e di anastomosi, in particolare a livello del plesso rettale (tra vene rettali superiori e vene rettali medie e inferiori), che rappresentano un importante meccanismo di comunicazione tra il sistema della vena porta ed il sistema della cava inferiore.

La MDCT (*Multidetector Computed Tomography*) è in grado di evidenziare direttamente la causa e le alterazioni determinate dall'ostacolato deflusso venoso mesenterico. Il segno TC caratteristico è rappresentato dalla diretta visualizzazione del trombo nell'asse venoso mesenterico-portale, meglio riconoscibile mediante l'utilizzo di ricostruzioni multiplanari. Segni indiretti sono invece l'ipodensità delle pareti delle anse intestinali colpite, legata alla sofferenza ischemica, o l'aspetto talora iperdenso quando si accompagna esteso infarcimento emorragico. Reperto caratteristico, di riscontro più frequente nell'ischemia da ostruzione venosa rispetto a quella di natura arteriosa, è rappresentato dall'ispessimento parietale. Tale ispessimento, conseguenza dell'edema sottomucoso, è spesso associato al tipico aspetto a "bersaglio", con l'evidenziazione di uno strato intermedio, ipodenso per l'edema e l'infiammazione, compreso tra l'iperdensità della mucosa e degli strati esterni. È inoltre frequente l'associazione di altri segni, quali il versamento ascitico.

L'utilizzo di un protocollo bifasico, dopo iniezione di mdc e.v. con le apparecchiature MDCT, è raccomandato per lo studio selettivo del distretto arterioso e venoso mesenterico, al fine di meglio delineare le tipiche alterazioni tomodensitometriche e riconoscere le cause di infarto intestinale che, spesso, coinvolgono contemporaneamente il circolo arterioso e venoso.

BIBLIOGRAFIA ESSENZIALE

Angelelli G, Scardapane A, Memeo M et al (2004) Acute bowel ischemia: CT findings. Eur J Radiol 50:37-47
Horton KM, Fishman EK (2001) Computed Tomography evaluation of intestinal ischemia. Semin Roentgenol 36:118-125
Romano S, Romano L, Grassi R (2007) Multidetector row Computed Tomography findings from ischemia to infarction of the large bowel. Eur J Radiol 61:433-441

CASO 166

Roberto Pozzi Mucelli, Giovanni Foti, Alberto Contro

Istituto di Radiologia, Policlinico "G.B. Rossi", Università degli Studi di Verona, Verona

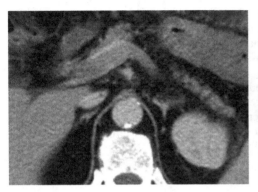
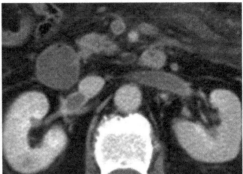

Figura 1   **Figura 2**

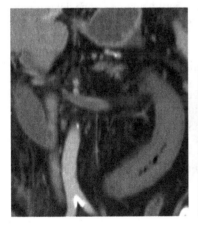
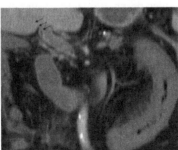
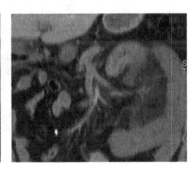

Figura 3   **Figura 4**   **Figura 5**

M, 62 anni. Coagulopatico, affetto da una cardiopatia artimogena cronica. Giunge alla nostra osservazione per dolore addominale acuto. L'esame radiografico diretto dell'addome esclude una patologia perforativa ed un'occlusione intestinale. Esegue pertanto indagine MDCT (*Multidetector Computed Tomography*).

DOMANDE

1. Quali reperti è possibile riconoscere in queste immagini?
2. Quali altre indagini rientrano nell'iter diagnostico e quale rappresenta il *gold standard* per la diagnosi?
3. Quali patologie possono entrare in diagnosi differenziale?
4. Quali sono le possibili cause di tale quadro?

CASO 166: Infarto venoso intestinale e trombosi della vena porta, della vena mesenterica superiore e delle vene renali

RISPOSTE

1. Trombosi della vena porta, della vena mesenterica superiore e delle vene renali, associate ad ispessimento della parete di un tratto di intestino. Svariate anse intestinali si presentano dilatate, in verosimile relazione alla diminuita peristalsi da fenomeni ischemici. Il grasso mesenterico, soprattutto nella zona interessata, appare inoltre disomogeneamente ispessito.
2. La radiografia diretta dell'addome mostra, spesso, un quadro aspecifico di ileo intestinale su base funzionale. La TC con mdc e.v. rappresenta il *gold standard*.
3. L'infarto arterioso, il morbo di Crohn, la mesenterite sclerosante.
4. Stati di ipercoagulabiltà, uso di contraccettivi orali, processi flogistici, patologie infiammatorie, tumori, cause iatrogene; possono tutti rendersi responsabili con diversi meccanismi di trombosi venosa dell'asse spleno-mesenterico-portale.

COMMENTO

Il caso si riferisce ad un paziente, coagulopatico ed affetto da una cardiopatia artimogena cronica, che aveva sviluppato, dapprima, un infarto intestinale arterioso su base embolica: in seguito alla resezione del tratto di intestino interessato ha sviluppato, nell'immediato postoperatorio, una progressiva trombosi della vena porta e dei suoi rami tributari, responsabile di un ulteriore infarto venoso a carico dell'intestino residuo.

L'esame radiografico diretto dell'addome mostra un quadro aspecifico, con distensione gassosa di alcune anse intestinali. La successiva TC evidenzia chiaramente l'infarcimento intestinale e la trombosi della vena porta, della vena mesenterica superiore e delle vene renali. La TC con mdc e.v. sembra essere la metodica più affidabile nella diagnosi di infarto intestinale e di trombosi venosa del sistema portale. Oltre ai rilievi a carico dell'intestino (pareti ispessite >3 mm, stenotico, con impronte ogivali parietali e debole *enhancement* parietale, edema del mesentere), mostra, in maniera chiara e non invasiva, la trombosi venosa (coagulo iper-iso-ipodenso, in base alla fase del processo, contornato da un anello iperdenso rappresentato dalla parete vasale), sia essa completa o parziale.

Il ruolo della diagnostica per immagini non si limita a fare diagnosi di natura, ma anche di indirizzare la scelta terapeutica in base all'entità del danno ed alla sede: mentre, infatti, la resezione intestinale è riservata ai casi più gravi (occlusioni arteriose acute, fasi tardive), molti casi di occlusione arteriosa parziale o di trombosi venosa possono essere trattati per via percutanea, attraverso l'inserimento di *stent*, o tramite trombolisi intravascolare.

BIBLIOGRAFIA ESSENZIALE

Gellett LR, Harris SR, Roobottom CA (2002) Urgent contrast enhanced Computed Tomography in the diagnosis of acute bowel infarction. Emerg Med J 19:480-481

Horton KM, Fishman EK (2007) Multidetector CT angiography in the diagnosis of mesenteric ischemia. Radiol Clin North Am 45:275-288

Yu CW, Lee WJ, Tsai YH et al (2003) Demonstration of extensive mesenteric venous thrombosis and intestinal infarction with multidetector row CT: value of curved planar reformations. Abdom Imaging 28:775-777

CASO 167

Roberto Di Mizio, Veronica Di Mizio*

Servizio di Radiologia, Ospedale "San Massimo", Penne, Pescara. *Dipartimento di Scienze Cliniche e Bioimmagini, Sezione di Scienze Radiologiche, Università degli Studi "G. d'Annunzio", Chieti

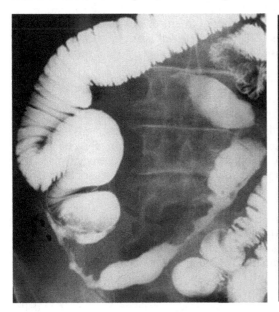

Figura 1

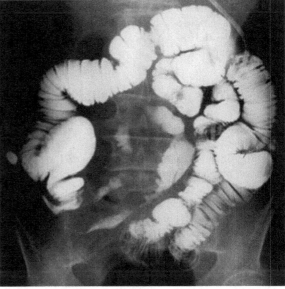

Figura 2

M, 65 anni. Gastroresecato 15 giorni prima, volvolo ileale su aderenze con strangolamento e necrosi (resezione di 20 cm circa di piccolo intestino). Anastomosi entero-enterica termino-terminale. Decorso post-operatorio difficile con febbre, diarrea muco-ematica, dolori addominali diffusi. Effettua clisma del tenue con bario ed aria.

DOMANDE

1. Nella Figura 1 cosa indicano le frecce?
2. Esistono delle "impronte digitate" a carico del piccolo intestino?

CASO 167: Ischemia enterica sub-acuta del tratto distale dell'anastomosi con deiscenza della sutura

RISPOSTE

1. Le frecce mostrano, a livello dell'anastomosi, deiscenza della sutura con stravaso di mdc baritato.
2. Sì, esistono delle "impronte digitate" sotto forma di caratteristici difetti di riempimento a forma di "impronta di pollice" sul versante mesenterico delle anse del tratto distale dell'anastomosi entero-enterica. Scomparsa del rilievo plicale ed atrofia della mucosa. Anse rigide. Ispessimento del mesentere con "effetto massa".

COMMENTO

Nei volvoli dell'intestino tenue si crea un meccanismo di rotazione assiale del complesso ansa-meso. Lo strangolamento avviene solo quando la "presa mesenterica" è particolarmente serrata. In tal modo, agli effetti dell'interruzione della canalizzazione, si aggiungono gli effetti biovitali da costrizione neurovascolare, che compromettono l'integrità organica dell'ansa e del mesentere. Il deficit vascolare è a carico del circolo venoso, più facilmente comprimibile e collassabile: si viene a creare un'ischemia venosa acuta, secondaria al meccanismo di strangolamento. Nella fase iniziale della sofferenza vascolare d'ansa è ancora possibile il recupero della vitalità e della funzionalità intestinale. In corso di intervento, il chirurgo pratica dei lavaggi con acqua tiepida ed applica delle pezze calde ed umide per alcuni minuti. La ripresa della vitalità è segnalata dalla ricomparsa della peristalsi e dal progressivo recupero del colore.

Nel caso clinico presentato, il chirurgo, dopo aver praticato la derotazione del volvolo, l'adesiolisi e le consuete manovre di lavaggio con acqua tiepida, ha valutato un segmento intestinale in necrosi e lo ha resecato; ha ritenuto invece vitale un secondo segmento e lo ha utilizzato per confezionare l'anastomosi. Sfortunatamente questo tratto intestinale aveva già subito delle lesioni ischemiche, prevalentemente a carico della sottomucosa, di tipo irreversibile e non riconosciute. L'anastomosi così confezionata ha ceduto repentinamente, come documentato dallo stravaso di mdc baritato. La coalescenza dell'emorragia nella sottomucosa produce caratteristici difetti di riempimento, dentellati o nodulari, lungo i contorni dell'intestino, definiti "impronte digitate". Esse sono di gran lunga più pronunciate sul versante mesenterico concavo delle anse. Concomita frequentemente l'ispessimento emorragico del mesentere.

BIBLIOGRAFIA ESSENZIALE

Chou CK (2002) CT manifestations of bowel ischemia. AJR Am J Roentgenol 178:87-91

Di Mizio R, Scaglione M (2007) Ileo meccanico dell'intestino tenue. Aspetti TC e correlazioni eco-radiografiche. Springer-Verlag Italia

Ha HK, Rha SE, Kim JH et al (2000) CT diagnosis of strangulation in patients with small bowel obstruction: current status and future direction. Emerg Radiol 7:47-55

Wiesner W, Khurana B, Ji H et al (2003) CT of acute bowel ischemia. Radiology 226:635-650

CASO 168

Roberto Di Mizio, Veronica Di Mizio*

*Servizio di Radiologia, Ospedale "San Massimo", Penne, Pescara. *Dipartimento di Scienze Cliniche e Bioimmagini, Sezione di Scienze Radiologiche, Università degli Studi "G. d'Annunzio", Chieti*

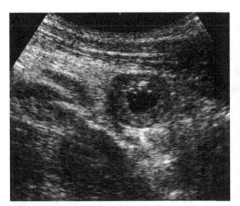

Figura 1

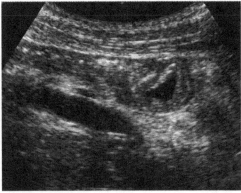

Figura 2

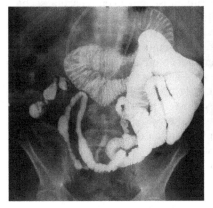

Figura 3

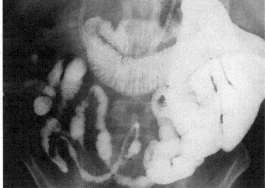

Figura 4

M, 50 anni. Sei mesi prima, in pieno benessere, episodio di addome acuto per volvolo parziale del tenue su briglia. Intervento in video-laparoscopia con derotazione del volvolo, adesiolisi e nessuna resezione intestinale. Da alcuni mesi diarrea, dolori addominali diffusi, in particolare post-prandiali, dimagrimento. Esegue ecografia dell'addome completo (Figg. 1, 2) e clisma del tenue con bario e metilcellulosa (Figg. 3, 4).

DOMANDE

1. Cosa documenta l'ecografia delle anse ileali?
2. Cosa si evidenzia all'enteroclisi?
3. Alla luce della storia clinico-strumentale del paziente, si può porre diagnosi di ileite di Crohn?
4. I rilievi eco-radiografici possono essere correlati al precedente episodio di addome acuto?

CASO 168: Ischemia cronica dell'ileo medio-distale

RISPOSTE

1. Ispessimento parietale patologico senza stratificazione, ecogeno, lievemente disomogeneo. Ridotta distensibilità del lume a contenuto liquido.
2. Rilievi di normalità dell'intestino tenue superiore. Riduzione del lume dell'intestino inferiore con scomparsa, pressoché completa, del normale rilievo plicale ed atrofia della mucosa. Anse rigide. Formazione di alcuni pseudo-diverticoli sul versante convesso anti-mesenterico dell'ileo medio-distale. "Effetto massa" con aumento del "vuoto" tra le anse per ispessimento del mesentere.
2. No. Assenza di storia clinica significativa per malattia di Crohn. Il chirurgo non ha riferito nulla a proposito di un eventuale stato flogistico ileale pre-esistente. *Pattern* ecografico assolutamente atipico per enterite di Crohn. Mancanza di ulcerazioni e fissurazioni.
4. Sì.

COMMENTO

Nei volvoli dell'intestino tenue si crea un meccanismo di rotazione assiale del complesso ansa-meso. Lo strangolamento avviene solo quando la "presa mesenterica" è particolarmente serrata. In tal modo, agli effetti dell'interruzione della canalizzazione si aggiungono gli effetti biovitali da costrizione neurovascolare, che compromettono l'integrità organica dell'ansa e del mesentere. Il deficit vascolare è a carico del circolo venoso, più facilmente comprimibile e collassabile: si viene a creare un'ischemia venosa acuta, secondaria al meccanismo di strangolamento. Nella fase iniziale della sofferenza vascolare d'ansa è ancora possibile il recupero della vitalità e della funzionalità intestinale. In corso di intervento, il chirurgo pratica dei lavaggi con acqua tiepida ed applica delle pezze calde ed umide per alcuni minuti. La ripresa della vitalità è segnalata dalla ricomparsa della peristalsi e dal progressivo recupero del colore.

Nel caso clinico in oggetto, la "presa mesenterica" determinata dal volvolo non era particolarmente serrata. Dopo aver effettuato la derotazione del volvolo, l'adesiolisi e le consuete manovre di lavaggio con acqua tiepida, il chirurgo ha ritenuto che la vitalità del complesso ansa-meso fosse ripristinata e non ha praticato nessuna resezione intestinale. Si erano tuttavia già formate delle minime alterazioni ischemiche dell'ansa e del meso, passate misconosciute. Nel tempo l'ischemia cronica inveterata ha determinato atrofia della mucosa, fibrosi, rigidità dell'ansa e del mesentere. I processi riparativo-cicatriziali dell'ischemia cronica sono caratterizzati dalla formazione di pseudo-diverticoli sul versante anti-mesenterico convesso delle anse.

BIBLIOGRAFIA ESSENZIALE

Di Mizio R, Scaglione M (2007) Ileo meccanico dell'intestino tenue. Aspetti TC e correlazioni eco-radiografiche. Springer-Verlag Italia

Fleischer AC, Bowling AD, Wienstein ML et al (1979) Sonographic patterns of distended fluid-filled bowel. Radiology 133:681-685

Ledermann HP, Borner N, Strunk H et al (2000) Bowel wall thickening transabdominal sonography. AJR Am J Roentgenol 174:107-115

Wiesner W, Khurana B, Ji H et al (2003) CT of acute bowel ischemia. Radiology 226:635-650

CASO 169

Raffaella Niola, Franco Maglione

Dipartimento di Diagnostica per Immagini, U.O.S. di Interventistica Endovascolare, U.O.C. di Radiologia Vascolare e Interventistica, A.O.R.N. "A. Cardarelli", Napoli

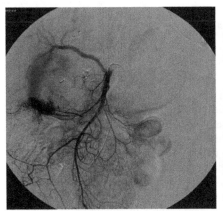

Figura 1

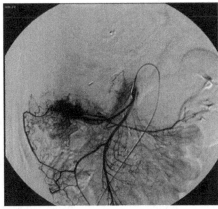

Figura 2

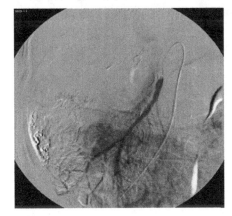

Figura 3

F, 55 anni. Emorragia digestiva con esame endoscopico non dirimente.

DOMANDE

1. Qual è il segmento del digerente interessato dalla patologia evidente in queste immagni angiografiche?
2. Qual è la variante anatomica vasale riscontrata?
3. Quali sono i vasi coinvolti nel sanguinamento?
4. Come si chiama la tecnica angiografica utilizzata?

CASO 169: Neoformazione della II porzione duodenale sanguinante

RISPOSTE

1. II porzione duodenale.
2. Arteria epatica destra, originatasi dalla mesenterica superiore.
3. Arcata pancreatico-duodenale.
4. Devascolarizzazione preoperatoria.

COMMENTO

Nel caso illustrato, la paziente era giunta in Pronto Soccorso per imponente melena; l'esame endoscopico metteva in evidenza la presenza di abbondante quantità di sangue nel lume dello stomaco e del duodeno, ma non si era riusciti ad individuare la fonte emorragica. Veniva effettuato un esame TC che evidenziava, in fase pre-contrastografica, un'area di iperdensità spontanea a livello della II porzione duodenale, confermata dalla fase contrastografica, che rilevava uno spandimento di mdc da sanguinamento attivo nel lume della II porzione del duodeno. L'esame angiografico, praticato con cateterismo selettivo dell'arteria mesenterica superiore, metteva in evidenza un sanguinamento attivo proveniente da un groviglio di vasi neoformati localizzati nella parete duodenale, connessi all'arteria pancreatico-duodenale, che appariva improntata da un "effetto massa". Veniva quindi praticato il cateterismo selettivo dell'arteria pancreatico-duodenale con successiva occlusione del lume con materiale embolizzante particolato del tipo Contour SE di piccolo\medio calibro. Tale procedura di devascolarizzazione della lesione ha consentito di arrestare l'emorragia digestiva e di effettuare un successivo intervento resettivo del duodeno dopo stabilizzazione dell'ematocrito della paziente ed in campo relativamente esangue. L'esame istologico del pezzo operatorio ha rilevato un leiomioma del duodeno.

BIBLIOGRAFIA ESSENZIALE

Lee EJ, Kim TD, OH HA et al (2005) Is the invasive approach for all the upper gastrointestinal mesenchymal tumors necessary? Korean J Gatroenterol 45:387-393

Shetty SM, Kalokhe S, Rathi P et al (2001) Duodenal leiomyoma - a rare cause of hematemesis. J Assoc Physicians India 49:1114-1115

Siablis D, Tepetas K, Vasiou K et al (1996) Hepatic artery pseudoaneurysm following laparoscopic cholecistectomy: transcatheter intrarterial embolization. Hepatogastroenterology 43:1343-1346

CASO 170

Maurizio Memeo, Amato A. Stabile Ianora, Giuseppe Angelelli
Sezione di Diagnostica per Immagini, Policlinico, Università degli Studi di Bari, Bari

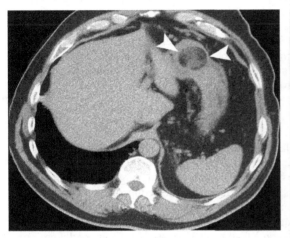 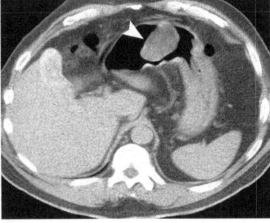

Figura 1

Figura 2

M, 63 anni. Improvvisa comparsa di grave emorragia digestiva. In anamnesi vaghi disturbi addominali e dispepsia aggravatasi negli ultimi mesi.

DOMANDE

1. Quali sono i reperti TC evidenziati dalle teste di freccia nella scansione TC assiale (Fig. 1) e nella ricostruzione MPR curva (Fig. 2)?
2. Qual è la possibile diagnosi?
3. È sufficiente l'esecuzione delle sole scansioni senza mdc oppure la somministrazione di mdc aggiungerebbe ulteriori elementi alla diagnosi?
4. Quali altre lesioni entrano in diagnosi differenziale con il caso in esame?

CASO 170: Lipoma gastrico sanguinante

RISPOSTE

1. Neoformazione vegetante peduncolata della parete anteriore dell'antro, a partenza sottomucosa. La lesione appare disomogenea per la presenza di una componente adiposa nel cui contesto sono evidenti alcune aree iperdense.
2. Lipoma ulcerato con recenti emorragie intralesionali.
3. Le scansioni senza mdc consentono già una diagnosi, ma l'introduzione del mdc potrebbe evidenziare un eventuale stravaso dello stesso, indice di sanguinamento in atto.
4. Tutte le lesioni gastriche a partenza sottomucosa, generalmente di origine mesenchimale (GISTs, leiomiomi e leiomioblastomi, schwannomi e neurofibromi).

COMMENTO

I lipomi gastrointestinali rappresentano il 3% di tutte le neoplasie benigne dell'apparato digerente. La localizzazione gastrica è poco frequente. La neoplasia è generalmente singola, occasionalmente multipla e riscontrabile anche in altri tratti dell'apparato digerente nel corso di lipomatosi. L'antro gastrico rappresenta la localizzazione preferenziale (75% dei casi). Spesso assume aspetto polipoide peduncolato.

La neoplasia si presenta all'esame TC come formazione omogenea, aggettante nel lume dell'organo, senza segni di accrescimento di tipo infiltrativo e con i caratteristici coefficienti di attenuazione negativi di tipo adiposo già nelle scansioni di base. A volte tale reperto non è facilmente riconoscibile a causa della presenza di aree disomogenee iperdense nel contesto della lesione che, dopo iniezione di mdc, sono attribuibili a foci di recente sanguinamento intralesionale e ad ulcerazioni superficiali. I lipomi entrano in diagnosi differenziale con tutti i tumori ad origine sottomucosa, di natura mesenchimale, che, in base al loro grado di differenziazione, sono suddivisi dal punto di vista immunoistochimico ed ultrastrutturale in: tumori miogenici (leiomiomi e leiomioblastomi), tumori neurogenici (schwannomi e neurofibromi) e tumori scarsamente differenziati (tumori stromali gastrointestinali, propriamente detti GISTs). La diagnosi differenziale, impossibile con la radiologia tradizionale, è più agevole con la TC che, consentendo una valutazione densitometrica della lesione, delle pareti gastriche e delle strutture contigue, è un esame sensibile e specifico. Tale metodica permette quindi una diagnosi accurata, confinando il ricorso all'endoscopia alle forme sintomatiche che necessitino di un tempestivo intervento terapeutico. Particolarmente utili appaiono le ricostruzioni multiplanari e tridimensionali che, rendendo più agevole il riconoscimento di un peduncolo, consentono di indirizzare l'approccio terapeutico verso la meno invasiva resezione endoscopica.

BIBLIOGRAFIA ESSENZIALE

Ferrozzi F, Tognini G, Bova D et al (2000) Lipomatous tumors of the stomach: CT findings and differential diagnosis. JCAT 24:854-858

Rotondo A, Angelelli G, Cusati B et al (1996) Gastric lipoma. Report of 2 cases. Radiol Med 92:494-495

Thompson WM (2005) Imaging and findings of lipomas of the gastrointestinal tract. AJR Am J Roentgenol 184:1163-1171

CASO 171

Raffaella Niola, Franco Maglione

Dipartimento di Diagnostica per Immagini, U.O.S. di Interventistica Endovascolare, U.O.C. di Radiologia Vascolare e Interventistica, A.O.R.N. "A. Cardarelli", Napoli

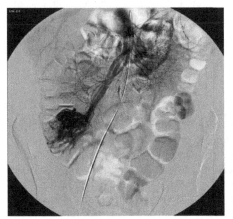

Figura 1

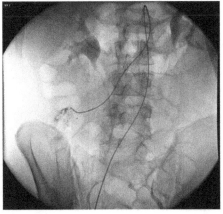

Figura 2

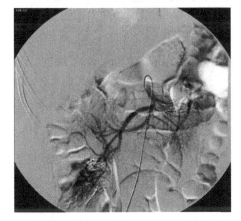

Figura 3

M, 45 anni. Giunge in Pronto Soccorso per emorragia intestinale. L'esame endoscopico dimostra inondazione ematica del colon. Il paziente viene pertanto sottoposto ad esame angiografico.

DOMANDE

1. Cosa è raffigurato nella Figura 1?
2. Quale arteria è stata cateterizzata (Fig. 2)?
3. Cosa ci dimostra la Figura 3?
4. Quali rischi può comportare il trattamento angiografico utilizzato nella patologia in questione?

CASO 171: Malformazione artero-venosa del colon destro

RISPOSTE

1. L'angiografia mostra una ricca rete vascolare localizzata nella parete del colon destro, associata ad un precoce scarico venoso (in piena fase arteriosa), compatibile con malformazione artero-venosa (MAV).
2. L' arteria mesenterica superiore.
3. La scomparsa della MAV per la sua occlusione.
4. L'ischemia colica.

COMMENTO

Le malformazioni artero-venose (MAV) di tipo "focale" possono essere trattate con procedure percutanee embolizzanti, mentre quelle "diffuse" richiedono spesso un trattamento chirurgico. L'embolizzazione delle MAV localizzate al piccolo ed al grosso intestino deve essere affrontata con maggior cautela di quelle dello stomaco e del duodeno, a causa del maggiore rischio di ischemia dovuto alla più esile rete vascolare viscerale. Difatti il tenue ed il colon, con l'eccezione della flessura splenica e del retto distale, sono riforniti da una sola arteria ed hanno meno vasi collaterali. I vasi retti di entrambi i distretti originano come arterie singole e non comunicano direttamente. Pertanto l'embolizzazione dei rami intestinali ha un elevato rischio di ischemia (15-25% nel piccolo intestino e 10-15% nel grosso intestino). I danni ischemici si manifestano in maniera acuta con necrosi transmurale ed infarto intestinale. Il rischio può essere ridotto al minimo con un'accurata selezione dei pazienti ed una corretta tecnica di embolizzazione superselettiva con l'impiego di microcateri.

Nel caso illustrato l'embolizzazione della MAV di pertinenza dell'arteria colica destra è stata ottenuta con successo senza alcuna complicanza di carattere ischemico a carico del piccolo e del grosso intestino.

BIBLIOGRAFIA ESSENZIALE

Bookstein JJ (1982) In: Wilkins RA, Viamonte M (eds) Angiographic diagnosis and transcatheter therapy and lower gastrointestinal bleeding. Interventional Radiology. Oxford, Blackwell, pp 111-136

Chuang VP, Wallace S, Zornoza J et al (1979) Transcatheter arterial occlusion in the management of rectosigmoidal bleeding. Radiology 14:207-211

Defreyne L, Verstraeten V, De Potter C et al (1998) Jejunal arteriovenous malformation, diagnosis by angiography and treated by embolization ad catheter-guided surgery: case report and review of literature. Abdom Imaging 23:127-131

CASO 172

Elisabetta Polettini, Emanuele Casciani

Dipartimento di Radiologia, Policlinico "Umberto I", Roma

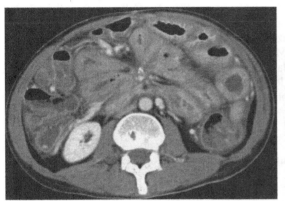

Figura 1

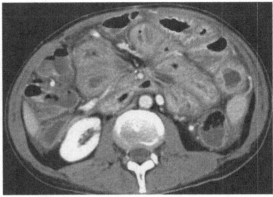

Figura 2

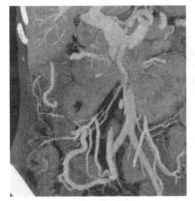

Figura 3

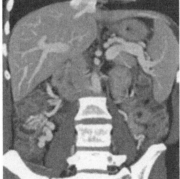

Figura 4

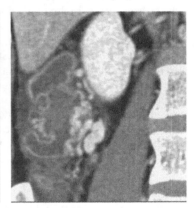

Figura 5

M, 35 anni. Dolore addominale e melena in paziente affetto da HIV.

DOMANDE

1. Qual è la causa dei dolori addominali?
2. Qual è la causa della melena?
3. In quale immagine si trova il segno dell'anello di tessuto adiposo perivascolare?
4. Qual è la diagnosi definitiva in questo paziente?

Caso 172: Mesenterite sclerosante complicata

RISPOSTE

1. La causa dei dolori addominali è l'ileo. L'ileo è sostenuto da un gruppo di anse disposte a raggiera, "conglomerate" a seguito della reazione desmoplastica, convergenti in una piccola tumefazione di tessuto molle con calcificazione nel contesto, localizzata in corrispondenza della radice del mesentere (Figg. 1, 2).
2. La melena è sostenuta dal sanguinamento delle varici localizzate in corrispondenza del fondo cecale (Fig. 5). Le varici sono la conseguenza della presenza di circoli collaterali dovuti alla occlusione del tratto prossimale della vena mesenterica superiore (VMS) (Fig. 3). Nella Figura 5 si rileva anche la presenza di fluido di elevata densità nel lume del cieco, da riferire a sangue "fresco".
3. L'anello di tessuto adiposo perivascolare circonda le pareti della VMS e si trova nella Figura 2.
4. La diagnosi definitiva è mesenterite retrattile complicata.

COMMENTO

La mesenterite sclerosante è una condizione rara caratterizzata da infiammazione cronica del mesentere. L'aspetto TC più comune della mesenterite retrattile è rappresentato dalla presenza di una massa di tessuto molle in corrispondenza del mesentere del piccolo intestino, che può coinvolgere i vasi mesenterici con sviluppo nel tempo di circoli collaterali, come nel nostro caso. Il tessuto adiposo che circonda le pareti dei vasi mesenterici può essere preservato (*fat ring sign*) e tale segno permette di distinguere la mesenterite retrattile rispetto ad altre patologie quali il carcinoide od il linfoma intestinale.

Vista la complessità dei reperti TC, le ricostruzioni multiplanari, ed in particolare le ricostruzioni angiografiche possono essere molto utili nella valutazione della massa, della reazione desmoplastica in sede mesenterica e dei rapporti con l'arteria e la VMS. Il coinvolgimento dei vasi mesenterici può compromettere l'irrorazione delle pareti intestinali, con conseguente ispessimento della pareti da fenomeni ischemici. La possibilità inoltre di eseguire le ricostruzioni multiplanari nelle diverse fasi vascolari permette inoltre di fornire informazioni sulla pervietà dei vasi mesenterici e di stabilire, come nel nostro caso, la presenza di occlusione della vena mesenterica superiore con sviluppo di varici pericecali.

Quando si sospetta una mesenterite sclerosante in base ai dati clinici e dell'imaging, è necessario confermare la diagnosi con una biopsia. Sebbene i risultati della biopsia percutanea possano suggerire la diagnosi, una biopsia escissionale chirurgica è spesso necessaria per un'analisi istologica completa. In corso di valutazione diagnostica è comunque imperativo escludere un tumore od una infezione sottostante.

BIBLIOGRAFIA ESSENZIALE

Horton KM, Lawler LP, Fishman EK (2003) CT Findings in sclerosing mesenteritis (Panniculitis): spectrum of disease. RadioGraphics 23:1561-1567

Lawler LP, McCarthy DM, Fishman EK et al (2002) Sclerosing mesenteritis: depiction by multidetector CT and three-dimensional volume rendering. AJR Am J Roentgenol 178:97-99

Miao YM, Catnach SM, Barrison IG et al (1996) Colonic variceal bleeding in a patient with mesenteric venous obstruction due to an ileal carcinoid tumour. Eur J Gastroenterol Hepatol 8:1133-1135

CASO 173

Raffaella Niola, Franco Maglione

Dipartimento di Diagnostica per Immagini, U.O.S. di Interventistica Endovascolare, U.O.C. di Radiologia Vascolare e Interventistica, A.O.R.N. "A. Cardarelli", Napoli

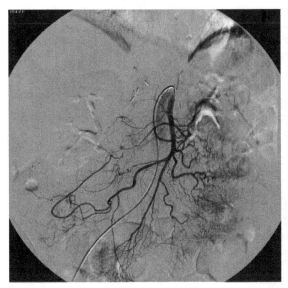

Figura 1

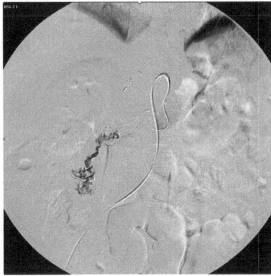

Figura 2

M, 61 anni Si ricovera per grave episodio di melena. L'esofago-gastroduodenoscopia risulta negativa. Esegue un esame TC che pone l'indicazione ad uno studio angiografico.

DOMANDE

1 È diagnostica l'immagine angiografica della Figura 1?
2. Nella Figura 2 che tecnica è stata adoperata per rilevare il sanguinamento?
3. Come si individua nella Figura 3 l'esclusione vascolare del vaso embolizzato?
4. A quale "inesattezza tecnica" è da imputare la visualizzazione dell'aorta durante l'angiogramma mesenterico?

CASO 173: Sanguinamento duodenale

RISPOSTE

1. No, dal momento che l'angiogramma dell'arteria mesenterica superiore è negativo. Tuttavia deve essere considerato lo spasmo di tale vaso che deve indirizzare al prosieguo dell'indagine angiografica.
2. Il cateterismo coassiale con microcatetere idrofilico ed utilizzo di papaverina diluita intrarteriosa per attenuare lo spasmo vasocostrittivo, che documenta un sanguinamento a sede duodenale.
3. Dall'immagine a stampo che ripete assolutamente la stessa morfologia del sanguinamento della Figura 2.
4. Ad un elevato flusso di iniezione di mdc intra-arterioso.

COMMENTO

L'identificazione angiografica del sito del sanguinamento intestinale richiede una corretta mappatura vascolare con un'attenta pianificazione della tecnica angiografica.

Lo studio selettivo dell'arteria mesenterica superiore consente di visualizzare l'arcata pancreatico-duodenale inferiore che talvolta rivela sanguinamenti non evidenti allo studio selettivo preliminare dell'arteria gastroduodenale. Il tronco pancreatico-duodenale va sempre cateterizzato e studiato in maniera selettiva.

In questo caso l'"atteggiamento" di vasocostrizione dei rami mesenterici, unitamente all'anamnesi del paziente, positiva per sanguinamento intestinale, anche in assenza di una preliminare evidenza di sanguinamento, hanno imposto il proseguimento dell'indagine angiografica con iniezione intrarteriosa di farmaci vasodilatatori che hanno consentito di identificare il sanguinamento duodenale ed attuare il trattamento embolizzante che è stato praticato con successo.

BIBLIOGRAFIA ESSENZIALE

Athanasoulis CA (1982) Upper gastrointestinal bleeding of arteriocapillary origin. In: Athanasoulis CA, Pfister RC. Interventional Radiology. Philadelphia, Saunders pp. 55-59

Nakasone Y, Ikeda O, Yamashita Y et al (2007) Shock index correlates with extravasation on angiographs of gastrointestinal hemorrhage: a logistic regression analysis. Cardiovasc Intervent Radiol 30:861-865

Sos TA, Lee JC, Wixson D et al (1978) Intermittent bleeding from minute to minute in acute massive gastrointestinal hemorrage: arteriographic demonstration. AJR Am J Roentgenol 131:1015-1017

CASO 174

Roberto Pozzi Mucelli, Giovanni Foti, Alberto Contro
Istituto di Radiologia, Policlinico "G.B. Rossi", Università degli Studi di Verona, Verona

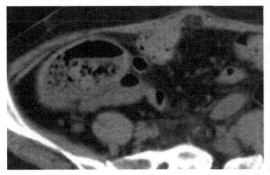

Figura 1

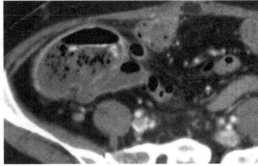

Figura 2

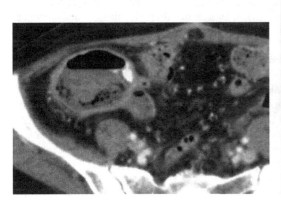

Figura 3

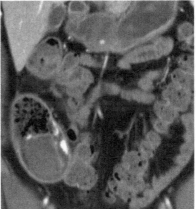

Figura 4

F, 57 anni. Giunge in Pronto Soccorso per insorgenza improvvisa di un dolore localizzato in fossa iliaca destra, refrattario alla terapia medica. Nei giorni precedenti aveva notato la presenza di tracce di sangue nelle feci, per le quali aveva eseguito un clisma del colon risultato negativo.
La radiografia diretta dell'addome mostra un quadro del tutto aspecifico. L'ecografia non evidenzia reperti degni di nota. L'aggravarsi della sintomatologia induce l'esecuzione di un esame TC.

DOMANDE

1. Quali sono le possibili cause di emorragia nel lume del colon?
2. Quali possono essere i vasi interessati in questo caso?
3. Quali fasi contrastografiche dell'indagine andrebbero effettuate e perché?

347

CASO 174: Sanguinamento attivo nel cieco secondario ad angiodisplasia del colon

RISPOSTE

1. I diverticoli, i tumori, l'angiodisplasia intestinale, i polipi, le malattie infiammatorie intestinali, le coliti infettive, le vasculiti e le terapie anticoagulanti poco bilanciate.
2. L'arteria cecale anteriore o posteriore, arteria colica destra o uno dei loro rami di suddivisione.
3. L'utilizzo del mdc e.v. è di fondamentale importanza per confermare la presenza di una emorragia endoluminale in atto. Sanguinamenti di notevole entità possono essere ipotizzati sulla base della fase pre-contrastografica; tuttavia la fase arteriosa è utile nel differenziare un sanguinamento in atto dalla presenza di coaguli. La fase portale e soprattutto la fase tardiva possono assumere un ruolo fondamentale nel caso di emorragie di scarsa entità (Figg. 1-4).

COMMENTO

Nel caso presentato, uno spot di impregnazione a livello della parete mediale del ceco ha consentito di porre, all'esame TC, sospetto diagnostico di angiodisplasia del colon destro. La successiva colonscopia conferma la diagnosi dimostrando la presenza di una lesione cecale lievemente rilevata che causava ulcerazione parietale.

Nel nostro caso, l'esclusione di altre patologie concomitanti in un paziente per il resto asintomatico ha ristretto le ipotesi diagnostiche alla presenza di polipi colici endoluminali o di malformazioni vascolari (angiodisplasia). Un successivo esame endoscopico ha confermato la presenza di malformazioni arterovenose multiple del colon destro, localizzate nella mucosa, che appariva lievemente rilevata e ulcerata in corrispondenza delle lesioni.

Nel caso di sospetta emorragia distale al legamento di Treitz è spesso la TC con mdc a rappresentare l'esame di scelta. Nel caso in cui il quadro clinico deponga per emorragia intestinale è consigliabile l'esecuzione di uno studio trifasico o quadrifasico: una scansione basale senza mdc sarà d'obbligo, allo scopo di evidenziare eventuali calcificazioni (coproliti, appencoliti, calcoli biliari migrati a livello intestinale) o coaguli, che potrebbero simulare la presenza di sangue. La fase arteriosa potrà evidenziare, soprattutto di fronte a sanguinamenti in atto di notevole entità, lo spandimento di mdc all'interno del lume intestinale dove causerà la comparsa di una zona caratterizzata da valori di attenuazione nettamente maggiori che in precedenza. La fase portale e soprattutto quella tardiva saranno molto utili per confermare emorragie di lieve entità che potrebbero mostrare raccolte iperdense di mdc solo in fase tardiva.

La TC aiuta spesso nell'orientamento diagnostico potendo indirizzare verso una specifica diagnosi eziologica, facile in caso di diverticolite, carcinoma o patologia infiammatoria intestinale, più ardua in caso di patologia infettiva o malformativa.

BIBLIOGRAFIA ESSENZIALE

Laing CJ, Tobias T, Rosenblum DI et al (2007) Acute gastrointestinal bleeding: emerging role of multidetector CT angiography and review of current imaging techniques. RadioGraphics 27:1055-1070

Tew K, Davies RP, Jadun CK et al (2004) MDCT of acute lower gastrointestinal bleeding. AJR Am J Roentgenol 182:427-430

CASO 175

Antonio Pinto, Carlo Muzj, Mariano Pepe, Fabio Pinto

Dipartimento di Diagnostica per Immagini, U.O.C. di Radiologia Generale e Pronto Soccorso, A.O.R.N. "A. Cardarelli", Napoli

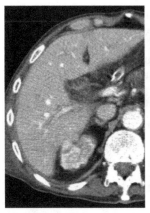

Figura 1

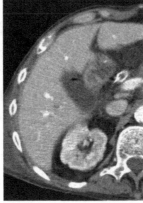

Figura 2

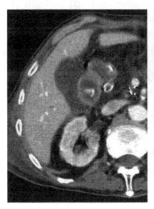

Figura 3

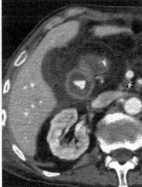

Figura 4

M, 58 anni. Operato di gastrectomia, Billroth II, duodenocefalopancreasectomia e laparotomia per sanguinamento a nappo. Valori di emoglobina in discesa: 9.2, 7.8, 5.6 g/dL. Buon compenso emodinamico. Non segni di shock. Esegue esame MDCT (*Multidetector Computed Tomography*).

DOMANDE

1. Qual è la diagnosi più attendibile?
2. Quale tecnica di studio MDCT è indicata?
3. Quali sono le complicanze postoperatorie che più frequentemente causano alterazioni della canalizzazione intestinale dopo un intervento chirurgico?
4. Che cosa prevede l'intervento chirurgico di Billroth II?

CASO 175: Stravaso ematico attivo da sanguinamento endoluminale dell'anastomosi

RISPOSTE

1. Sanguinamento dell'anastomosi.
2. La tecnica di studio trifasica. Il protocollo prevede uno studio pre-contrastografico che consente di rilevare l'eventuale presenza di sangue fresco spontaneamente iperdenso in corrispondenza dell'anastomosi in caso di deiscenza della sutura, seguito da uno studio trifasico con mdc e.v.. Parametri di iniezione del mdc: concentrazione 400 mg/mL; flusso: 4-5 mL/sec; volume 120 mL; soluzione fisiologica: flusso 2 mL/sec; volume 40 mL. Fase arteriosa ottenuta con il *bolus tracking*; fase portale ottenuta con ritardo di 75 sec; fase tardiva ottenuta con un ritardo di 180 sec.
3. Ascesso, deiscenza dell'anastomosi, deiscenza di ferita, colecistite acuta, perforazione di ulcera peptica, occlusione intestinale meccanica.
4. Nell'intervento di Billroth II, l'anastomosi avviene tra la prima porzione dell'intestino tenue, subito dopo il duodeno, e la trancia gastrica. Questa gastro-digiuno-anastomosi, consente di asportare una adeguata porzione di stomaco ma comporta una anomalia del transito alimentare ed una maggiore incidenza di sequele post-operatorie.

COMMENTO

Le anastomosi intestinali possono essere confezionate con varie modalità secondo il tipo di esigenza funzionale, il tipo di organo, e le preferenze del Chirurgo. Le complicanze dopo intervento di Billroth II sono principalmente rappresentate dalla deiscenza dell'anastomosi e dall'emorragia sulla trancia anastomotica. La deiscenza dell'anastomosi duodeno- o digiuno-gastrica è un evento gravissimo che può interessare parzialmente o totalmente la sutura e che va corretta immediatamente. L'emorragia sulla trancia anastomotica rappresenta una complicanza grave che non necessariamente comporta una laparotomia d'urgenza ma che deve essere attentamente monitorata. In caso di sospetta complicanza emorragica dopo intervento di chirurgia addominale, la MDCT è una metodica estremamente utile nel differenziare tra fonte di sanguinamento prossimale o distale rispetto al legamento di Treitz, individuare la natura della lesione che causa il sanguinamento ed indirizzare la scelta terapeutica (monitoraggio, embolizzazione, intervento chirurgico).

All'esame MDCT è importante l'utilizzo di un'agocannula di calibro tale da consentire una corretta valutazione dell'albero vascolare e di una tecnica multifasica per evidenziare la presenza di un eventuale sanguinamento attivo all'interno dell'ematoma e definire con precisione i reali termini dell'urgenza in rapporto alla terapia da attuare.

BIBLIOGRAFIA ESSENZIALE

Laing CJ, Tobias T, Rosenblum DI et al (2007) Acute gastrointestinal bleeding: emerging role of multidetector CT angio-Graphy and review of current imaging techniques. RadioGraphics 27:1055-1070

Scheffel H, Pfammatter T, Wildi S et al (2007) Acute gastrointestinal bleeding: detection of source and etiology with multi-detector-row CT. Eur Radiol 17:1555-1565

Shin JS, Chen KW, Lin XZ et al (1994) Active, bleeding marginal ulcer of Billroth II gastric resection: a clinical experience of 18 patients. Am J Gastroenterol 89:1831-1835

CASO 176

Antonella Filippone, Roberta Cianci

Dipartimento di Scienze Cliniche e Bioimmagini, Sezione di Scienze Radiologiche, Università degli Studi "G. d'Annunzio", Chieti

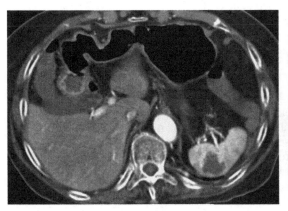

Figura 1

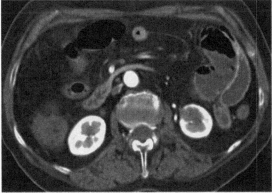

Figura 2

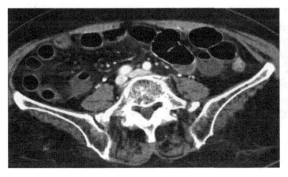

Figura 3

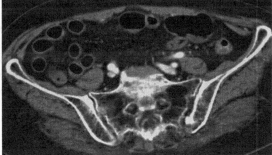

Figura 4

F., 80 anni. Fibrillazione atriale, addome acuto e rettorragia.

DOMANDE

1. La TC documenta un quadro di ileo meccanico del tenue?
2. Di quale natura è la lesione splenica?
3. Qual è la patologia che sostiene il quadro clinico di addome acuto?
4. Quali sono le anse coinvolte?

CASO 176: Ischemia intestinale associata ad infarto splenico

RISPOSTE

1. No. Mancano infatti gli aspetti parieto-valvolari a carico delle anse.
2. È un infarto con tipica morfologia e localizzazione.
3. È l'ischemia intestinale.
4. Le anse ileali, con tipico aspetto della parete "*a foglio di carta*".

COMMENTO

La TC rappresenta allo stato attuale la metodica di riferimento nella diagnostica per immagini dell'ischemia intestinale acuta. In questo ambito di patologia, lo sviluppo della tecnologia multidetettore ha condotto ad un affinamento dello studio angio-TC, migliorando sensibilmente la risoluzione spaziale e, conseguentemente, le tecniche di *post-processing*. È possibile pertanto, mediante acquisizioni in fase arteriosa e avvalendosi delle ricostruzioni 3D visualizzare anche i rami arteriosi distali afferenti alla parete intestinale. Chou e coll. hanno distinto nell'enterite ischemica tre diverse condizioni della parete intestinale: 1) l'insufficienza arteriosa senza riperfusione; 2) l'insufficienza arteriosa transitoria con riperfusione; 3) compromissione del drenaggio venoso.

– *Nell'insufficienza arteriosa senza riperfusione* il danno della parete si traduce all'esame TC nella visualizzazione di una parete intestinale sottile, con *enhancement* parietale ridotto e con distensione gassosa del lume: tali reperti corrispondono a quelli apprezzabili nel caso riportato.

– *Nelle forme di ischemia con riperfusione,* si osserva un modesto ispessimento parietale, con *enhancement* conservato o ridotto della mucosa e graduale sostituzione del gas intraluminale da parte di liquido.

– *Nei casi con compromissione del drenaggio venoso,* l'aspetto TC è caratterizzato da un ispessimento significativo della parete intestinale, che può assumere aspetto "a bersaglio". Se la causa non viene rimossa, l'ispessimento parietale è più significativo, con mancato *enhancement*, perdita della peristalsi, presenza di fluido intraperitoneale, pneumatosi intestinale e possibile pneumoperitoneo. Quando la causa del danno ischemico perdura, il quadro TC, caratterizzato da distensione delle anse intestinali con livelli idroaerei, può essere confuso con un quadro di occlusione intestinale di tipo meccanico. Ciò accade prevalentemente nell'infarto dovuto ad occlusione arteriosa, in quanto l'ispessimento parietale delle anse non è significativo. È necessario pertanto ricordare che l'infarto arterioso può manifestarsi con distensione delle anse e stasi idroaerea, espressione della perdita di tono dell'ansa e pertanto di ileo paralitico.

BIBLIOGRAFIA ESSENZIALE

Chou CK, Wu RH, Mach CW et al (2005) Clinical significance of poor CT enhancement of the thickened small bowel wall in patients with acute abdominal pain. AJR Am J Roentgenol 186:491-498

Romano S, Lassandro F, Scaglione M et al (2006) Ischemia and infarction of the small bowel and colon: spectrum of imaging findings. Abdom Imaging 31:277-292

Wiesner W, Hauser A, Steinbrich W (2004) Accuracy of multidetector-row computed tomography for the diagnosis of acute bowel ischemia in a non-selected study population. Eur Radiol 14:2347-2356

CASO 177

Antonio Pinto, Angelo Rizzo, Francesca Scarpati

Dipartimento di Diagnostica per Immagini, U.O.C. di Radiologia Generale e Pronto Soccorso, A.O.R.N. "A. Cardarelli", Napoli

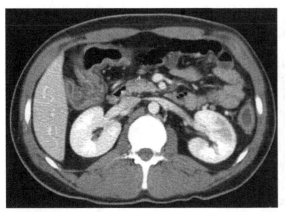

Figura 1

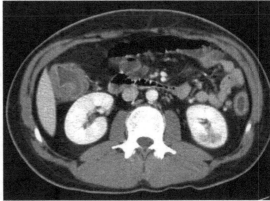

Figura 2

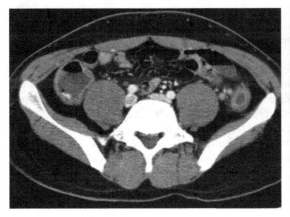

Figura 3

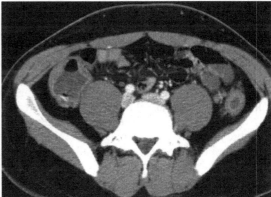

Figura 4

M, 25 anni. Giunge alla nostra osservazione per dolori addominali diffusi. Alvo discanalizzato, episodio di rettorragia, nega precedenti interventi chirurgici.

DOMANDE

1. Qual è la diagnosi più attendibile?
2. Per la diagnosi di questa patologia, utilizzando la TC, qual è la tecnica più appropriata?
3. L'utilizzo del mdc, somministrato per os, può aumentare l'accuratezza diagnostica della TC nello studio di questa patologia?
4. Quali altre complicanze possono derivare da questa entità patologica?

CASO 177: Ulcera sanguinante del cieco

RISPOSTE

1. Ulcera sanguinante del cieco.
2. La tecnica di studio trifasica. Il protocollo prevede uno studio pre-contrastografico che consente di rilevare l'eventuale presenza di sangue fresco, spontaneamente iperdenso in corrispondenza dell'anastomosi, in caso di deiscenza della sutura, seguito da uno studio trifasico con mdc e.v.. Parametri di iniezione del mdc: concentrazione 400 mg/mL; flusso: 4-5 mL/sec; volume 120 mL; soluzione fisiologica: flusso 2 mL/sec; volume 40 mL. Fase arteriosa ottenuta con il *bolus tracking*; fase portale ottenuta con ritardo di 75 secondi; fase tardiva ottenuta con un ritardo di 180 secondi.
3. No. Il mdc per os non è indicato perchè non consente di ottenere informazioni diagnostiche relative alle pareti del viscere, impedisce di rilevare i coaguli ed il sangue fresco e non permette di individuare l'eventuale stravaso ematico attivo.
4. Perforazione e formazione di ascessi.

COMMENTO

L'ulcera del cieco è una condizione patologica rara, descritta per la prima volta da Cruveilhier nel 1832. Clinicamente i pazienti presentano dolore addominale, spesso localizzato in fossa iliaca destra: la diagnosi differenziale, in questi casi, va posta principalmente con malattie infiammatorie intestinali, appendicite acuta e diverticolite del cieco. La diagnosi di ulcera del cieco può essere formulata mediante clisma del colon a doppio contrasto nel 75% dei casi, oppure mediante colonscopia. La più comune complicanza di un'ulcera benigna del cieco è l'emorragia: in letteratura è sottolineato il ruolo dell'angiografia nell'individuare la sede di un sanguinamento attivo. Suddetto ruolo viene oggi progressivamente acquisito dalla TC. Infatti, già nel 1997, Ettorre e coll. hanno proposto, per lo studio dei sanguinamenti addominali di origine sconosciuta, l'utilizzo della TC spirale dell'addome, eseguita dopo procedura di cateterismo dell'aorta addominale o cateterismo selettivo dell'arteria mesenterica superiore, con esecuzione di una fase pre-contrastografica, successiva iniezione arteriosa del mdc attraverso il catetere angiografico collegato ad un iniettore automatico e successiva indagine angiografica convenzionale con studio selettivo e superselettivo delle arterie che irrorano il tratto di intestino precedentemente identificato come sede di un sanguinamento. Negli ultimi anni, grazie all'impiego di apparecchiature MDCT (*Multidetector Computed Tomography*) è sempre più agevole lo studio delle emorragie addominali di origine incerta, come nel caso presentato, la cui diagnosi definitiva è conseguita alla valutazione con esame istologico del reperto operatorio.

BIBLIOGRAFIA ESSENZIALE

Chi KD, Hanauer SB (2003) Benign solitary cecal ulcer: a case report and review of the literature. Digestive Diseases and Sciences 48:2207-2211

Ettorre GC, Francioso G, Garribba AP et al (1997) Helical CT angiography in gastrointestinal bleeding of obscure origin. AJR Am J Roentgenol 168:727-731

Leborgne J, Bitar O, Lehur PA et al (1992) Post-stress acute hemorrhagic ulcers of the cecum. Apropos of 3 cases. Chirurgie 118:637-639

CASO 178

Mariano Scaglione, Giovanna Russo, Rosario Galasso

Dipartimento di Diagnostica per Immagini, U.O.S. TC Body in Emergenza, U.O.C. di Radiologia Generale e Pronto Soccorso, A.O.R.N. "A. Cardarelli", Napoli

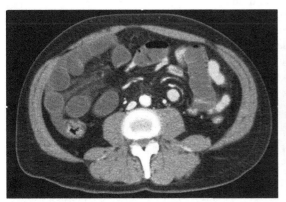

Figura 1

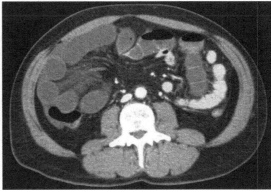

Figura 2

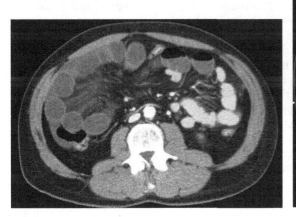

Figura 3

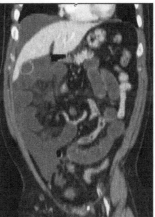

Figura 4

M, 50 anni. Nega laparotomie, episodi di coliche biliari. Attualmente colica biliare resistente al trattamento farmacologico. Rx diretto dell'addome ed ecografia addominale: sovradistensione delle anse digiunali, liquido libero in cavità peritoneale. Esegue TC.

DOMANDE

1. Cosa si evidenzia nelle immagini TC?
2. Quali sono gli specifici elementi semeiologici TC di questa condizione?
3. Come si spiega l'assenza di livelli idroaerei?
4. Sulla scorta dei riscontri TC, qual è la strategia gestionale più opportuna da adottare?

CASO 178: Volvolo del digiuno complicato da sofferenza vascolare d'ansa

RISPOSTE

1. Volvolo del digiuno complicato da sofferenza vascolare d'ansa.
2. L'ispessimento, l'opacamento del fodero adiposo dei vasi mesenterici tributari delle anse coinvolte nel processo ostruttivo, la "zona di transizione", il "segno del becco", l'*enhancement borderline* delle anse dilatate a monte del fulcro ostruttivo, la stasi liquida, il liquido libero nella cavità peritoneale.
3. I livelli idroarei non costituiscono l'espressione patognomonica dell'ileo meccanico del tenue.
4. La laparotomia d'urgenza, per ridurre al minimo il danno d'ansa ovvero limitare o scongiurare la resezione delle anse coinvolte nel processo ostruttivo.

COMMENTO

Il volvolo del digiuno complicato da sofferenza vascolare d'ansa rientra tra le forme più rare e prognosticamente più sfavorevoli dell'ileo meccanico del tenue. La prognosi sfavorevole di tale condizione si deve alla compromissione vascolare del complesso ansa-meso. La valutazione dello status dell'*enhancement* parietale delle anse coinvolte e del loro supporto mesenterico, insieme alla valutazione morfologica e topografica dei vasi mesenterici, rappresentano elementi caratterizzanti della complicanza vascolare delle anse implicate nel processo ostruttivo. Come tali, essi vanno attentamente valutati perché consentono di effettuare un *grading* affidabile in senso anatomopatologico e prognostico. Il volvolo del tenue può infatti essere (a vari livelli) complicato o meno da sofferenza ischemica. Questo aspetto, dalle ovvie ripercussioni gestionali, è forse ancora più importante della diagnosi stessa di volvolo (ed in generale di ileo meccanico del tenue) che è e rimane essenzialmente clinica: in altri termini, nella maggioranza dei casi il chirurgo sa già che il paziente ha un ileo meccanico del tenue ed invia il paziente in radiologia per avere "lumi" su come/quando trattarlo. La TC rappresenta il *gold standard* dell'ileo meccanico del tenue perché consente di valutare adeguatamente il supporto mesenterico dell'ansa, fornendo un quadro d'insieme di tutti i rilievi propri delle anse coinvolte nel processo ostruttivo e della cavità peritoneale. Nonostante questo, l'uso della TC non deve essere sistematico e su larga scala, ma ponderato, soprattutto da parte dei radiologi che devono saper dare risposte efficaci e pertinenti anche con indagini a più basso costo biologico ed economico (Rx diretto dell'addome integrato da ecografia). Il ruolo della TC si configura, dunque, nei casi clinicamente complessi (ad esempio nei pazienti anziani con pluripatologie e difficoltà di inquadramento), nei casi di discrepanza clinico-radiologica e nel sospetto di sofferenza del complesso ansa-meso.

BIBLIOGRAFIA ESSENZIALE

Di Mizio R, Grassi R, Marchese E et al (1995) Ileo meccanico "scompensato". Rilievi ecografici del liquido libero tra le anse e loro valore prognostico. Radiol Med 89:787-791

Di Mizio R, Scaglione M (2007) Ileo meccanico dell'intestino tenue. Aspetti TC e correlazioni eco-radiografiche. Springer-Verlag. Italia

Scaglione M, Romano S, Pinto F et al (2004) Helical CT diagnosis of small bowel obstruction in the acute clinical setting. Eur J Radiol 50:15-22

CASO 179

Filippo Cademartiri, Erica Maffei, Alessandro Palumbo, Michele Fusaro

Dipartimento di Radiologia e Dipartimento Cuore, Imaging Cardiovascolare non Invasivo, Azienda Ospedaliero-Universitaria di Parma, Parma

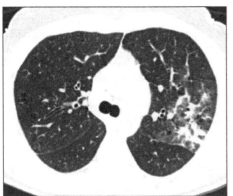

Figura 1

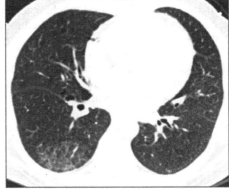

Figura 2

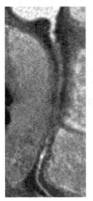

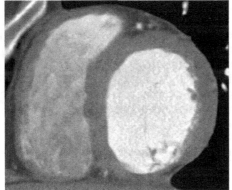

Figura 3   **Figura 4**

M, 45 anni. Fumatore. Giunge in Pronto Soccorso per dolore toracico acuto atipico ed edema polmonare acuto (EPA) ad eziologia sconosciuta. Riscontro di funzionalità ventricolare sinistra severamente compromessa (FE 27%).

DOMANDE

1. Nel contesto anamnestico del paziente, qual è il reperto a cui pensare osservando le prime due immagini?
2. Quali sono le possibili diagnosi differenziali?
3. Che cosa trovate rappresentato nelle Figure 3 e 4? Si può trattare di un reperto occasionale?
4. Che cosa si osserva nella proiezione in asse corto due camere del ventricolo sinistro?

CASO 179: Edema polmonare acuto (EPA) cardiogeno

RISPOSTE

1. Le immagini TC assiali evidenziano due disomogenee aree a "vetro smerigliato" con ispessimento settale di tipo liscio in assenza di broncogramma aereo ed a distribuzione periferica bilaterale, espressione dell'impegno interstizio-alveolare determinato dall'EPA.
2. La diagnosi differenziale di addensamenti parenchimali con esordio clinico acuto sono rappresentate da ARDS (sindrome da distress respiratorio acuto dell'adulto), PCP (polmonite da Pneumocystis Carinii), AAE acuta (alveolite allergica estrinseca), cause rare (vasculiti emorragiche, AIP - polmonite acuta interstiziale - e polmonite eosinofila acuta).
3. La ricostruzione multiplanare mostra un'occlusione totale cronica della coronaria destra. Dato il riscontro di una cardiopatia ischemica con occlusione cronica totale della coronaria destra, l'EPA assume il significato di sintomo di esordio dell'insufficienza cardiaca cronica in fase di scompenso.
4. Nel contesto di un ventricolo sinistro dilatato, si osserva un assottigliamento segmentario della parete miocardica con ipodensità sub-endocardica riferibile ad esito ischemico.

COMMENTO

L'EPA rappresenta una delle manifestazioni dell'insufficienza delle sezioni sinistre del cuore, lo stato fisiopatologico in cui il cuore non riesce a mantenere una gittata sistolica sufficiente a soddisfare le esigenze metaboliche dei tessuti.

L'esecuzione dell'esame MDCT (*Multidetector Computed Tomography*) consiste in un'acquisizione spirale con *gating* cardiaco e sincronizzazione ECG retrospettiva. Lo spettro di informazioni offerte dalla TC con *gating* cardiaco è ampio e comprende dati morfologici relativi alla pervietà/stenosi delle coronarie, presenza di formazioni trombotiche endocavitarie, diametri delle camere cardiache, stato degli apparati valvolari, versamento pericardico, segni di pregressa necrosi miocardica e dati funzionali relativi a cinetica miocardica e frazione di eiezione. A fronte di un deficit di pompa cardiaca, con conseguente cardiomiopatia dilatativa, la cardio-TC consente la diagnosi differenziale eziologica (idiopatica vs ischemica), permettendo la corretta stratificazione dei pazienti e l'appropriato trattamento. La dimostrazione non invasiva dell'eziologia ischemica nella cardiomiopatia dilatativa rappresenta un importante fattore prognostico. In questo contesto evitare il ricorso alla coronarografia diagnostica è particolarmente importante, data l'incidenza di complicanze vascolari minori e di episodi di scompenso cardiaco durante la procedura stessa.

Nel caso dell'occlusione totale cronica, inoltre, la TC può fornire elementi cruciali (lunghezza del tratto interessato, calcificazioni e presenza di diramazioni in prossimità dell'occlusione) ai fini della scelta terapeutica e della fattibilità dell'intervento di disostruzione.

BIBLIOGRAFIA ESSENZIALE

Andreini D, Pontone G, Pepi M et al (2007) Diagnostic accuracy of Multidetector Computed Tomography in patients with dilated cardiomyopathy. J Am Coll Cardiol 49:2044-2050

Cademartiri F, Casolo G, Midiri M (2007). La TC del cuore nella pratica clinica. I Ed, Springer-Verlag, Milano

CASO 180

Nicola Gagliardi, Stefania Daniele, Gennaro Barbato

Dipartimento di Diagnostica per Immagini, U.O.S. TC Body di Elezione e Interventistica, U.O.C. di Radiologia Generale e Pronto Soccorso, A.O.R.N. "A. Cardarelli", Napoli

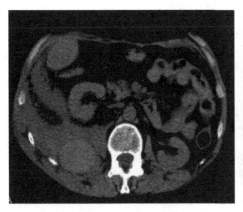

Figura 1

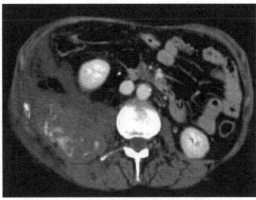

Figura 2

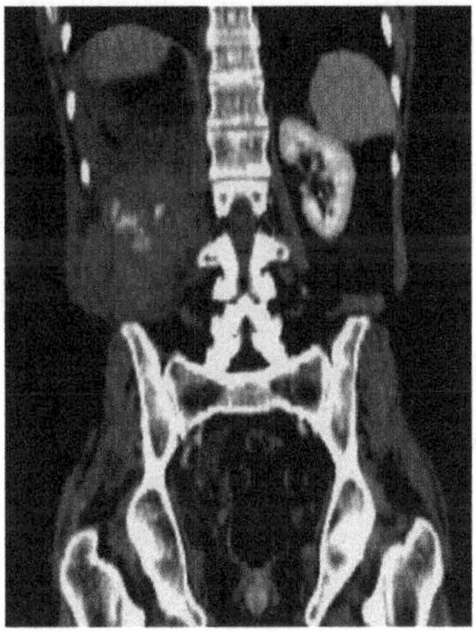

Figura 3

M, 47 anni. In terapia con farmaci anticoagulanti. In seguito a trauma domestico lamenta dolore al fianco destro. Al ricovero si osserva un'estesa ecchimosi lombare destra e un'anemizzazione progressiva.

DOMANDE

1. Qual è la diagnosi più attendibile?
2. Quale tecnica di studio TC è indicata per la valutazione di questa patologia?
3. Quale reperto, nella fase di studio pre-contrastografica, induce a sospettarla?
4. Quale fase di studio è spesso necessario eseguire per dimostrarla?

CASO 180: Ematoma muscolare retroperitoneale attivamente sanguinante

RISPOSTE

1. Ematoma sanguinante del muscolo quadrato dei lombi di destra.
2. La tecnica di studio trifasica.
3. La presenza di coaguli freschi come aree di spontanea iperdensità nell'ematoma.
4. Una fase tardiva oltre i 180 secondi.

COMMENTO

I pazienti in terapia con farmaci anticoagulanti presentano, con una certa frequenza, ematomi muscolari che possono talvolta essere riferiti come spontanei, ma, molto spesso, insorgono a seguito di un evento traumatico, anche di lieve entità, che può essere misconosciuto.

La valutazione clinica non presenta eccessive difficoltà quando risultano colpiti i muscoli superficiali, mentre diagnosticare e localizzare l'ematoma con precisione può essere difficile quando sono interessati i muscoli più profondi.

Nel caso illustrato l'esame obiettivo della regione del fianco destro aveva mostrato la presenza di un'estesa ecchimosi cutanea che, tuttavia, non appariva sufficiente a giustificare la progressiva anemizzazione. L'esame TC, eseguito con tecnica multifasica, evidenzia la presenza dell'ematoma muscolare profondo e di un eventuale sanguinamento attivo all'interno, consentendo di definire con precisione i reali termini dell'urgenza in rapporto alla terapia da attuare. Nella fase pre-contrastografica è importante ricercare con attenzione la presenza di aree di spontanea iperdensità, legate alla presenza di coaguli freschi. Tale segno è indice di un recente sanguinamento della lesione e pone l'indicazione per l'esecuzione di un esame contrastografico trifasico che può evidenziare un'eventuale emorragia in atto, dimostrata dalla presenza di stravaso di mdc all'interno della lesione, quale segno di sanguinamento attivo.

BIBLIOGRAFIA ESSENZIALE

Ahvenjärvi L, Mattila L, Ojala R et al (2005) Value of Multidetector Computed Tomography in assessing blunt multitrauma patients. Acta Radiol 46:177-183

Saini S, Rubin GD, Kalra MK (2006) MDCT: a practical approach. Springer-Verlag, Milano

Sivit CJ (2000) Detection of active intrabdominal haemorrage after blunt trauma: value of delayed CT scanning. Pediatr Radiol 30:99-100

CASO 181

Luigia Romano, Stefania Romano, Giuseppe Ruggiero

Dipartimento di Diagnostica per Immagini, U.O.C. di Radiologia Generale e Pronto Soccorso, A.O.R.N. "A. Cardarelli", Napoli

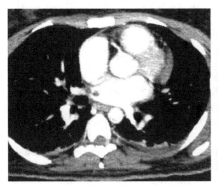
Figura 1

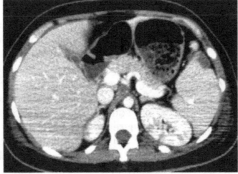
Figura 2

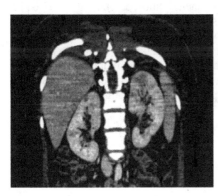
Figura 3

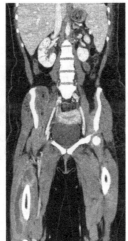
Figura 4

F, 22 anni. Si ricovera per febbre, astenia e forte dolore alla regione lombare irradiato alla coscia destra. Esegue una RM della colonna lombo-sacrale che non documenta alcuna patologia vertebro-discale.

DOMANDE

1. Qual è la diagnosi più probabile?
2. Quali sono i segni TC più specifici che consentono di diagnosticare la patologia?
3. Quale protocollo di studio con MDCT (*Multidetector Computed Tomography*) deve essere utilizzato?
4. Quale ulteriore metodica di imaging va integrata?

CASO 181: Endocardite batterica complicata da embolia settica

RISPOSTE

1. L'esame TC dimostra due piccoli trombi nel contesto della cavità atriale sinistra in presenza di localizzazioni ascessuali multiple in sede splenica, renale bilaterale e dei muscoli iliaco, gluteo e quadricipite destro. La presenza degli emboli nel cuore sinistro e le multiple localizzazioni ascessuali, in presenza di febbre e leucocitosi, consentono di formulare la diagnosi di endocardite complicata da emboli settici con ascessi multipli.
2. I segni TC più specifici sono i due piccoli *defectus* della cavità atriale sinistra, da riferire ad emboli, e le areole colliquative con assenza di *enhancement* centrale ed orletto vascolarizzato periferico, compatibili con localizzazioni ascessuali, localizzate alla milza, ai reni ed ai muscoli.
3. Il protocollo prevede uno studio pre-contrastografico che consente di rilevare la presenza di multiple areole ipodense nell'ambito dei tessuti, seguito da uno studio in fase venosa con mdc e.v. che documenta la componente centrale avascolare e l'orletto vascolarizzato periferico delle piccole raccolte ascessuali ed i *defectus* da riferire ad emboli nelle cavità cardiache. Parametri di iniezione del mdc: concentrazione 400 mg/mL; flusso: 3-3.5 mL/sec; volume 120 mL; soluzione fisiologica: flusso 2 mL/sec; volume 40 mL.
4. Va integrato uno studio delle camere cardiache con ecocardiografia.

COMMENTO

L'endocardite batterica ha, nella maggior parte dei casi, un'eziologia streptococcica e solo nel 5% dei casi riconosce una differente causa batterica (stafilococco, pneumococco, haemophilus, ecc.). L'alterazione più significativa è costituita dalla presenza di vegetazioni molto friabili sull'endocardio valvolare e parietale. La più comune localizzazione è l'endocardio del cuore sinistro, ma non sono infrequenti le localizzazioni del cuore destro con embolie ed infarti del polmone. Gli emboli settici a partenza dal cuore sinistro possono raggiungere tutti gli organi e causare manifestazioni periferiche che spesso dominano il quadro clinico. Gli emboli sono in genere responsabili di complicanze settiche con lo sviluppo di ascessi periferici, piuttosto che di occlusioni vascolari e di ischemia. L'infezione si localizza preferenzialmente alla milza, ai reni, al cervello, alla cute ed agli arti.

Nel caso presentato la diagnosi di ascessi multipli generati da un'endocardite è stata possibile grazie all'evidenza di piccoli *defectus* rilevati nell'ambito della cavità atriale sinistra alla MDCT. Il reperto è stato confermato all'ecocardiografia. L'emocoltura ha rivelato un'infezione da stafilococco aureo.

BIBLIOGRAFIA ESSENZIALE

Ho HH, Cheung CW, Yeung CK (2006) Septic peripheral embolization from Hemophilus parainfluenzae endocarditis. Eur Heart J 27:1009

Lang EK, Macchia R, Colon I, Hellstrom W (2007) Computed Tomography diagnosis of septic emboli to the kidney caused by subacute endocarditis. J Urol 177:344-346

Ting W, Silverman NA, Airovman DA et al (1990) Splenic septic emboli in endocarditis. Circulation 82:105-109

CASO 182

Raffaella Niola, Franco Maglione
Dipartimento di Diagnostica per Immagini, U.O.S. di Interventistica Endovascolare, U.O.C. di Radiologia Vascolare e Interventistica, A.O.R.N. "A. Cardarelli", Napoli

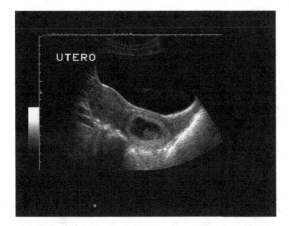

Figura 1

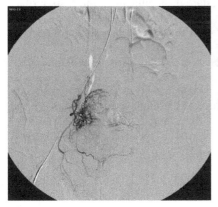

Figura 2

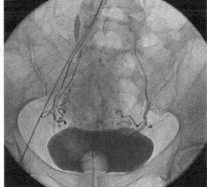

Figura 3

F, 44 anni. Gravida alla XII settimana; giunge in Pronto Soccorso per dolori pelvici e sanguinamento vaginale massivo.

DOMANDE

1. Qual è la diagnosi più probabile, in relazione a quanto evidenziato nell'immagine ecografica (Fig. 1)?
2. Quale anomalia si evidenzia nell'immagine angiografica (Fig. 2)?
3. Quale tipo di procedura è stata effettuata?
4. Quale potrebbe essere la complicanza?

CASO 182: Gravidanza ectopica a sede istmica

RISPOSTE

1. Gravidanza ectopica localizzata nella cervice uterina.
2. Ipertrofia dei vasi uterini con una ipervascolarizzazione locale.
3. È stata effettuata un'embolizzazione selettiva delle arterie uterine che ha reso rapida la revisione chirurgica in assenza di perdite ematiche.
4. La successiva infertilità.

COMMENTO

La gravidanza ectopica, soprattutto quella in sede cervicale, è considerata, a giusta ragione, fonte di potenziale grave sanguinamento, sia in caso di interruzione spontanea che provocata, essendo la regione anatomica di impianto estremamente vascolarizzata.

Il trattamento di tale condizione era rappresentato, sino ad alcuni anni orsono, dall'isterectomia, ma l'attuale tendenza, soprattutto per il prosieguo della fertilità, consiste nella tecnica percutanea di embolizzazione delle arterie uterine, che rappresenta una validissima metodica sia per arrestare l'eventuale sanguinamento in urgenza, sia in elezione per effettuare in maniera esangue un'interruzione di gravidanza, scongiurando la temibile conseguenza dell'isterectomia (salvataggio d'utero).

L'emboloterapia può essere usata da sola o combinata con farmaci, quali il metotrexate, per ottenere un campo esangue all'intervento di curettage o, in alcuni casi, per evitare completamente il curettage, tenendo la paziente sotto stretta sorveglianza clinico- laboratoristica (decremento della HCG e sorveglianza ecografica della riduzione della massa cervicale) o in altri ancora, per arrestare il sanguinamento in caso di ritardata espulsione spontanea dopo il primo trattamento.

Con tale tecnica la fertilità futura della paziente non viene compromessa; pertanto essa appare fattibile e sicura, da sola o associata all'assunzione di farmaci.

È stato descritto in letteratura un caso di gravidanza cervicale spontanea consecutiva, anch'esso trattato con la tecnica di embolizzazione delle arterie uterine.

Sono state descritte, altresì, complicanze legate a tale metodica: esse sono correlate al sistema urinario (non riguardano unicamente, comunque, la gravidanza cervicale bensì tutta la patologia uterina benigna) e che possono essere evitate differenziando attentamente le comunicazioni tra le varie branche arteriose, posizionando il catetere nella branca superiore dell'arteria uterina, utilizzando un microcatetere ed evitando assolutamente il reflusso di materiale embolizzante.

BIBLIOGRAFIA ESSENZIALE

Deruelle P, Closset E, Lions C et al (2006) Subsequent pregnancy following uterine artery embolization for interstitial pregnancy. Gynecol Obstet Fertil 34:914-916

Trambert JJ, Einstein MH, Banks E et al (2005) Uterine artery embolization in the management of vaginal bleeding from cervical pregnancy: a case series. J Reprod Med 50:844-850

Yang SB, Lee SJ, Joe HS et al (2007) Selective uterine artery embolization for management of interstitial ectopic pregnancy. Korean J Radiol 8:176-179

CASO 183

Mariano Scaglione, Rosario Galasso, Raffaella Marino

Dipartimento di Diagnostica per Immagini, U.O.S. TC Body in Emergenza, U.O.C. di Radiologia Generale e Pronto Soccorso, A.O.R.N. "A. Cardarelli", Napoli

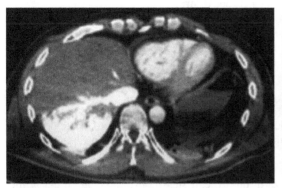

Figura 1

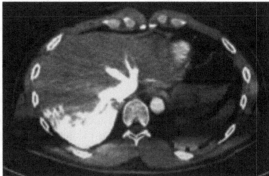

Figura 2

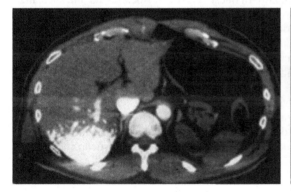

Figura 3

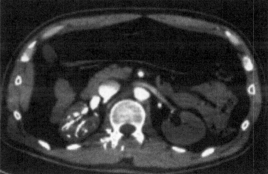

Figura 4

M, 45 anni. In seguito ad aggressione riporta 4 ferite da taglio (in sede latero-cervicale, parasternale, al braccio ed al fianco destro). Trasferito da altro nosocomio per il trattamento di presunte lesioni epatiche e renali e stravaso ematico attivo (di cui le immagini del caso in oggetto). Al ricovero ottimo compenso emodinamico.

DOMANDE

1. Cosa si evidenzia all'esame TC?
2. Come si chiama questo segno?
3. Come si spiega questo segno?
4. In casi del genere chi bisognerebbe consultare: il chirurgo, l'angiografista o il medico urgentista?

CASO 183: Ipostasi del mdc e.v. da disfunzione cardio-circolatoria

RISPOSTE

1. L'ipostasi del mdc e.v. nel sistema venoso, nel fegato e nel rene destro.
2. *Dependent pooling*, ovvero il segno della raccolta del mdc e.v. in sede declive.
3. È conseguenza dell'arresto cardiocircolatorio, in questo caso temporaneo, durante l'esame TC.
4. Il medico urgentista. nel tentativo di correggere immediatamente la situazione cardiocircolatoria; in alternativa inviare il paziente in Rianimazione.

COMMENTO

L'ipostasi del mdc nel sistema vascolare venoso e nelle regioni declivi degli organi del lato destro del corpo indica arresto cardiocircolatorio, in questo caso transitorio. Difatti il cuore del paziente, dopo questo *black out* improvviso, ha ripreso immediatamente la sua normale attività. Dal punto di vista dell'imaging TC, i segni descritti sono inequivocabili della condizione in oggetto: devono spingere il radiologo ad allertare il rianimatore o il medico urgentista e, in assenza di questi, egli stesso deve farsi carico del primo intervento per scongiurare la morte del paziente, attraverso le nozioni acquisite nei corsi di *Basic Life Support*, obbligatori per legge per gli operatori del Pronto Soccorso. Ma, soprattutto, il radiologo non deve confondere tali segni come rilievi di lesioni addominali in atto. In questo caso, il nosocomio ad alta specializzazione, di riferimento regionale, cui era stato inviato il paziente in "seconda cura" era stato allertato per intervenire chirurgicamente sulle presunte lesioni a carico del fegato, del rene e sullo stravaso ematico attivo. La discrasia tra l'ottimo stato di compenso emodinamico del paziente, rispetto alla "drammaticità" del referto TC di provenienza, ha spinto il chirurgo di accettazione a chiedere la consulenza al collega radiologo di turno sull'esame TC già praticato; questi, infine, ha fornito la corretta spiegazione del caso, confermando l'inutilità della laparotomia.

Il radiologo è invitato a riflettere allorquando si osservi l'opacizzazione del sistema venoso prima di quello arterioso o quando vi sia una contemporanea opacizzazione dell'aorta e del sistema venoso con accumulo del mdc e.v. nelle regioni declivi del fegato e del rene destro. mentre le regioni parenchimali antideclivi non risultino affatto opacizzate. Tali rilievi TC non lasciano spazio ad interpretazioni diagnostiche alternative.

BIBLIOGRAFIA ESSENZIALE

Rotondo A, Catalano O, Grassi R et al (1998) Thoracic CT findings at hypovolemic shock. Acta Radiol 39:400-404

Tsai PP, Chen JH, Huang JL et al (2002) Dependent pooling: a contrast-enhanced sign of cardiac arrest during CT. AJR Am J Roentgenol 178:1095-1099

CASO 184

Orlando Catalano, Alfredo Siani

U.O.C. di Radiodiagnostica, IRCCS Istituto Nazionale Tumori, Fondazione "G. Pascale", Napoli

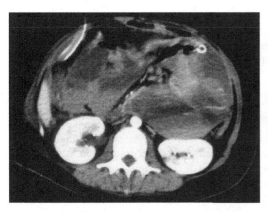

Figura 1

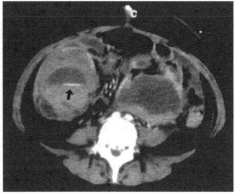

Figura 2

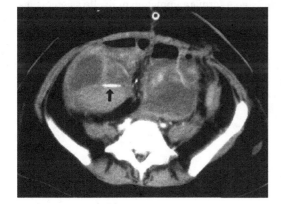

Figura 3

F, 29 anni. Tossicodipendente, operata due giorni prima per emorragia addominale e sei giorni prima per parto cesareo (trattamento eparinico nel post-partum).

DOMANDE

1. Cosa dimostra il quadro TC?
2. Cosa identifica la freccia nelle Figure 2 e 3?

CASO 184: Emorragia addominale recidivante da coagulazione intravascolare disseminata in paziente con sindrome HELLP

RISPOSTE

1. Emoperitoneo massivo con coaguli densi livellati in sede declive; drenaggi peritoneali.
2. Lo stravaso attivo di mdc, quale indicatore di sanguinamento in atto, proprio in corrispondenza del livello liquido-liquido, tra sangue più denso e sangue più fluido (un reperto analogo era riconoscibile in almeno altre due aree dell'addome, non mostrate).

COMMENTO

Le cause di emoperitoneo non traumatico sono numerose: interventi chirurgici, manovre percutanee diagnostiche e terapeutiche, terapia anticoagulante, discrasia ematica (emofilia, policitemia vera, ecc), rottura di neoplasie (adenoma epatocellulare, HCC, metastasi ipervascolarizzate), affezioni ginecologiche (rottura di gravidanza ectopica, rottura di cisti ovarica, ecc), sindrome HELLP (emolisi, elevati enzimi epatici e piastrinopenia), rottura di lesioni vascolari (aneurismi e pseudo-aneurismi splancnici, sindrome di Ehlers-Danlos, pancreatite, ecc).

I reperti identificati nel caso in oggetto sono espressivi di un sanguinamento avvenuto in più tempi, soprattutto a livello mesenterico (ma anche dallo stravaso di mdc è difficile riconoscere il/i vasi responsabili): si osserva un emoperitoneo diffuso ma con ematomi raccolti soprattutto in sede mesenterica, con sangue più denso in sede declive e sangue meno denso in sede proclive (sino a formare immagini di livello sangue-sangue).

BIBLIOGRAFIA ESSENZIALE

Detti L, Mecacci F, Piccioli A et al (2005) Postpartum heparin therapy for patients with the syndrome of hemolysis, elevated liver enzymes, and low platelets (HELLP) is associated with significant hemorrhagic complications. J Perinatol 25:236-240

Federle MP, Pan K-T, Pealer KM (2007) CT criteria for differentiating abdominal hemorrhage: anticoagulation or aortic aneurysm rupture? AJR Am J Roentgenol 188:1324-1330

Lubner M, Menias C, Rucker C et al (2007) Blood in the belly: CT findings of hemoperitoneum. RadioGraphics 27:109-125

CASO 185

Alfonso Ragozzino, Francesco Palmieri, Bianca Cusati

U.O.C. di Radiologia e Diagnostica per Immagini, P.O. "S. Maria delle Grazie", Pozzuoli, ASL NA2, Napoli

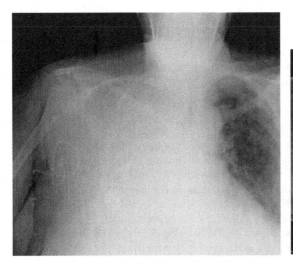

Figura 1

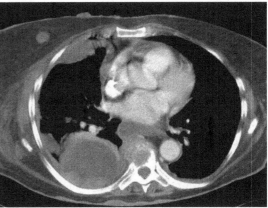

Figura 2

F, 69 anni. Affetta da neurofibromatosi con severa dispnea e anemia improvvisa.

DOMANDE

1. Qual è l'alterazione principale evidenziata all'esame radiografico del torace?
2. Quale reperto accessorio viene evidenziato dall'esame radiografico del torace?
3. Cosa evidenzia la TC polmonare con mdc?
4. Quale potrebbe essere la diagnosi delle formazioni evidenziate?

CASO 185: Neurofibromi emorragici multipli a sede toracica extrapolmonare

RISPOSTE

1. Opacamento totale dell'ambito polmonare destro.
2. Multiple formazioni cutanee peduncolate, che sono neurofibromi.
3. Multiple raccolte fluide extrapolmonari, di cui alcune con livelli fluido-fluido interni che comprimono il parenchima polmonare.
4. Data l'anamnesi clinica di neurofibromatosi di tipo I, la diagnosi più probabile è di evoluzione emorragica di multipli neurofibromi toracici extrapolmonari.

COMMENTO

La neurofibromatosi di tipo I (NF1) è una malattia ereditaria autosomica dominante che determina alterazioni dei tessuti derivanti dalla cresta neurale. È caratterizzata da lesioni cutanee, neoplasie del tessuto sottocutaneo e del sistema nervoso centrale e periferico, e può essere associata a diversi tipi di manifestazioni toraciche ed addominali d'origine nervosa, neuro-endocrina, mesenchimale e gastrointestinale.

I neurofibromi sono le neoplasie più frequenti della NF1 e sono classificati in: localizzati, diffusi e plessiformi. Alla TC appaiono come formazioni rotonde, od ovoidali, che sono omogeneamente ipodense nelle immagini senza mdc, con valori di attenuazione solitamente di 20-25 UH e di 30-50 UH in quelle postcontrastografiche. Tale densità è determinata dal contenuto mixoide o mucinoso di tali lesioni. Raramente i neurofibromi virano in lesioni maligne o emorragiche.

In un recente lavoro, Oderich e coll hanno dimostrato che la NF1 è associata a diverse anomalie dell'albero arterioso, sia periferico che splancnico, e del sistema nervoso centrale, che per la maggior parte sono rappresentate da stenosi e aneurismi. La diagnostica per immagini ha lo scopo di identificare le alterazioni associate alla neurofibromatosi e di seguirne l'evoluzione.

Nel caso presentato, i neurofibromi evidenti a livello toracico nel tempo hanno occupato gran parte dell'ambito polmonare destro ed hanno avuto un'evoluzione emorragica, causando dispnea ed anemia. Il radiogramma standard del torace ha evidenziato sia i neurofibromi cutanei, patognomonici della malattia, sia un totale opacamento dell'ambito polmonare destro. La TC con iniezione e.v. di mdc è stata fondamentale nel localizzare le molteplici formazioni intratoraciche extrapolmonari, che si estendono sia alla parete pleurica anteriore sia a quella posteriore. La TC ha inoltre permesso la caratterizzazione di tali lesioni, evidenziando i livelli fluido-fluido interni di tipo siero-ematico, e di escludere la presenza di emorragie acute in atto.

BIBLIOGRAFIA ESSENZIALE

Fortman BJ, Kuszyk BS, Urban BA et al (2001) Neurofibromatosis type 1: a diagnostic mimicker at CT. RadioGraphics 21:601-612

Oderich GS, Sullivan TM, Bower TC et al (2007) Vascular abnormalities in patients with neurofibromatosis syndrome type I: clinical spectrum management and results. J Vasc Surg 46:475-484

Rossi SE, Erasmus JJ, McAdams HP et al (1999) Thoracic manifestations of neurofibromatosis-I. AJR Am J Roentgenol 173:1631-1638

CASO 186

Salvatore Cappabianca, Annamaria Porto, Luca Brunese*, Roberto Grassi, Antonio Rotondo
Dipartimento di Internistica Clinica e Sperimentale Magrassi Lanzara, Istituto di Radiologia, Facoltà di Medicina e Chirurgia, II Università, Napoli. * Dipartimento Scienze della Salute, U.O. Diagnostica per Immagini e Radioterapia, Università del Molise

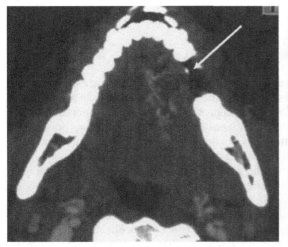

Figura 1

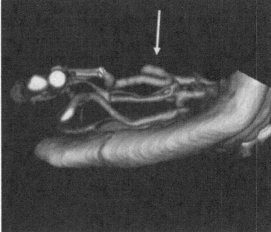

Figura 2

M, 29 anni. Ricorrenti episodi di sanguinamento dalla bocca.

DOMANDE

1. Che tipo di lesione è rappresentate nelle immagini?
2. Quali meccanismi possono essere responsabili del sanguinamento?
3. La TC è un esame sufficiente per la diagnosi o è necessario eseguire altri accertamenti?
4. Quali sono i trattamenti terapeutici maggiormente implicati nel trattamento di tali lesioni?

CASO 186: Malformazione vascolare della lingua

RISPOSTE

1. Malformazione vascolare della lingua.
2. Microtraumatismi ripetuti sulle strutture vascolari che si affacciano al di sotto del rivestimento mucoso.
3. Sì, può essere sufficiente, anche se la RM può fornire maggiori indicazioni sulla portata ematica delle malformazioni.
4. Il trattamento embolizzante per via angiografica è da preferirsi al trattamento chirurgico.

COMMENTO

Le malformazioni vascolari della lingua rientrano nel più ampio capitolo delle malformazioni vascolari, patologie frequenti che rappresentano il 7% dei processi espansivi benigni. Il sanguinamento acuto, spesso mal controllabile, delle malformazioni vascolari della lingua rappresenta una condizione abbastanza frequente e conseguente a traumatismi reiterati che, quando localizzati a livello delle diramazioni sottomucose delle strutture vascolari, possono determinare rotture vasali con sanguinamenti, spesso autolimitanti; quando i vasi interessati sono di dimensioni maggiori è richiesto un trattamento specifico.

L'esame TC, eseguito con somministrazione e.v. di mdc, ha rappresentato, per lungo tempo, la principale metodica di studio di tali lesioni, essendo capace di discernere gli emangiomi sottomucosi da altre anomalie vascolari. Attualmente gli impianti TC sia di tipo spirale che, ancor meglio, multistrato, hanno incrementato di molto la sensibilità della tecnica nella diagnosi differenziale delle varie anomalie di sviluppo delle strutture vascolari. Tuttavia non bisogna dimenticare che, soprattutto con i protocolli multistrato, la TC determina un alto grado di esposizione a radiazioni ionizzanti in pazienti che sono, nella maggior parte dei casi, di giovane età.

L'attuale possibilità di ottenere immagini anatomicamente fedeli ed effettuare ricostruzioni 3D, anche con rappresentazione di tipo angiografico, nonché l'ampia disponibilità di impianti di tale tipo, capillarmente diffusi sul territorio, fa sì che tale tecnica, specie perché l'accesso alla RM può essere difficoltoso e/o controindicato, rappresenti un ottimale strumento diagnostico per la definizione dell'estensione di malattia, per l'identificazione della fonte del sanguinamento e per la successiva programmazione terapeutica, sia essa chirurgica e/o di radiologia interventistica.

L'angiografia, per lungo tempo considerata la tecnica di indagine di riferimento nello studio delle strutture vascolari, riveste oggi il ruolo di procedura di tipo prevalentemente terapeutico, potendo devolvere l'approccio diagnostico pressoché esclusivamente all'esame TC, sempre che questo venga condotto con metodologia rigorosa e finalizzata alla valutazione morfologica delle strutture vascolari.

BIBLIOGRAFIA ESSENZIALE

Lo Casto A, Salerno S, Cannizzaro F et al (2003) MRI findings in lingual venous malformations. Dentomaxillofac Radiol 32:333-336

Richter GT, Suen J, North PE et al (2007) Arteriovenous malformations of the tongue: a spectrum of disease. Laryngoscope 117:328-335

Slaba S, Herbreteau D, Jhaveri HS et al (1998) Therapeutic approach to arteriovenous malformations of the tongue. Eur Radiol 8:280-285

CASO 187

Mariano Scaglione, Gianluca Ponticiello, Giovanna Russo

Dipartimento di Diagnostica per Immagini, U.O.S. TC Body in Emergenza, U.O.C. di Radiologia Generale e Pronto Soccorso, A.O.R.N. "A. Cardarelli", Napoli

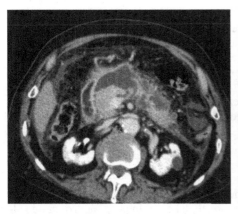

Figura 1

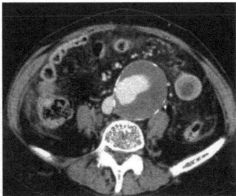

Figura 2

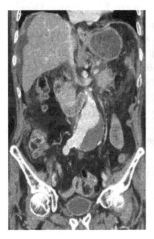

Figura 3

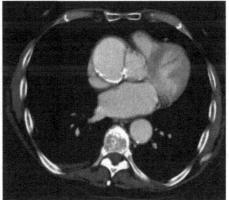

Figura 4

M, 84 anni. Dolore addominale acuto insorto in pieno benessere. Addome acuto peritonitico, sospetto per perforazione di viscere cavo, GB 20.000/μL. Candidato alla laparotomia d'urgenza. Esegue TC dell'addome, poi estesa al torace.

DOMANDE

1. Quali condizioni patologiche si evidenziano nelle immagini TC?
2. A cosa sono imputabili i segni d'irritazione peritoneale?
3. Sulla scorta dei reperti addominali, è giustificata l'estensione dell'esame TC al torace?
4. Le malattie evidenziate si accompagnano a complicanze da dover trattare immediatamente?

CASO 187: Pancreatite necrotico-emorragica, aneurisma dell'aorta addominale, dissezione cronica di Tipo A secondo la classificazione di Stanford

RISPOSTE

1. Pancreatite necrotico-emorragica con ascite pancreatica, aneurisma dell'aorta addominale senza segni di rottura, dissezione cronica di Tipo A secondo la classificazione di Stanford.
2. I segni d'irritazione peritoneale si devono alla presenza dell'essudato pancreatico nella cavità peritoneale.
3. L'estensione dell'esame TC al torace è metologicamente corretta, preso atto della presenza di un aneurisma dell'aorta addominale.
4. La pancreatite, l'aneurisma dell'aorta addominale e la dissezione non si accompagnano a segni di complicanze da dover trattare immediatamente: essi suggeriscono, pertanto, un atteggiamento terapeutico conservativo.

COMMENTO

Il caso posto all'attenzione enfatizza il ruolo chiave della TC nell'emergenza e l'importanza del "radiologo dedicato" nella rapida definizione diagnostica e nelle scelte gestionali del caso. In altre condizioni o in altre epoche, sulla scorta dell'esame obiettivo e del laboratorio, il chirurgo sarebbe stato legittimato a sottoporre il paziente ad una laparotomia d'urgenza che, alla luce dei reperti, sarebbe risultata inutile. Da più parti, ormai, si dimostra l'efficacia dell'esame TC nella rapida definizione diagnostica delle cause di addome acuto; d'altro canto, anche in mani esperte, l'accuratezza diagnostica dell'esame clinico non supera il 60-75% dei casi, valore che non eccede del 50% quando l'orientamento diagnostico viene effettuato da medici con minor esperienza. Nell'urgenza il radiologo non è chiamato solo a definire la diagnosi; nei casi dubbi l'asse delle scelte gestionali si sposta sovente dal chirurgo, figura storicamente legata alla gestione del paziente, al radiologo, che sulla scorta dei reperti dell'imaging guida e si fa garante delle scelte terapeutiche del caso. Il caso in oggetto riguarda un paziente con addome acuto, candidato alla laparotomia, con riscontro di ben tre malattie. Una volta appurato il quadro anatomopatologico si pone l'interrogativo della scelta terapeutica da adottare. L'assenza di complicanze ha suggerito il trattamento conservativo che ha portato il paziente alla graduale risoluzione della sintomatologia dolorosa in circa 10 giorni. Si era posta l'attenzione sull'eventuale trattamento della dissezione cronica (DC) e dell'aneurisma dell'aorta addominale (AAA), nonostante non vi fossero segni di possibili complicanze o "criticità", visto il relativo equilibrio pressorio tra lume vero e lume falso della DC ed i segni di stabilità dell'AAA. Una volta tornato in pieno benessere fisico, il paziente ha rifiutato qualsiasi ipotesi di trattamento vascolare.

BIBLIOGRAFIA ESSENZIALE

Ng CS, Watson CJ, Palmer CR et al (2002) Evaluation of early abdominopelvic Computed Tomography in patients with acute abdominal pain of unknown cause: prospective randomised study. BMJ 325:1387

Scaglione M, Salvolini L, Casciani E et al (2008) The many faces of aortic dissection: beware of unusual presentations. Eur J Radiol 65:359-364

CASO 188

Luigia Romano, Loredana Di Nuzzo, Rosa Ignarra

Dipartimento di Diagnostica per Immagini, U.O.C. di Radiologia Generale e Pronto Soccorso, A.O.R.N. "A. Cardarelli", Napoli

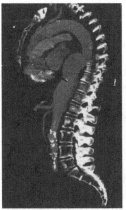
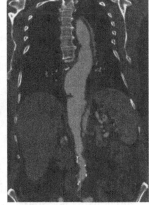

Figura 1   **Figura 2**

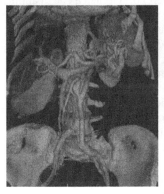
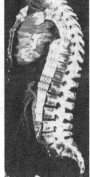

Figura 3   **Figura 4**

F, 72 anni. Ipertensione arteriosa refrattaria alla terapia antipertensiva, aneurisma toraco-addominale, dissezione cronica del tratto sovra ed infrarenale e *claudicatio abdominis*. Viene sottoposta ad applicazione di endoprotesi aortica toraco-addominale e intervento di by-pass con *graft* triforcato interposto tra l'arteria iliaca comune sinistra, la mesenterica superiore e le due arterie renali. Dopo 24 ore dall'intervento chirurgico la paziente presenta una paraplegia.

DOMANDE

1. Qual è la diagnosi più probabile?
2. Qual è il meccanismo con cui si può instaurare la paraplegia?
3. L'angio-MDCT (*Multidetector Computed Tomography*) dell'aorta toraco-addominale post-operatoria ha mostrato qualche anomalia?

CASO 188: Paraplegia da ipoperfusione del midollo spinale

RISPOSTE

1. Paraplegia da ipoperfusione del midollo spinale da probabile occlusione dell'arteria di Adamkiewitz.
2. L'arteria spinale maggiore è presente nell'80% dei soggetti, nel 75% dei casi origina dall'aorta toracica in corrispondenza del segmento interposto tra T9 e T12, ma non è infrequente l'origine dal segmento interposto tra T5 e T8 o dal segmento lombare L1-L2 (10% dei casi). Può occasionalmente avere origine dalla branca intercostale posteriore.
3. Lo studio MDCT dell'aorta e delle sue branche principali ha mostrato la pervietà del *graft* senza alterazione della perfusione degli organi addominali e retroperitoneali.

COMMENTO

L'arteria spinale maggiore (arteria di Adamkiewitz) determina la perfusione dei due terzi anteriori del midollo spinale. Il calibro estremamente sottile di tale arteria ne rende molto difficile l'identificazione, anche all'arteriografia. Recentemente sono apparsi in letteratura alcuni studi che hanno valutato la possibilità di evidenziare l'arteria di Adamkiewitz con MDCT o con MR in circa il 60% dei pazienti. Alcuni Autori hanno evidenziato che, comunque, l'apporto ematico al midollo non dipende solo dall'arteria di Adamkiewitz, ma anche dalle arterie intercostali. I deficit neurologici post-operatori da ischemia del midollo sono, in ogni caso, una complicanza inattesa sia degli interventi chirurgici per aneurismi dell'aorta toracica che di applicazione di endoprotesi. Crawford e coll hanno riportato che tali complicanze sono più frequenti quando gli interventi riguardano segmenti molto lunghi di aorta. Per l'applicazione di uno *stent* endovascolare per il trattamento dell'aneurisma dell'aorta toracica la paraplegia ha un'incidenza del 3,7%. Quando si adotta un trattamento combinato con intervento chirurgico convenzionale, per il trattamento dell'aneurisma dell'aorta addominale, ed applicazione di un'endoprotesi, per il trattamento dell'aneurisma dell'aorta toracica, tale complicanza ha un'incidenza del 5,5%.

Nel caso presentato lo studio MDCT dell'aorta e delle sue branche dopo applicazione di endoprotesi aortica toraco-addominale, associata ad intervento di by-pass con *graft* triforcato interposto tra l'arteria iliaca comune sinistra, la mesenterica superiore e le due arterie renali, ha mostrato la perfetta riuscita dello stesso senza alterazione della perfusione degli organi e dei visceri splancnici e retroperitoneali. Tuttavia la paziente ha sviluppato una paraplegia, ma è stato difficile stabilire se la stessa sia stata causata dall'ipotensione post-operatoria o dal risultato di un'occlusione embolica intra o post-operatoria dell'arteria spinale o di un'arteria intercostale.

BIBLIOGRAFIA ESSENZIALE

Heinemann MK, Brassel F, Herzog T et al (1998) The role of spinal angiography in operations on the thoracic aorta: myth or realty? Ann Thorac Surg 65:346-351

Shamji MF, Maziak DE, Shamji FM et al (2003) Circulation of the spinal cord: an important consideration for thoracic surgeons. Ann Thorac Surg 76:315-321

Takase K, Sawamura Y, Igari K et al (2002) Demonstration of the artery of Adamkiewitz at multidetector row helical CT. Radiology 223:39-45

CASO 189

Orlando Catalano, Alfredo Siani

U.O.C. di Radiodiagnostica, IRCCS Istituto Nazionale Tumori, Fondazione "G. Pascale", Napoli

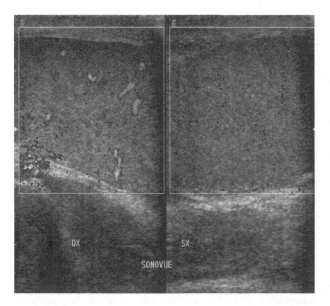

Figura 1

M, 18 anni. Gonfiore e dolore testicolare sinistro da circa due ore, senza prodromi.

DOMANDE

1. Qual è il reperto identificato nella scansione eco-color Doppler (più precisamente, power-Doppler direzionale) dello scroto, ottenuta dopo iniezione di mdc ecografico?
2. Era sufficiente l'ecografia o era necessario ricorrere al color Doppler?
3. Era sufficiente il color Doppler basale o era necessario ricorrere al mdc ecoamplificatore?
4. Sono necessari ulteriori accertamenti?
5. In quali circostanze l'eco-color Doppler può dare risultati più equivoci?

CASO 189: Torsione del funicolo spermatico

RISPOSTE

1. Regolare morfovolumetria ed ecostruttura dei didimi ma con totale assenza di flusso a sinistra, presente invece a destra.
2. La sola ecografia in scala dei grigi non era sufficiente perché non sono ancora subentrate modifiche eco-strutturali su base necrotica.
3. Il quadro eco-color Doppler era probabilmente già dirimente in basale; il mdc ha aumentato il segnale dal lato destro e reso ancor più evidente la sua assenza a sinistra ma ciò non era necessario.
4. No. Anzi, il fattore tempo è fondamentale per salvare chirurgicamente il testicolo.
5. Apparecchiatura con Doppler poco sensibile o erroneamente settato, torsione neonatale, torsione parziale, torsione intermittente, torsione spontaneamente risoltasi, torsione inveterata con aspetto atipico dell'infarto testicolare, torsione su testicolo ritenuto.

COMMENTO

Le principali cause di "scroto acuto" comprendono torsione testicolare, orchiepididimite, torsione delle appendici testicolari ed edema scrotale acuto idiopatico, oltre ai traumi. Il problema fondamentale in queste circostanze è di escludere una torsione. La torsione testicolare, o più propriamente torsione funicolare, è infatti l'evenienza più importante: dopo circa 6 ore dall'insorgenza sintomatologica, si determinano infatti modifiche irreversibili per la gonade. Ne deriva l'importanza di una diagnosi precoce e di un'immediata detorsione chirurgica ma al tempo stesso di evitare interventi non necessari.

L'ecografia rileva la torsione del funicolo spermatico nel canale inguinale (pseudomassa a "turbine") e le modifiche (peraltro tardive) della struttura testicolare su base necrotica, con aree ipoecogene "a carta geografica". L'eco-color Doppler aggiunge il dato fondamentale dell'assente vascolarizzazione testicolare (con iperemia invece nei processi flogistici), la torsione vasale nel canale inguinale e l'eventuale iperemia reattiva dei tessuti peritesticolari. Il confronto con il lato sano è ovviamente importante ma se il sospetto clinico persiste nonostante una sostanziale negatività dell'eco-color Doppler (es. nel neonato, ma non solo), è indicata un'esplorazione chirurgica.

BIBLIOGRAFIA ESSENZIALE

Pepe P, Panella P, Pennisi M et al (2006) Does color Doppler sonography improve the clinical assessment of patients with acute scrotum? Eur J Radiol 60:120-124

Ringdahl E, Teague L (2006) Testicular torsion. Am Fam Physician 74:1739-1743

Vijayaraghavan SB (2006) Sonographic differential diagnosis of acute scrotum: real-time whirlpool sign, a key sign of torsion. J Ultrasound Med 25:563-574

CASO 190

Ciro Acampora, Silvana Nicotra, Amelia Sparano

Dipartimento di Diagnostica per Immagini, U.O.S. Ecocolor Doppler, U.O.C. di Radiologia Generale e Pronto Soccorso A.O.R.N. "A. Cardarelli", Napoli

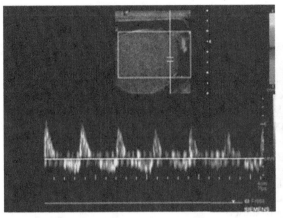

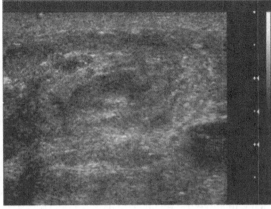

Figura 1

Figura 2

M,12 anni. Giunge al Pronto Soccorso con dolore, tumefazione ed arrossamento dello scroto.

DOMANDE

1. La presenza di vascolarizzazione scrotale (Fig. 1) esclude la torsione del funicolo?
2. Quali sono le cause più frequenti di ischemia acuta in età pediatrica?
3. Qual è il tempo di durata dell'ischemia necessaria per l'insorgenza di danno all'epitelio seminifero?
4. Quale è la procedura di imaging più sensibile per la valutazione del dolore scrotale acuto?

CASO 190: Torsione incompleta del funicolo

RISPOSTE

1. No, non è sufficiente.
2. La torsione del funicolo, il trauma scrotale, l'ostruzione intestinale da incarceramento erniario, la porpora di Schonlein-Henoch.
3. Da 2 a 4 ore.
4. L'eco-color Doppler.

COMMENTO

La torsione del funicolo spermatico rappresenta una comune causa di scroto acuto in età puberale.

Nella maggioranza dei casi è intravaginale dovuta ad una anomalia anatomica in cui la tunica vaginale si attacca in posizione abnormemente alta al funicolo spermatico (*bell clipper deformity*).

La torsione del funicolo implica prima una ostruzione del deflusso venoso e poi di quello arterioso con conseguente sofferenza ischemica del testicolo. L' estensione dell' ischemia testicolare dipende dal grado e dalla durata di torsione.

La diagnosi di torsione completa viene fatta quando il corteo sintomatologico si presenta con segni classici (tumefazione, arrossamento e dolore) associato al riscontro obiettivo di un testicolo posizionato abnormemente in alto e trasversale con assenza del riflesso cremasterico.

Tuttavia tale presentazione clinica è patognomonica solo nel 40-50% dei casi: da qui la necessità di pervenire ad una diagnosi precoce poiché la preservazione del testicolo è possibile quando la detorsione, manuale o chirurgica, avviene entro le 4-6 ore dall'insorgenza dei sintomi.

Attualmente l'esame di prima istanza, sia per motivi di sensibilità che di accessibilità è l'eco-color Doppler, che, mediante la sola analisi qualitativa, in tempi rapidi evidenzia il flusso ematico nel testicolo normale ed assenza di flusso dal lato interessato, specie nel caso di torsioni > di 360°.

Quando la torsione è inferiore ai 360°, come nel caso presentato, si parla di torsione incompleta, che determina assenza dei segnali venosi ma persistenza dei segnali arteriosi intratesticolari (Fig. 1).

In caso di fondato sospetto di torsione incompleta è fondamentale una meticolosa esplorazione e confronto di entrambi i testicoli. In B-mode è importante la valutazione del canale inguinale ove si evidenzierà un brusco cambiamento della configurazione del cordone spermatico.

Difatti l'ostruzione venosa, con possibilità di fenomeni trombotici, e l'occlusione dei vasi linfatici, determinano un ingrossamento e disomogeneità ecotissutale a livello del punto di torsione (*Wirlpool sign*) come mostrato nella Figura 2.

A livello del testicolo interessato al color Doppler si ha una persistenza dei segnali arteriosi che presenteranno, a differenza delle condizioni normali, una riduzione del flusso diastolico sino alla presenza di un segno altamente sensibile, come quello mostrato in Figura 1, che è l'inversione dell'onda diastolica, espressione dell'ostacolato deflusso venoso.

Pertanto è bene tener presente che in caso di quadro clinico dubbio per ischemia acuta la persistenza di vascolarizzazione non esclude la presenza di torsione del funicolo.

L'individuazione rapida dei segni ecografici di torsione incompleta riduce il rischio di perdita della gonade.

BIBLIOGRAFIA ESSENZIALE

Dogra VS, Bhatt S, Rubens DJ (2006) Sonographic evaluation of testicular torsion. Ultrasound Clinics 1:55-66
Kass EJ, Lundak B (1997) The acute scrotum. Pediatr Clin North Am 44:1251-1266

CASO 191

Ciro Acampora, Amelia Sparano, Silvana Nicotra

Dipartimento di Diagnostica per Immagini, U.O.S. Ecocolor Doppler, U.O.C. di Radiologia Generale e Pronto Soccorso, A.O.R.N. "A. Cardarelli", Napoli

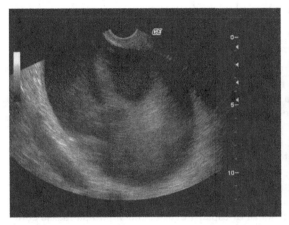

Figura 1

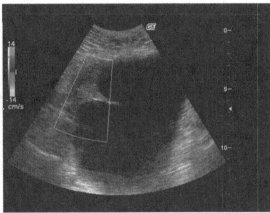

Figura 2

F, 28 anni. Giunge in Pronto Soccorso per comparsa di improvviso dolore in fossa iliaca destra, con leucocitosi e febbre (37,8°C).

DOMANDE

1. Quali sono le diagnosi più probabili di dolore in fossa iliaca destra in una giovane paziente?
2. Cosa si intende per torsione ovarica?
3. Nel caso di riscontro di una massa annessiale nella sede del dolore, è di utilità una valutazione color Doppler?
4. Qual è la complicanza più temibile?

CASO 191: Torsione ovarica

RISPOSTE

1. Appendicite, rottura di cisti ovarica, patologia infiammatoria pelvica.
2. Rotazione parziale o totale dell'ovaio sul suo peduncolo.
3. Sì, poiché la mancata vascolarizzazione è segno specifico di torsione ovarica.
4. Infarto emorragico e necrosi dell'ovaio.

COMMENTO

Per torsione ovarica si intende la rotazione parziale o totale dell'ovaio sul suo peduncolo con secondari fenomeni di ostruzione linfatica, venosa ed arteriosa di entità variabile. Le manifestazioni cliniche sono variabili ed aspecifiche, potendosi osservare quadri che vanno da un dolore pelvico subacuto a quadri di vero e proprio addome acuto.

Possono inoltre accompagnarsi segni aspecifici come nausea, vomito, leucocitosi e febbre, spesso erroneamente interpretati come segno di patologie infiammatorie.

L'ovaio destro risulta coinvolto più frequentemente del sinistro (3:1). Spesso, ma non sempre, la torsione si associa alla presenza di un espanso ovarico che facilita la rotazione del funicolo.

L'ecografia rappresenta il primo esame da praticare nel sospetto di torsione.

Alla valutazione B-Mode è possibile riscontrare la presenza di espansi ovarici che vanno da masse complex, a masse cistiche (Fig. 1), a masse solide o a fattori predisponenti come l'ingrossamento dell'utero (gravidanza).

Nel caso, invece, di assenza di espansi, si osserva un disomogeneo e globale incremento volumetrico dell'annesso, causato della ostruzione venosa e dell'edema secondario, con evidenza di follicoli solo nella porzione più periferica dell'annesso. Frequente è il riscontro di versamento libero, solitamente localizzato a sede periovarica.

La valutazione eco-color Doppler risulta fondamentale; tuttavia si possono ottenere quadri flussimetrici molto diversi e talvolta aspecifici. L'assenza di segnali di flusso intraovarici è altamente suggestiva per torsione (Fig. 2); tuttavia tale segno non è sensibile potendosi riscontrare anche in caso di espansi ovarici benigni privi di vascolarizzazione al CD. Viceversa, anche la torsione non esclude la possibilità di riscontrare segnali arteriosi e venosi intraovarici, probabilmente a causa del duplice apporto arterioso dell'ovaio (arteria ovarica e ramo ovarico dell'arteria uterina) che consente la persistenza di una certa quota arteriosa.

La persistenza di flusso arterioso nel peduncolo ovarico o in sede capsulare ma non all'interno dell'ovaio è frequentemente correlata con quadri di torsione cronica o incompleta, con segnali vascolari ad alta resistenza alla valutazione flussimetrica. Importante è la considerazione che il riscontro del flusso arterioso non appare correlato con la vitalità del tessuto ovarico, mentre la presenza di segnali venosi a sede centrale è correlata alla vitalità del tessuto annessiale e quindi al suo recupero funzionale dopo detorsione.

BIBLIOGRAFIA ESSENZIALE

Albayram F, Camper UM (2001) Ovarian and adnexal torsion: spectrum of sonographic findings with pathologic correlation. J Ultrasound Med 20:1083-1089

Lee EJ, Kwon HC, Joo HJ (1998) Diagnosis of ovarian torsion with color Doppler ultrasonography: depiction of twisted vascular pedicle. J Ultrasound Med 17:83-89

CASO 192

Orlando Catalano, Alfredo Siani
U.O.C. di Radiodiagnostica, IRCCS Istituto Nazionale Tumori, Fondazione "G. Pascale", Napoli

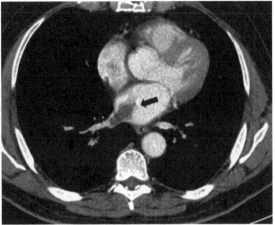

Figura 2

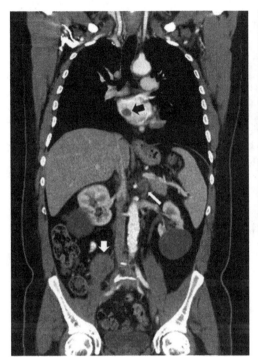

Figura 1

M, 44 anni. Esegue esame TC per stadiazione per melanoma del dorso, operato anche con linfadenectomia inguinale destra.

DOMANDE

1. Quale patologia è indicata con la freccia nera? Quale con quella bianca grande e bianca piccola?
2. In questo caso specifico, è indicata un'indagine ulteriore per valutare il reperto cardiaco? Quale?
3. Con cosa deve essere posta la diagnosi differenziale?

CASO 192: Trombo intracardiaco

RISPOSTE

1. Formazione trombotica nell'atrio sinistro, a livello dello sbocco delle vene polmonari di destra. Localizzazione metastatica al surrene sinistro ed al muscolo psoas destro.
2. Sì. L'ecocardiografia.
3. Tumori cardiaci primitivi (mixoma atriale). Metastasi cardiaca.

COMMENTO

Le metastasi cardiache sono in generale molto rare ma il melanoma ha una certa tendenza relativa alla metastatizzazione al cuore. I tumori cardiaci primitivi ed in particolare i mixomi non sono rari; tuttavia nel caso illustrato il reperto appare poco adeso alla parete e sembra più modellarsi all'area anatomica in cui si è accresciuto, con un aspetto allungato. Una metastasi da melanoma avrebbe avuto una maggiore disomogeneità della densità interna ed inoltre, nella parte sinistra del cuore, essa si sarebbe in linea di massima accompagnata a metastasi polmonari, assenti in questo caso.

BIBLIOGRAFIA ESSENZIALE

Cronin CG, Lohan DG, Keane M et al (2007) Prevalence and significance of asymptomatic venous thromboembolic disease found on oncologic staging CT. AJR Am J Roentgenol 189:162-170

Gladish GW, Choe DH, Marom EM et al (2006) Incidental pulmonary emboli in oncology patients: prevalence, CT evaluation, and natural history. Radiology 240:246-255

Poggi R, Pantaleo MA, Benedetti G et al (2005) Cardiac metastasis of melanoma. Melanoma Res 15:315-316

CASO 193

Ernesto Di Cesare, Claudia Bultrini, Laura Cialfi, Carlo Masciocchi
Dipartimento di Diagnostica per Immagini, Università degli Studi di L'Aquila, L'Aquila

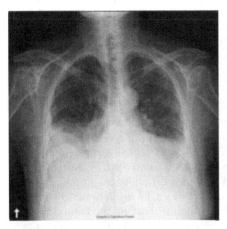

Figura 1

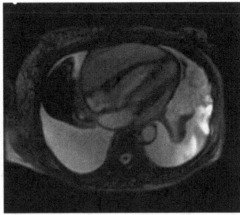

Figura 2

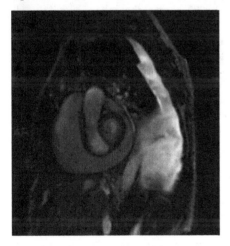

Figura 3

F, 63 anni. Affetta da artrite reumatoide. Presenta difficoltà respiratorie, ipotensione, polso arterioso paradosso.

DOMANDE

1. Che tipo di alterazione è riscontrabile all'esame radiografico del torace?
2. Vi è un corrispettivo con le immagini RM?
3. Qual è il razionale nell'utilizzo della RM in questo contesto clinico?
4. Potremmo ottenere ulteriori informazioni dalla somministrazione di mdc gadolinato?

CASO 193: Versamento pericardico emorragico con rischio imminente di tamponamento cardiaco

RISPOSTE

1. Presenza di versamento pleurico bilaterale e slargamento del cuore in toto.
2. Sì, sia per quanto riguarda il versamento pleurico che per l'ingrandimento del cuore determinato dal versamento pericardico.
3. La miglior visualizzazione del pericardio, del versamento e della componente ematica.
4. Sì, ma di scarso rilievo clinico in questo caso.

COMMENTO

La RM, grazie a campi di vista (*field of view*, FOV) adeguatamente ampi, permette un'ottima visualizzazione dell'intero pericardio e dei versamenti pericardici (anche saccati o di dimensioni ridotte). Tramite sequenze morfologiche a sangue nero (*black blood*) TSE-IR T1-pesate e TSE T2-pesate, la RM permette uno studio dettagliato dell'anatomia cardiaca, evidenziando anche eventuali ispessimenti focali o diffusi del pericardio, talvolta non valutabili con l'ecocardiografia. In questi casi la RM riuscirà a differenziare il tipo di ispessimento, in quanto in caso di pericardite costrittiva l'intensità di segnale in T1 e T2 risulterà bassa poiché ci troveremo di fronte a tessuto fibroso; in caso di ispessimento pericardico su base infiammatoria avremo invece un basso segnale in T1 ed un alto segnale in T2, data la presenza di edema reattivo. In questa evenienza l'aggiunta di mdc permette di visualizzare un *enhancement* parietale dovuto alla flogosi in atto.

La RM permette inoltre, sempre mediante l'utilizzo di sequenze T1 e T2-pesate, di caratterizzare il tipo di versamento. Un basso segnale nelle sequenze T1-pesate ed un alto segnale nelle sequenze T2-pesate saranno caratteristici di un versamento essudativo, mentre in caso di versamento emorragico l'intensità di segnale in T1 ed T2 varierà al variare della fase del sanguinamento (acuta, subacuta, cronica); in particolare nella fase acuta avremo un'intensità di segnale omogeneamente alta in T2 e bassa in T1, in fase subacuta (1-4 settimane) avremo disomogeneità di segnale in T1 ed in T2 con alternanza di aree di iperintensità ed ipointensità di segnale, in fase cronica avremo nelle sequenze pesate in T1 e T2 delle iperintensità con rime periferiche e spot interni di ipointensità di segnale per la presenza di prodotti di degradazione dell'emoglobina e per fenomeni di calcificazione e di fibrosi. Altro grande vantaggio della RM è quello di poter ottenere, grazie a sequenze cine-RM *steady-state free precession* (SSFP) una rappresentazione *real time* della cinesi cardiaca globale e regionale.

Lo svantaggio della RM risiede nel fatto che, per acquisire le varie sequenze, il paziente deve essere collaborante, poiché è necessario il mantenimento di apnee della durata di alcuni secondi (7-15 secondi) e non deve presentare eccessive aritmie, risultando altrimenti impossibile la cardiosincronizzazione, indispensabile al fine di poter ottenere sequenze di immagini che simulino un filmato della cinesi cardiaca.

BIBLIOGRAFIA ESSENZIALE

Francone M, Dymarkowski S, Kalantzi M et al (2005) Magnetic resonance imaging in the evaluation of the pericardium. A pictorial essay. Radiol Med 109:64-74

Wang ZJ, Reddy GP, Gotway MB et al (2003) CT and MR imaging of pericardial disease. RadioGraphics 23:S167-180

Finito di stampare nel mese di maggio 2008